放射学家掌中宝

PocketRadiologist®

Pediatrics Top 100 Diagnoses

儿科百例疾病影像诊断精粹

放射学家掌中宝系列丛书

产科百例疾病影像诊断精粹
儿科百例疾病影像诊断精粹
儿科百例神经疾病影像诊断精粹
妇科百例疾病影像诊断精粹
腹部百例疾病影像诊断精粹
肌肉骨骼百例疾病影像诊断精粹
急诊创伤影像诊断百例精粹
脊柱百例疾病影像诊断精粹
介入技术百例精粹
脑部百例疾病影像诊断精粹
颞骨百例疾病影像诊断精粹
乳腺百例疾病影像诊断精粹
头颈百例疾病影像诊断精粹
心脏百例疾病影像诊断精粹
胸部百例疾病影像诊断精粹
血管百例疾病影像诊断精粹

Pocket Radiologist® 英文版系列丛书

Abdominal，Top 100 Diagnoses
Brain，Top 100 Diagnoses
Breast，Top 100 Diagnoses
Cardiac，Top 100 Diagnoses
Chest，Top 100 Diagnoses
ER Trauma，Top 100 Diagnoses
Gynecology，Top 100 Diagnoses
Head & Neck，Top 100 Diagnoses
Musculoskeletal，Top 100 Diagnoses
Obstetrics，Top 100 Diagnoses
Pediatrics，Top 100 Diagnoses
PedsNeuro，Top 100 Diagnoses
Spine，Top 100 Diagnoses
Temporal Bone，Top 100 Diagnoses
Vascular，Top 100 Diagnoses
and
Interventional，Top 100 Diagnoses

放射学家掌中宝
PocketRadiologist®
Pediatrics Top 100 Diagnoses
儿科百例疾病影像诊断精粹

Lane F Donnelly MD
Associate Director, Department of Radiology
Cincinnati Children's Hospital Medical Center
Professor of Radiology and Pediatrics
University of Cincinnati, College of Medicine
Cincinnati, Ohio

Sara M O'Hara MD
Chief, Section of Ultrasound
Associate Professor of Radiology and Pediatrics
Cincinnati Children's Hospital Medical Center
Cincinnati, Ohio

Sjirk J Westra MD
Pediatric Radiologist
Massachusetts General Hospital
Associate Professor of Radiology
Harvard Medical School
Boston, MA

Susan I Blaser MD FRCP (C)
Neuroradiologist
The Hospital for Sick Children
Associate Professor
The University of Toronto
Toronto, Canada

With 200 drawings and radiographic images

Drawings: *Lane R Bennion MS*
Richard Coombs MS
Jill Rhead MA
James A Cooper MD
Walter Stuart MFA

Image Editing: *Ming Q Huang MD*
Melissa Petersen

译 者 名 单

主译 刘锦纷 朱 铭

译者（按姓氏笔画排序）

王 谦 刘 艳 邵 虹 周 莺

钟玉敏 顾晓红 徐 彬 薛淑艳

AMIRSYS®
ELSEVIER
北京大学医学出版社

AMIRSYS®
A medical reference publishing company
PocketRadiologist®
Pediatrics Top 100 Diagnoses

First Edition

First Printing: April 2002
Second Printing: October 2002

Composition by Amirsys Inc, Salt Lake City, Utah

Printed by K/P Corporation, Salt Lake City, Utah

ISBN: 0-7216-0672-5

Authorized translation from English language edition published by the Proprietor.
ISBN: 981-259-487-6

Elsevier (Singapore) Pte Ltd
3 Killiney Road, #08-01 Winsland House I, Singapore 239519
Tel: (65) 6349-0200, Fax: (65) 6733-1817
First Published 2005
2005年初版

北京市版权局著作权合同登记号:图字:01-2006-0378

ERKE BAILI JIBING YINGXIANG ZHENDUAN JINGCUI

图书在版编目（CIP）数据

儿科百例疾病影像诊断精粹/（美）多恩利（Donnelly LF）等主编；刘锦纷，朱铭译.—北京：北京大学医学出版社，2005.12
（放射学家掌中宝）
书名原文：PocketRadiologist：Pediatrics Top 100 Diagnoses
ISBN 7-81071-865-7

Ⅰ.儿… Ⅱ.①多…②刘…③朱… Ⅲ.小儿疾病—影像诊断 Ⅳ.R720.4

中国版本图书馆 CIP 数据核字（2005）第 108124 号

儿科百例疾病影像诊断精粹

主　　译：刘锦纷　朱　铭
出版发行：北京大学医学出版社（电话：010-82802230）
地　　址：(100083)北京市海淀区学院路 38 号　北京大学医学部院内
网　　址：http://www.pumpress.com.cn
E - mail：booksale@bjmu.edu.cn
印　　刷：莱芜市圣龙印务书刊有限责任公司
经　　销：新华书店
责任编辑：张凌凌　**责任校对**：焦　娴　**责任印制**：张京生
开　　本：889mm×1194mm　1/32　**印张**：14.75　**字数**：358 千字
版　　次：2006 年 1 月第 1 版　2006 年 1 月第 1 次印刷
书　　号：ISBN 7-81071-865-7/R・865
定　　价：93.50 元

前　　言

放射学家掌中宝系列手册丛书是一套以创新、速查为特点的参考书，其形式简洁、内容新颖，能够指导放射学专业医师的临床实践。本系列各个分册均为全球著名专家所著，由这些世界级的专家分别就人体各个主要部位选定“100 种最重要的”诊断或介入技术专题予以讲解。每个专题的讲解以事实为基础涵盖了各种疾病诊断的精华，并都配有高清晰度、极具参考价值的影像学图像或示意图，及方便您进一步阅读的参考资料。各个分册还提供了很多计算机制作的彩色解剖学、病理学图像模拟真实的疾病。您拥有这套手册，就好像您拥有一位近在咫尺的咨询专家。

放射学家掌中宝各个分册的格式统一，以圈点的方式表述各种疾病的要点，任何时候同类信息归集在相同的标题下——从要点到影像学表现，从鉴别诊断、病理学表现、临床要点到参考文献，有利于您快速地获取您需要的信息。介入分册提供给您的则是重要介入技术的基本要点和“操作方法”，包括介入技术实施前后的核查单、常见的问题和并发症。

放射学家掌中宝系列目前已出版的有：脑部、头颈、骨骼肌肉、儿科、脊柱、胸部、心脏、血管、腹部、乳腺、产科、妇科、颞骨、儿科神经、急诊创伤和介入技术分册，以后还会有更多相关科目的分册，希望您喜欢！

Anne G Osborn MD
Executive Vice President
Editor-in-Chief，Amirsys Inc

H Ric Harnsberger MD
Chairman and CEO，Amirsys Inc

注意及声明

本书读者对象为临床相关执业医生，仅供参考。不允许直接引用于其他形式医学诊断、治疗及其他用途。全部或者部分应用本书内容并不代表Amirsys公司与使用者之间构成或存在医一患关系、治疗师一患者或健康职业关联。本书可能没有反映全部当前医学发展，且Amirsys公司没有对本书及其相关信息的准确性、适当性、完整性进行声明、承诺。本书不是对于医药专业判断力的代替物，Amirsys公司及其附属机构、作者、投资者、合作伙伴及其赞助者否认对基于本书信息所造成的任何人员或财物造成的伤害、损失负有任何责任。

当开毒麻药或其他药物处方时，患者均被告知检查制造商提供的产品生产信息，来证实建议剂量、服用方法和服药时间，及其禁忌证。治疗医师的责任在于根据临床经验及患者情况来决定药物剂量大小和对于患者最佳治疗手段。

放射学家掌中宝

儿科百例疾病影像诊断精粹

本手册中所包括的诊断精粹按照下列顺序分为七个部分：

胸部
气道
心脏
胃肠道
泌尿生殖系统
肌肉骨骼系统
神经系统

目　录

胸部

正 常 胸 腺

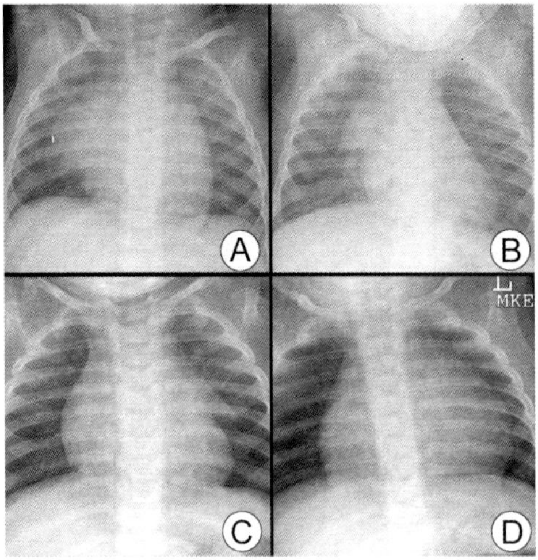

正常的胸腺在 X 线片上有不同的显示。（A）和（B）显示了婴儿有突出向右的胸腺。（C）显示突出向左的胸腺。（D）显示了突出的胸腺覆盖在心缘上

要点

- 把正常的胸腺误认为是潜在的纵隔肿瘤是经常发生的事
- 儿童直到 5 岁，正常的胸腺可以在 X 线片中显得很突出
- 长期以来，由于把突出的胸腺认为是异常的病变，从而导致很多儿童做了不必要的胸部放射性检查

影像学表现

正常胸腺的特征

- 年龄
  - 直到 5 岁，可以相当大
  - 到 10 岁末，突出可以缩小
  - 到了 20 岁，就不应该有突出的块影
- 性别
  - 胸腺突出大多发生在男孩

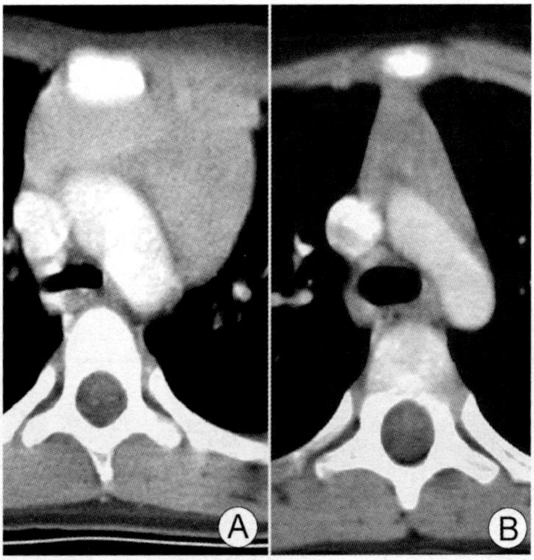

正常胸腺的CT表现。胸腺密度均匀，并有光滑的边缘。在儿童早期（A），胸腺为四边形。在10～20岁期间（B），胸腺大多为三角形

- 80％的胸腺突出发生在男孩
- 轮廓
  - 正常：球形隆起，波浪形
  - 不正常：分叶状，边缘不清，不规则
- 形状
  - 可为不同的形状
  - 可以覆盖在心缘上，看上去像心脏突出
  - 可以有向左或向右的三角形样的突出，称为“帆征”
- 当纵隔积气抬起覆盖在心缘的胸腺，就可以看到大三角帆征
  - 在横断位图像上
    - 小龄儿童：四边形
    - 大龄儿童：三角形
- 密度
  - 密度均匀
  - 没有钙化，没有低密度区
- 和邻近结构的关系

  - 正常胸腺是“软的”
  - 不会压迫邻近组织如
    - 气道
    - 上腔静脉
- 异常胸腺的相关发现
  - 胸膜，心包渗出
  - 肺疾病

CT 表现

- 如上

MR 表现

- 如上

超声表现

- 高频探头证实正常胸腺为线样或点样回声
- 注意正常胸腺的特征
- 用来诊断异位胸腺或证明突出的胸腺是正常的

推荐的影像学检查方法

- 如果胸片显示突出的胸腺，其对于年龄而言又可能是不正常的，则以下影像学检查可供选择
  - 6 周以后复查胸片
  - 胸部增强 CT
  - 超声证实正常结构

鉴别诊断

淋巴瘤

- 迄今为止是儿童最常见的前纵隔肿块的原因

生殖细胞肿瘤（畸胎瘤）

- 钙化、脂肪密度

胸腺囊肿

- 钙化、脂肪密度

朗汉斯细胞组织细胞增生症

- 涉及的胸腺在尸解中是正常的
- 胸腺肿块有钙化和低密度影

- 肺囊肿
- 肝肿大，门脉周围密度低，肝肿块

病理

概述

- 正常的胸腺突出与出生时及5岁以内的胸廓相对大小有关
- 至10岁末，相对于胸腔，胸腺会开始缩小
- 直至缩小到成人的残余胸腺大小

临床要点

概述

- 要分清是正常的胸腺还是异常的前纵隔肿块

治疗

- 无

参考文献

1. Frush DP et al: Imaging evaluation of the thymus and thymic disorders in children. In: Pediatric Chest Imaging, eds. Strife JL, Lucaya J. Berlin; Springer-Verlag, 2001
2. Donnelly LF: Fundamentals of Pediatric Radiology. Philadelphia; W.B. Saunders, 2001
3. Jacobs MT et al: The right place at the wrong time: historical perspective of the relation of the thymus gland and pediatric radiology. Radiology 210:11-6, 1999

胎粪吸入综合征

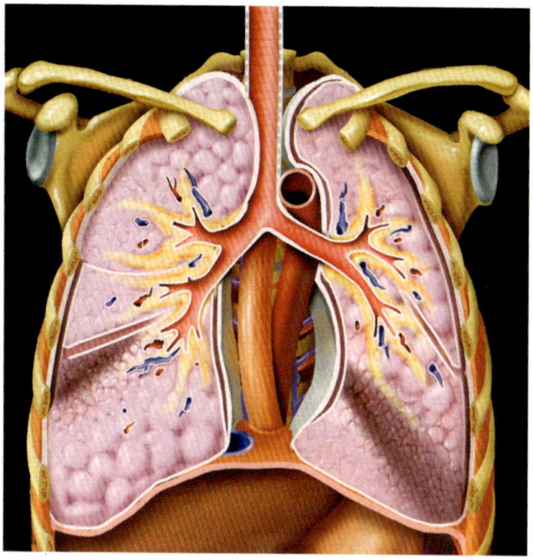

胎粪吸入综合征。图像显示：两侧不对称，有些区域肺过度充气，有些则肺膨胀不全，也有增强的条索状的密度影

要点

- 同义词：MAS，胎粪吸入性肺炎
- 定义：呼吸困难继发于分娩过程或宫内吸入胎粪
- 典型影像学表现：不对称的肺过度充气和有些地方伴条索状高密度的肺实变
- 吸入胎粪引起小气道的顽固性阻塞
- 吸入胎粪还引起化学性局限性肺炎
- 气道梗阻和化学性肺炎导致不对称的过度充气和实变
- 气道梗阻能引起梗阻并发症，如气胸
- 相对早产儿，在足月儿和过期产儿中更常见

影像学表现

X线表现

- 最具诊断价值的影像学表现：高肺容量，沿肺门周围条索样

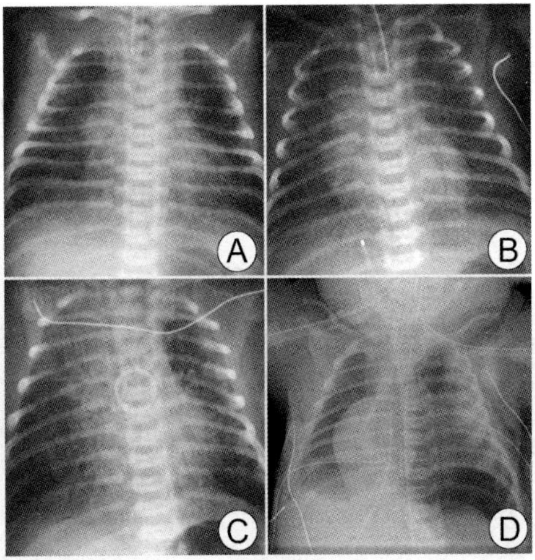

四例患胎粪吸入综合征的新生儿。（A～C）显示新生儿不同程度的肺门周围条索样高密度影和肺容量增加。（D）显示新生儿左侧气胸伴纵隔右移，部分左肺塌陷

高密度影

- 在新生儿分类中，与弥散性肺病鉴别主要看肺容量的大小
- 胎粪吸入综合征伴肺容量增大，常密度不均
- 有些区域密度不均，有些不对称的实变，有些肺膨胀不全
- 过度充气与肺膨胀不全相交替
- 沿肺门周围条索样高密度影
- 胸膜渗出
- 气道梗阻并发症：气胸 占 20％～40％

鉴别诊断：与高肺容量的新生儿肺部疾病鉴别

新生儿肺炎

- 不对称的肺门周围高密度影和过度充气

新生儿短暂的呼吸加快

- 继发于清除胎肺内液体的延迟（通常发生在剖宫产）
- 是良性过程，这是其关键点

- 在平片中往往伴有肺容量增大

病理

概述

- 在分娩过程中或在宫内的胎粪吸入继发于胎儿窘迫，如低氧血症
- 胎粪吸入引起的小气道顽症性梗阻
- 胎粪吸入也能引起化学性局限性肺炎
- 气道梗阻和化学性局限性肺炎导致不均匀的过度充气和实变
- 气道梗阻会引起空气阻塞并发症，如气胸

临床要点

临床表现

- 相比早产儿，更多的发生在足月儿或过期产儿
- 伴有呼吸困难

病程转归

- 呼吸窘迫的程度可能很严重
- 经常伴发持续性的胎儿循环
  - 胎儿期正常存在的高肺血管阻力，如不能正常下降，会导致持续性的肺动脉高压
  - 为生理表现而并非疾病
  - 胎粪吸入综合征可以是导致持续性胎儿循环的主要或次要原因
  - 伴发严重的疾病

治疗

- 通常需要呼吸支持，用常规呼吸机或高频呼吸机
- 最后可用体外膜式氧合器辅助（ECMO）

参考文献

1. Cleveland RH: A radio logic update on medical diseases of the newborn chest. Pediatr Radiol 25:631-7, 1995
2. Gregory GA et al: Meconium aspiration in infants: a prospective study. J Pediatr 85:848-52, 1974
3. Gooding CA et al: Roentgenographic analysis of meconium aspiration of the newborn. Radiology 100:131-40, 1971

虐待所致肋骨骨折

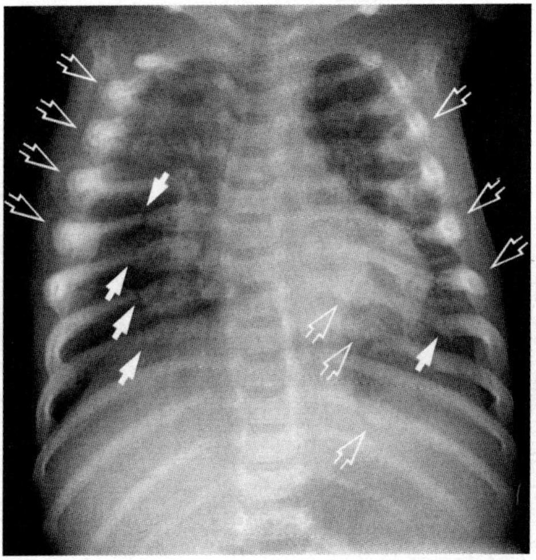

一例虐待婴儿的病例。X线片显示不同年龄的多发肋骨骨折。多发性的肋骨骨折伴侧肋和后肋周围硬结形成（空心箭头）。也有多发后肋骨骨折不伴硬结形成，病情更加紧急（实心箭头）

要点

- 同义词：没有意外的外伤
- 定义：儿童受虐：有意在生理上和心理上对儿童施加伤害或忽视儿童
- 典型的肋骨图像：后中部骨折，不同时期的肋骨骨折
- 不幸的是经常发生
- 估计每年仅在美国，就有超过100万的儿童严重受伤，5000人由于受虐致死
- 30%的婴儿骨折继发于受虐

影像学表现

X线表现

- 肋椎关节区的后肋骨折（高度明确）

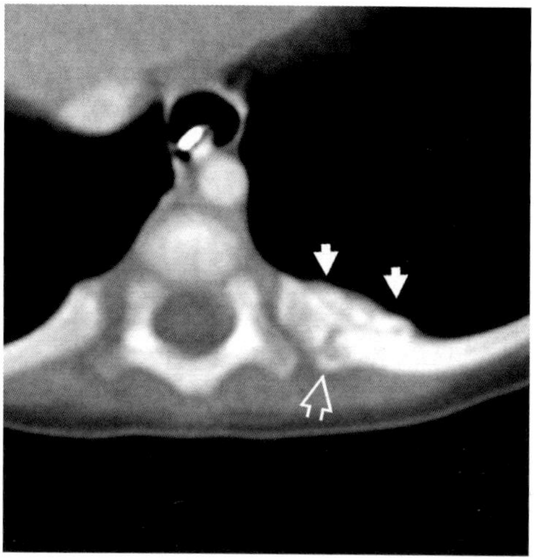

CT 显示了后肋骨折的机制。后中肋骨折通常发生于对婴儿的挤压，后中肋的骨折源于肋椎关节的杠杆原理（空心箭头），骨架形成和亚急性损伤一致（实心箭头）

  - 可能在硬结形成以前
  - 评估后肋骨折应该成为每张儿童胸片的常规
- 其他
  - 干骺端骨折（高度明确）
  - 肩胛骨骨折（明确）
  - 在还不能走动的婴儿中长骨螺旋骨折（高度怀疑）
  - 不同年龄的多发骨折（高度明确）
  - 棘突骨折（明确）
  - 胸骨骨折（明确）
  - 外骨显露

CT 表现

- 肋椎关节区的后肋骨折
- 肺挫伤
- 十二指肠血肿
- 实质腹部脏器的破裂

- 胰腺炎

MR 表现（脑部）

- 急性或慢性的硬膜下血肿
- 脑水肿或梗死（窒息）
- 脑实质出血

推荐的影像学检查方法

- 当我们怀疑虐待时，应该用骨骼系统的检查来证实虐待的现状，为孩子脱离施虐者提供合法的理由
- 证实和报道受虐者的胸片是很重要的工作
  - 假阳性可以让一个未受虐的孩子离开他们的家庭
  - 假阴性可能把一个孩子送回到有潜在生命威胁的环境中
- 其他的一些检查也可以用来证明受虐
  - 2 周后复查骨骼（证实康复，先前有隐匿性骨折）
  - 骨扫描
  - 腹部 CT
  - 脑 MR

鉴别诊断

与有多发性骨折的疾病鉴别

- 成骨不全和 Menkes 综合征
- 同时伴发
  - 过度的颅骨缝间骨形成
  - 骨质减少

病理

概述

- 一般病理特点
  - 后中肋骨折继发于施虐者对胸部的挤压
  - 挤压机制的结果是杠杆型的损伤和发生在肋脊关节上的后中肋的骨折
- 流行病学
  - 不幸的是经常发生

- 估计每年在美国由于虐待有超过 100 万的儿童严重受伤，5 000名儿童致死
- 婴儿 30%骨折继发于虐待

临床要点

临床表现

- 现在大多的儿童小于 1 岁
- 几乎都不超过 6 岁

治疗

- 确诊为虐待
- 为虐待提供证明
- 让儿童脱离可怕的环境

参考文献

1. Donnelly LF et al: Abnormalities of the chest wall in pediatric patients. AJR 173:1595-601, 1999
2. Kleinman PK: Mechanical factors associated with posterior rib fractures: laboratory and case studies. Pediatr Radiol 27:87-91, 1997
3. Kleinman PK: Diagnostic imaging in infant abuse. AJR 155:703-12, 1990

肺表面活性物质缺乏病

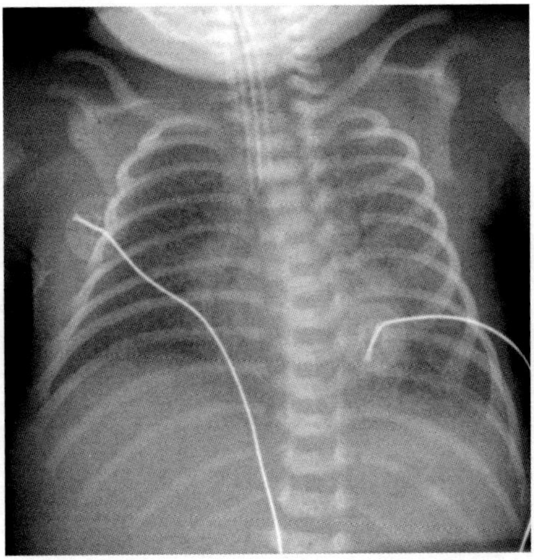

在早产儿中表面物质缺乏。胸片显示两肺布满颗粒状的不透光影。对称性的低肺容量。在气管内有气管插管

要点

- 同义词：呼吸窘迫综合征，透明膜病变，表面物质缺乏病（SDD）
- 定义：由于Ⅱ型肺泡发育不成熟，表面活性物质产生不足而导致发育不全，肺顺应性下降以及呼吸窘迫
- 典型影像学表现：低肺容量和弥散性的不透光颗粒
- 是新生儿最常见的死因
- 为早产儿疾病
- 有胸膜渗出提示为B型链球菌感染而非SDD
- 出生后6h胸片正常可排除肺表面活性物质缺乏

影像学表现

X线表现

- 最具诊断价值的影像学表现：低肺容量和弥散性的不透光颗

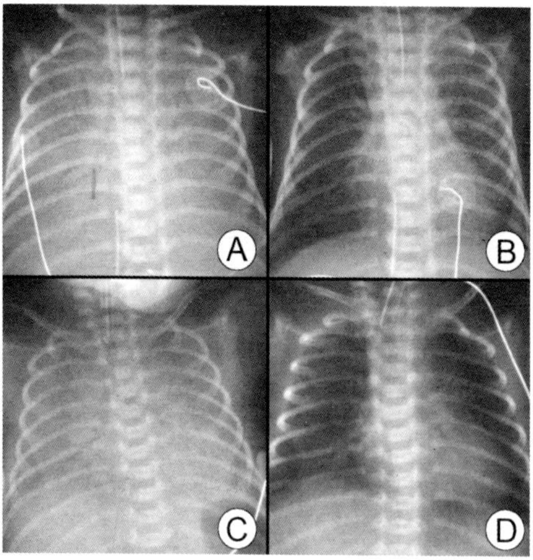

两例肺表面物质缺乏病显示在用了表面活性剂后肺容量增加，肺不透明颗粒减少。早产儿 1：(A) 是用表面活性剂以前，(B) 是用了以后。早产儿 2：(C) 是用表面活性剂以前，(D) 是用了以后

粒

- 低肺容量继发于小肺泡的塌陷
- 弥散性的不透光颗粒代表塌陷的肺泡散布在开放的肺泡中
- 支气管透亮征：因为扩张的支气管没有塌陷，并且被塌陷(不透光) 的肺勾勒出来
- 严重的 SDD，大量的不透光颗粒物质而导致空气弥散障碍
- 生后 6h 的正常胸片可以排除 SDD
- 胸膜积液在 SDD 中是罕见的
- 潜在并发症：肺间质气肿，纵隔积气，气胸，肺双重感染，肺出血，支气管肺发育不良

用表面活性剂以后的 X 线表现

- 不透光颗粒清除，肺容量增加
- 可能发生两肺不对称或部分有反应
- 胸片没有反应提示预后不良
- 交替性的扩张和塌陷的肺泡可能与肺间质气肿很相似

鉴别诊断

B 型链球菌肺炎

- 在新生儿中最常见的肺炎类型
- 出生时获得（25％的妇女携带）
- 像 SDD：两侧不透光颗粒和低肺容量
- 在早产儿中更常见
- 不像 SDD，经常有胸膜渗出（67％）

病理

概述

- 未成熟的Ⅱ型肺泡不能产生表面活性物质
- 表面活性物质覆盖肺泡，降低肺泡的张力，让肺泡保持开放
- 缺乏则导致肺泡膨胀不全
- 降低肺的顺应性会伴发间质气肿
- 在肺泡中可以有蛋白质渗出：透明膜

临床要点

临床表现

- 症状在出生后很短就发生
- 胸壁凹陷，紫绀，呼吸频率增加，呻吟
- 早产儿疾病（＜36 孕周，＜2.5kg）

治疗

- 给予表面活性物质
    - 可用喷雾或气雾剂给予
    - 注入气管插管中或注入插入气道的导管中
    - 可预防性给药或等症状严重时给药
    - 给药后：减少氧和呼吸机的要求，减少气道梗阻的并发症，减少脑内出血的意外，减少支气管肺发育不良，减少死亡率
    - 增加动脉导管未闭和肺出血的风险
    - 急性的低氧血症迅速消退

- 呼吸末机械通气
- 高频呼吸机

参考文献

1. Swischuk KE et al: Immature lung problems: can our nomenclature be more specific? AJR 166:917-8, 1996
2. Cleveland RH: A radiologic update on medical diseases of the newborn chest. Pediatr Radiol 25:631-7, 1995
3. Merenstein GB et al: Surfactant replacement therapy for respiratory distress syndrome. Pediatrics 87:946-7, 1991

先天性大叶性肺气肿

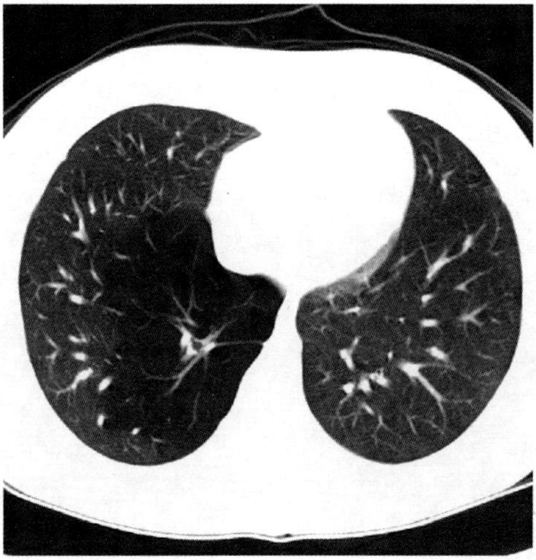

先天性大叶性肺气肿（CLE）。在右下肺，有肺透亮度增加和过度膨胀。比起正常的肺，肺血管变细

要点

- 同义词：CLE
- 定义：原发性，先天性，进行性的一个肺叶的过度膨胀
- 典型影像学表现：高透亮度，膨胀的肺叶
- 通常发生在上肺叶
- 症状有新生儿期的呼吸抑制

影像学表现

一般特点

- 最具诊断价值的影像学表现：肺叶进行性地变得透亮度增高和膨胀
- 发生部位有肺叶倾向性
  - 左上肺叶（43%）
  - 右中肺叶（32%）
  - 右上肺叶（20%）

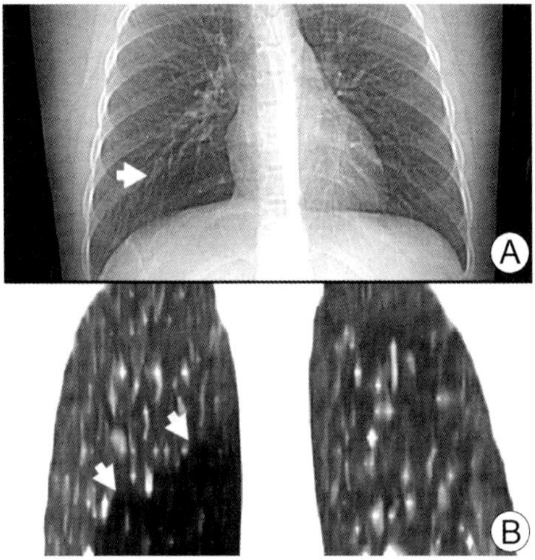

CLE。(A) 胸片显示在右中下肺只有细微的透亮度增高(箭头)。(B) 冠状位的 CT 重建图像显示右下肺透亮度增高和过度膨胀(箭头)

- 透亮度增高和肺过度膨胀是由于气体扩张了肺泡
- 虽然称为“肺叶”,只有肺叶的一部分可能受到累及

X 线表现

- 透亮度增高和过度膨胀的肺叶
- CLE 会使肺血管变细
- 周围的肺血管移位
- 刚出生时,肺泡中充满了胎儿肺液,也会有平片上的密度改变
- 典型进程:肺叶进行性地变得透亮度增高和膨胀

CT 表现

- 扩张充气的肺泡让肺透亮度增高
  - 高透亮度的肺
  - 血管变细——比邻近的肺血管细小
  - 支气管肺血管在透亮区的周围而不是在中间
- 评估不正常肺的其他区域
  - 可以是多叶的,多点的

产前超声表现

- 囊块状回声
- 在文献中的报道不多

推荐的影像学检查方法

- 一般通过胸片可以作出诊断
- CT 用在
  - 为了确诊
  - 排除其他引起新生儿肺透亮度增高的损伤原因
  - 确诊疾病的扩展

鉴别诊断：新生儿集中性的肺高透亮度损伤

先天性肺叶气肿

- 气体在肺泡中
- 在不正常区域内有伴肺血管变细的肺高透亮度改变

先天性囊腺瘤样畸形

- 气体在不正常的囊泡结构中，大小不等

持续性的肺间质气肿

- 在很少病例中，持续性的肺间质气肿可以持续性地让透亮区扩张
- 气体在间质中，所以肺静脉被气体包绕，在透亮区的中央部分看到线、点样影

先天性膈疝

- 气体在肠腔内，最多的在左半胸腔
- 左侧横膈未见
- 在上腹部肠腔气体减少或未见

病理

概述

- CLE 使肺泡过度扩张
- 病因有争议
- 以下的原因可以与气道梗阻相关：软骨缺陷，发炎，气管狭窄等

- 这些病因只在小于50%的大体病理中得到证实
- 显微镜下显示过度扩张的囊壁及很薄的肺泡
- 存在亚型：异常肺泡数量增加（多肺泡型）
- 发生部位有肺叶倾向性
  - 左上肺叶（43%）
  - 右中肺叶（32%）
  - 右上肺叶（20%）
  - CT越来越多地用于检测多个异常区域或有多肺叶累及的CLE

临床要点

临床表现

- 大多病人在新生儿期有呼吸窘迫
- 可以伴发其他畸形，例如先天性心脏病，但只在很少的病例中（14%）发生
  - 动脉导管未闭，房间隔缺损，法洛四联症
- 男性多，男∶女=3∶1

病程转归

- 进行性的呼吸困难，由于肺叶不断扩张，引起肺高压和纵隔移动

治疗

- 支气管镜排除气管内皮损伤
- 手术叶切除

预后

- 很好

参考文献

1. Donnelly LF et al: Localized lucent chest lesions in neonates. AJR 212:837-40, 1999
2. Stigers KB et al: The clinical and imaging spectrum of findings in patients with congenital lobar emphysema. Pediatr Pulmonol 14:160-70, 1992
3. Fagan CJ et al: The opaque lung in lobar emphysema. AJR 114:300-4, 1972

先天性肺囊腺瘤样畸形

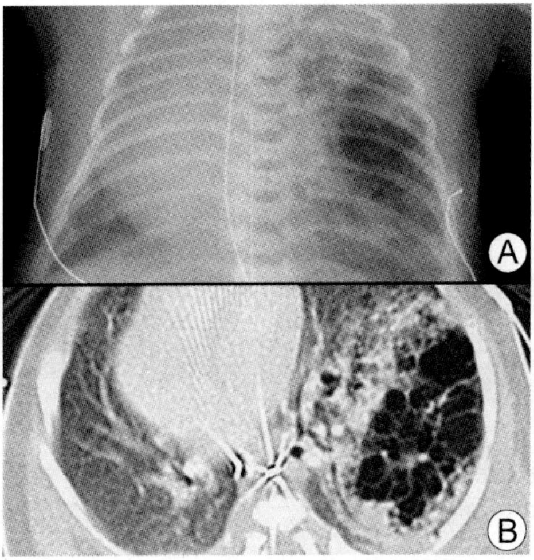

一例新生儿先天性肺囊腺瘤样畸形（CCAM）伴有呼吸困难。胸片（A）显示左上肺斑片状透亮影，纵隔右移。（B）CT 显示左上叶团块，包含大小不等的多发充气囊泡

要点

- 同义词：CCAM
- 定义：先天性肺囊腺瘤样增生的团块
- 典型影像学表现：充气的多发囊团
- 表现为出生后呼吸困难，易感染，或在产前超声时发现

影像学表现

一般特点

- 影像学表现是由 CCAM 的类型决定的
- CCAM 分为 3 型：根据影像/病理上看到的囊泡大小而定
    - CCAM 1 型（50%）：一个或更多的大囊泡（2～10cm）
    - CCAM 2 型（40%）：数个大小一致的小囊泡
    - CCAM 3 型（<10%）：大体上和影像学上看起来像实变，

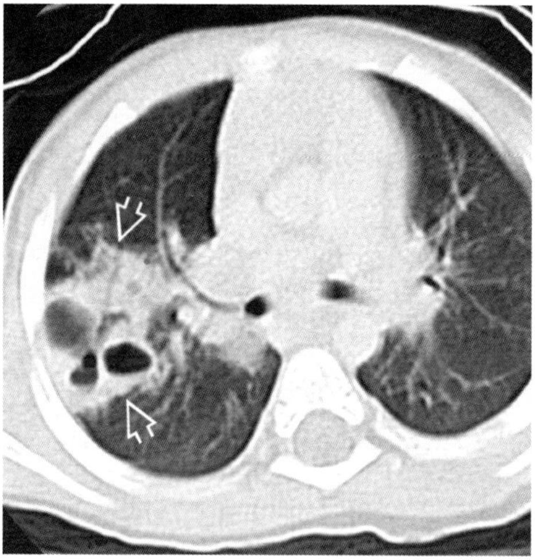

右上肺叶 CCAM。CT 显示异常的团块包含一系列充气的囊泡结构（箭头）。一系列的囊泡中有液平

但是有小囊泡
- ○ 除了说明一下多发的影像表现外，分型没有临床意义
- 团块中包含了多发的囊泡
  - ○ 囊泡大小不等
  - ○ 囊泡可能大小一致或不等
  - ○ 典型囊泡包含气体（见下）
  - ○ CCAM 可以完全以囊的形式出现
- 团块表现为实质
  - ○ CCAM 1 型
  - ○ 液体还未从囊泡中清除
- 出生时 CCAM 与支气管相通
  - ○ 不像其他的先天性肺团块，CCAM 常在出生后就有气体迅速进入囊泡（几小时或几天）
- 大多的 CCAM 在一个肺叶上
- 也有多发不连续的 CCAM 报道
- 不像先天性肺叶气肿，CCAM 没有肺叶的倾向性

CT 表现

- 见上
- CCAM 2 型有特征性的表现，囊泡大小极相似且小囊泡中充气

产前超声

- 胎儿肺部团块状回声
- 纵隔移动
- CCAM 2 型可能在一系列的胎儿超声中表现很少，但在胸片中可能有细微变化
  - CT 可显示这些病例中有持续性的团块，即使没有症状的患儿也可建议 CT

推荐的影像学检查方法

- 对出生前已诊断的无症状患儿要用平片和 CT 随访

鉴别诊断

肺隔离症

- 典型的病例在新生儿期不含有气体
- 只有感染时才会充气
- 常常在左下肺叶

先天性膈疝

- 表现为多囊、充气的团块
- CCAM 比先天性膈疝更可能有液平
- 在不同位置摄片时 CCAM 的表现不会改变，但先天性膈疝会改变
- 先天性膈疝中支持设备的位置会改变（如胃管，UVC）

肺炎的空洞性坏死并发症

- 当肺炎患儿出现囊状团块时，它可能是继发于进展性的空洞坏死或潜在的 CCAM
- 在 CT 和胸片中都有相似的表现
- 空洞坏死常由实变的肺包绕（在 CCAM 中不常见）
- 儿童有空洞性坏死的病情比较严重
- 近期病史有很大帮助

 - 患儿之前有没有正常的胸片？（空洞坏死）
 - 在病程中，损伤有没有进展？（空洞坏死）
 - 在急性病程后，损伤有没有减少或消失？（空洞坏死）

病理

概述

- 先天性肺囊腺瘤样增生的团块
- 出生时损伤与支气管树相通

临床要点

临床表现

- 出生时呼吸困难
- 易发肺炎症状
- 在胎儿超声中发现肺团块

病程转归

- CCAM 易发生感染
- 有报道恶变（横纹肌肉瘤）的几率很小

治疗

- 有症状的 CCAM 可手术切除
- 无症状的 CCAM 治疗上有争议——大多数建议选择性切除，为了防止感染和恶变
    - 选择性切除比感染后的损伤小

参考文献

1. Swischuk KE et al: Immature lung problems: can our nomenclature be more specific? AJR 166:917-8, 1996
2. Cleveland RH: A radiologic update on medical diseases of the newborn chest. Pediatr Radiol 25:631-7, 1995
3. Merenstein GB et al: Surfactant replacement therapy for respiratory distress syndrome. Pediatrics 87:946-7, 1991

先天性膈疝

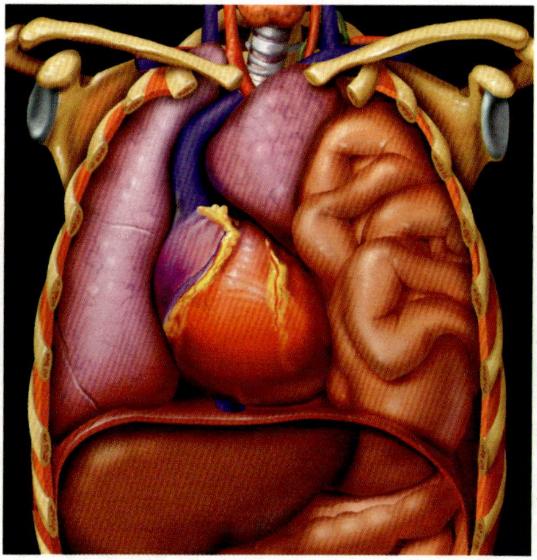

先天性膈疝（CDH）。图示左半横膈后方缺损，伴有胃和小肠疝进入左半侧胸腔。有纵隔右移，压迫同侧和对侧的肺

要点

- 同义词：Bochdalek 疝，CDH
- 定义：腹部内容物疝入胸腔，典型的是通过膈后方缺损
- 典型影像学表现：像胸腔中的肠腔一般的泡状透亮影，纵隔移位，肺部压迫
- 表现为出生后严重的呼吸困难
- 疝内容物可以为胃，小肠，大肠或肝
- 左侧较右侧更多见（5∶1）

影像学表现

一般特点

- 最具诊断价值的影像学表现：像胸腔中的肠腔一般的泡状透亮影，纵隔移位，肺部受压
- 胸片表现依赖于疝入肠腔的内容物是否有气体

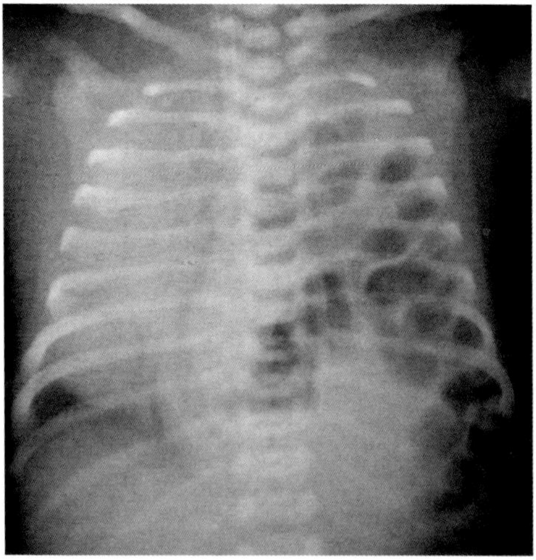

一例新生儿 CDH。胸片发现左半胸腔有气泡样的高透亮影，有严重的纵隔右移。没有看到充气的左肺，右肺有少量充气。结合这些发现提示预后较差

- 刚出生后，平片可能显示疝为高密度（在气体进入肠腔以前）
- 气体进入肠腔后：表现为有聚集的充气囊团的肠腔
- 腹部的肠腔气体减少
- 右侧膈疝常含有肝脏而没有肠道（软组织影）
- 支持设备的位置异常也可为诊断提供线索
  - 胃中的胃管在横膈上方
  - 胃管在胸腔中下降的一端远离膈的一边
  - 脐静脉突出端朝向疝的一面
- 死亡率和肺发育不全的程度有关
- 胸片上的发现越多预示着预后越差
  - 同侧肺部不充气
  - 对侧肺部充气比例下降
  - 严重的纵隔移位
  - 在疝中包含了胃

CT 表现

- 在胸腔中证实有胃

- 口服造影剂证实疝中有肠内容物
- 不是 CDH 的诊断常规，当怀疑有其他胸腔内囊性团块时，可以采用

上消化道 GI

- 可证明在胸腔内的不透明肠腔
- 可用在疑难的病例中（很少的病例）

产前超声

- 在半侧胸腔中看到混杂回声团块
- 心脏结构移位
- 在正常的位置缺少胃泡

鉴别诊断

先天性肺囊腺瘤样畸形（CCAM）

- 表现为多发囊性充气团块
- CCAM 比 CDH 更可能有充气的液平
- 在一系列的图片中 CCAM 的表现不会随位置的改变而改变，但 CDH 会
- 支持设备的位置会随 CDH 而改变

病理

概述

- 包含腹部内容物的疝进入胸腔，典型的途径是通过横膈后方的缺损
- 包含腹部内容物的疝可以压迫同侧和对侧的肺，妨碍肺的正常发育
- 肺发育不全的程度：决定预后的主要因素
- 预后差的那些病例常伴有

临床要点

临床表现

- 出生时伴有严重的呼吸困难
- 相对较轻的病例可能在以后的生活中或是在偶然的胸片中表

现出来

治疗

- 外科 CDH 修补术
- 对重症肺发育不全或呼吸衰竭者给予支持治疗
- 严重的病例可用体外膜式氧合（ECMO）支持严重的呼吸衰竭
- 当超声产前诊断明确时，也可在宫内进行 CDH 修补术

参考文献

1. Donnelly LF: Fundamentals of Pediatric Radiology. Philadelphia; W.B. Saunders, 2001
2. Sakurai M et al: Congenital diaphragmatic hernia in neonates: variations in umbilical catheter and enteric tube position. Radiology 216:112-6, 2000
3. Donnelly LF et al: Correlation between findings on chest radiography and survival in neonates with congenital diaphragmatic hernia. AJR 173:1589-93, 1999

肺间质气肿

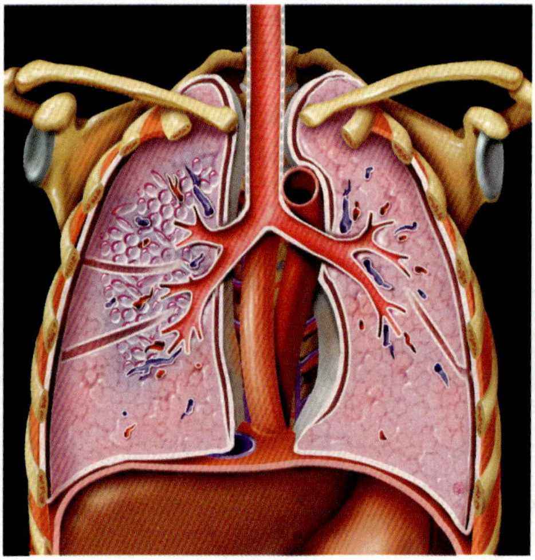

肺间质充气征（PIE）表现为继发于气体进入肺间质而形成的斑线样透亮影

要点

- 同义词：PIE
- 定义：继发于气压性创伤，肺部气体异常地进入间质和淋巴
- 典型影像学表现：泡样或线样透亮影
- 累及的肺往往顺应性下降：在多个连续的胸片中可看到静态的肺容量，甚至没有累及的肺在不断的复片中，肺容量也有限制
- 是一个危险的征象，可有其他可能的气道梗阻并发症：气胸，纵隔肺疝
- 典型的胸片表现是短暂的

影像学表现

一般特点

- 最具诊断价值的影像学表现：泡样或线样透亮影
- 典型的透亮影大小是一致的

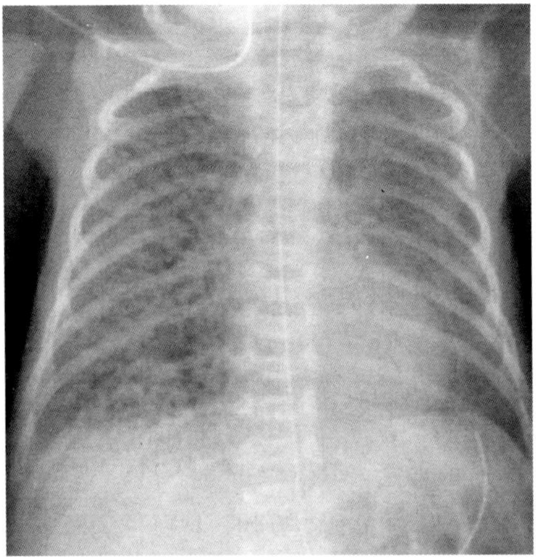

一例新生儿 PIE。胸片显示在右侧胸腔气泡样的透亮影

- 通常从肺门发散
- 可以是集中的（在一叶）或弥散的，双侧性的
- 累及的肺往往顺应性下降：在多个连续的胸片中可看到静态的肺容量，甚至没有累及的肺在不断的复片中，肺容量也有限制
- 是一个危险的征象，可有其他可能的气道梗阻并发症：气胸，纵隔肺疝
- 典型的胸片表现是短暂的
- PIE 可以持久地形成大的充气囊泡：持久性肺间质充气征很少见
  - 可以表现为团块损伤和压迫其他的胸腔内组织
  - 保守治疗：卧姿，选择适合肺的插管
  - 有时候需要外科手术

CT 表现

- 气体包绕着肺动脉分支，看上去像斑条状的软组织影被不正常的聚集气体包绕着
- 有助于为 PIE 和其他肺高透亮团块影作鉴别诊断，如先天性肺叶气肿，囊腺瘤样畸形

鉴别诊断

部分治疗的表面物质缺乏症（SDD）

- 用外源性的表面物质治疗 SDD，可能有部分塌陷的肺泡被清除
- 扩张与塌陷的肺泡相交替的类型和肺间质充气征相似

持续性的肺支气管发育不良（慢性肺病）

- 在持续性的肺支气管发育不良中看到的气泡样透亮影和 PIE 的表现相似
- 年龄是有帮助的：典型的 PIE 发生在出生后的第 1 周，持续性的肺支气管发育不良则晚一些
- 发病的急性程度：PIE 是突发的，持续性的肺支气管发育不良的改变是渐进的

先天性肺囊腺瘤样畸形

- 典型的出现是在出生时
- 囊的大小是不等的，静态的
- PIE 常短暂，大多数典型的透亮影是小的气泡样

病理

概述

- 气压性外伤导致肺泡压力增高和肺泡破裂
- 气体进入邻近的肺间质和淋巴，就是所说的肺间质充气征
- 气体沿支气管静脉结构播散，表现为胸片上泡样和线样影

临床要点

临床表现

- 典型的表现是常规的新生儿胸片发现疾病，比症状出现早
- 是一个危险的征象，可有其他可能的气道梗阻并发症：气胸，纵隔肺疝
- 护理人员根据患儿的表现改变临床支持：在常规档到高频档呼吸机之间调节
- 发生在出生后的最初几天

- 通常是短暂的

治疗

- 经常在常规档到高频档呼吸机之间调节
- 经常胸片监测有无气道梗阻并发症

参考文献

1. Donnelly LF: Fundamentals of Pediatric Radiology. Philadelphia; W.B. Saunders, 2001
2. Donnelly LF et al: Localized lucent chest lesions in neonates. AJR 212:837-40, 1999
3. Cleveland RH: A radiologic update on medical diseases of the newborn chest. Pediatr Radiol 25:631-7, 1995

肺隔离症

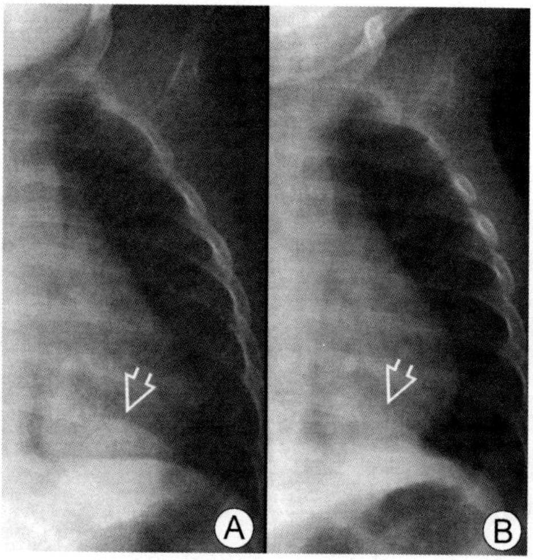

一例 4 个月男孩肺隔离症。表现为反复的气道感染。胸片（A）显示左下肺叶不透亮影（箭头）。1 个月后复查胸片（B）显示持续性的左下肺叶不透亮影（箭头）

要点

- 同义词：肺隔离症
- 定义：先天异常的肺组织，它未和支气管树或肺动脉相连
- 典型影像学表现：反复胸片显示持续性的左下肺不透亮影
- 可分为叶外肺隔离症或叶内肺隔离症
  - 在图像上很难鉴别
  - 鉴别对于患儿的处理影响不大

影像学表现

一般特点

- 最具诊断价值的影像学表现
  - 反复胸片显示持续性的下肺不透亮影
  - 体动脉供血是诊断依据

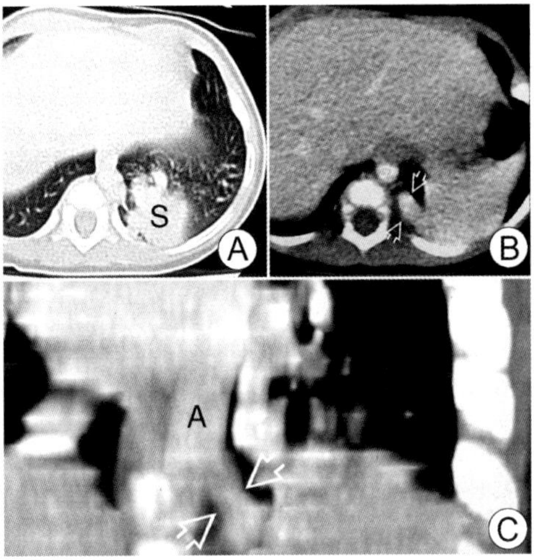

一例 4 个月男孩肺隔离症（同前）。CT 肺窗（A）显示左下肺叶隔离症（S）。纵隔窗（B）显示大的异常血管从主动脉生出（箭头），滋养隔离的肺。矢状位 CT 重建图像（C）更好地显示了异常的动脉血供（箭头）

- 最常见的部位是在左下肺叶，接下来是右下肺叶
- 经常看到的是多个胸片显示下肺叶持续不变的不透亮影
- 一般不包含气体，除非有感染
- 在新生儿期，不表现为充气的团块
- 如果有感染，可以表现为囊性充气的团块
- 诊断特征：从主动脉起源的体动脉滋养隔离的肺
- 证明体动脉供血是特征性的，并且也是外科医生所关心的证据
- 任何影像设备可以证明来自主动脉的体动脉滋养隔离肺，都可建议采用
  - CT/CTA
  - MR/MRA
  - 彩色多普勒超声（特别是在新生儿）
  - 动脉造影

- 叶内外肺隔离症的图像鉴别
    - 不是不可能用图像鉴别，但至少是很难的
    - 叶外肺隔离症有隔离的胸膜覆盖
    - 强调了不同类型的静脉引流，在叶内外肺隔离症中是有差异的
        - 可通过肺静脉，奇静脉或上腔静脉引流
    - 对于外科处理鉴别诊断影响不大
    - 叶外肺隔离症伴有其他畸形（65%）
    - 叶内不伴有其他畸形

CT 表现

- 边界不清的肺叶不透亮影，伴或不伴有囊区
- 强化，体动脉供血可支持诊断

MR 表现

- 同上

胎儿超声

- 肺团块回声
- 多普勒诊断有体动脉血供

推荐的影像学检查方法

- 如果在胸片或胎儿超声的基础上怀疑有肺隔离症：建议增强的胸部螺旋 CT
    - CT 可以明确有无体动脉供血
    - 进一步分清肺的不透亮影

鉴别诊断

慢性肺不透亮影

- 慢性肺炎
    - 典型的没有体动脉血供
- 慢性支气管梗阻
    - 气道异物
    - 支气管壁内疾病（类癌）

异常体动脉血流入肺部

- 动静脉瘘

- 肺动脉发育不良或闭锁
- 体动脉供应正常的肺
- 慢性肺炎伴有体动脉侧支
  - 罕见，有争议

病理

概述

- 先天性的不正常肺区
  - 和支气管树不相连
  - 和肺动脉不相连
- 可区分叶内还是叶外肺隔离症（见上）
- 没有通气的肺容易肺部感染
- 感染可使塌陷的组织和支气管树相连
  - 导致气体进入损伤处

临床要点

临床表现

- 反复肺炎
- 叶内肺隔离症大多发生在大龄儿童
- 叶外肺隔离症更多因为呼吸困难、紫绀、伴发的畸形而较早地表现出来

病程转归

- 反复感染

治疗

- 有症状的病例采用外科手术
- 对于没有症状的病例治疗方法有争议
  - 选择性的外科手术或者随访监测

参考文献

1. Donnelly LF: Fundamentals of Pediatric Radiology. Philadelphia; W.B. Saunders, 2001
2. Frush DP et al: Pulmonary sequestration spectrum: a new spin with helical CT. AJR 169:679-82, 1997
3. Felson B: The many faces of pulmonary sequestration. Semin Roentgenol 7:3-16, 1972

支气管源囊肿

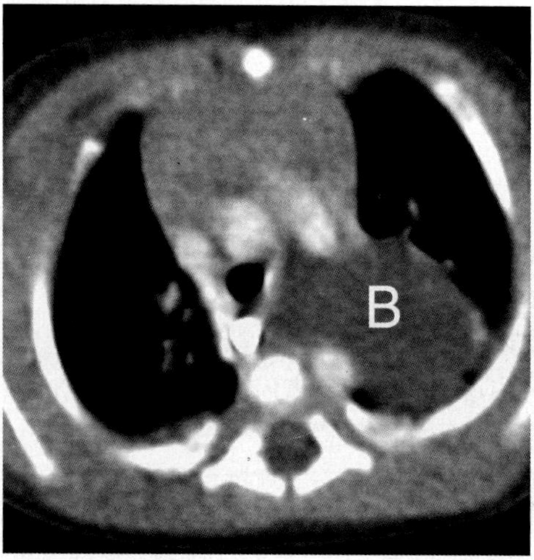

婴儿支气管源囊肿伴有反复肺炎的病例。CT 显示一边缘光滑的液体低密度块（B），位于支气管左侧。团块有不可见的非强化的壁

要点

- 同义词：前肠重复性囊肿
- 支气管源囊肿是前肠重复性囊肿大类中的一类。前肠重复性囊肿包括支气管源囊肿，肠囊肿，神经肠囊肿
- 支气管源囊肿由于为未成熟的支气管树所形成，为一发育性疾病
- 典型影像学表现：边缘光滑，软组织密度影
- 可能表现有感染，气道压迫，或只是偶然在影像学研究中发现

影像学表现

一般特点

- 最具诊断价值的影像学表现：边缘光滑的软组织低密度影，在中纵隔或肺中央

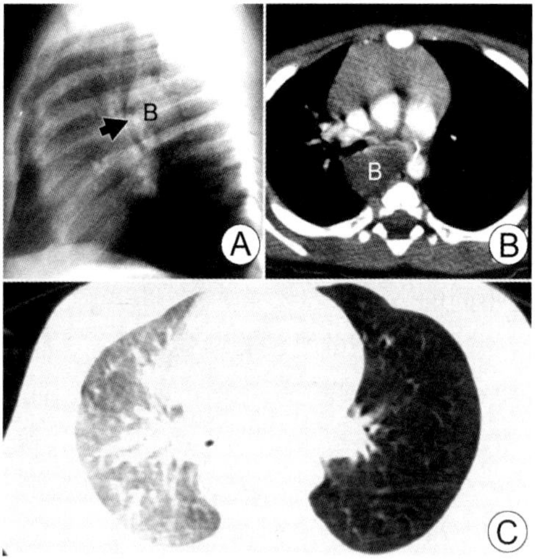

支气管源囊肿。平片（A）显示软组织块（标记为 B）向后压迫末梢气道（箭头）。CT 图（B）显示边缘光滑的液体低密度块压迫左主支气管。CT（C）肺窗显示肺部不对称通气，左侧呼气受限

- 支气管源囊肿可能在纵隔或者在肺实质
  - 纵隔更多见
    - 典型的在气管旁，隆突或肺门
    - 隆突最多见
  - 肺实质
    - 典型的在肺实质的中 1/3
- 边缘光滑的团块
- 大多是孤立性的
- 大多是单一的囊肿，不是多发的囊泡
- 通常不和气道相连，也不含气
  - 看见气体证明有感染
- 可能引起气道梗阻（团块的作用）
  - 通气受限（过度膨胀）
  - 肺泡塌陷

X 线表现

- 边缘光滑的团块
- 软组织低密度影
- 典型的在纵隔或者在中央肺

CT 表现

- 囊包容物是不同的：从水到蛋白质物
- CT 密度是不同的
- 边缘光滑，壁薄，典型的是没有增强的壁
- 有感染可能看到增强的壁
- 没有中央增强

MR 表现

- 同上，信号随囊内成分的不同而不同

鉴别诊断

球形肺炎

- 支气管源囊肿可能因为团块影响他处（气道），但球形肺炎不会
- 复查的胸片会显示球形肺炎的消失

先天性肺的恶性肿瘤

- 肺母细胞瘤
- 罕见

先天性肺囊腺瘤样畸形

- 更多的是多囊，不像支气管源囊肿一样为单一的囊
- 大多含气（出生后短时间内），不像支气管源囊肿

病理

概述

- 支气管源囊肿是前肠重复囊肿大类中的一类，前肠重复囊肿包括：支气管源囊肿，肠囊肿，神经肠囊肿
- 支气管源囊肿由于为未成熟的支气管树所形成，为一发育性疾病
  - 发生在发育早期，产生纵隔囊肿

- 发生在发育晚期产生肺实质囊肿
- 支气管源囊肿除非是在有感染的时候，否则不和支气管树相连或含有气体
- 囊泡有纤毛上皮
- 囊壁可含有光滑的肌肉和软骨

临床要点

临床表现

- 反复肺炎
- 由于气道压迫产生喘息
- 偶然可以在没有症状的儿童中，通过影像学检查发现

病程转归

- 易感染
- 没有恶变的因素

治疗

- 外科手术切除

参考文献

1. Donnelly LF: Fundamentals of Pediatric Radiology. Philadelphia; W.B. Saunders, 2001
2. Griscom NT: Diseases of the trachea, bronchi, and smaller airways. Radiol Clin N Amer 31:605-15, 1993
3. Mendelson DS et al: Bronchogenic cysts with high CT numbers. AJR 140:463-5, 1983

病毒性疾病

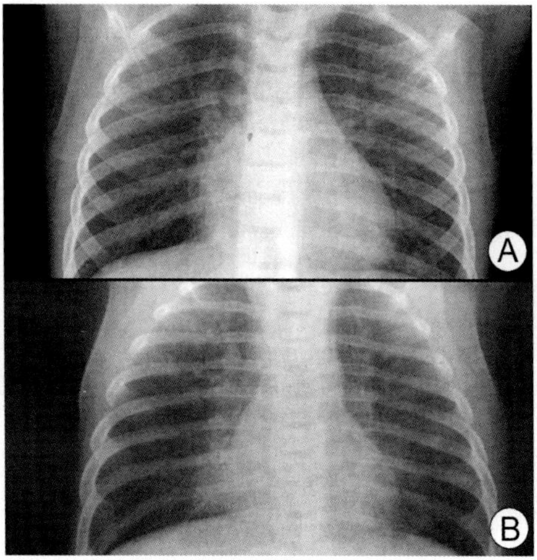

胸片显示典型的病毒性下呼吸道感染。（A）显示轻度的周围支气管纹理增加，轻度的对称性肺膨胀。（B）显示更严重的改变：周围支气管纹理增加，肺膨胀，右肺中叶肺不张使右心缘轮廓消失

要点

- 同义词：支气管炎
- 定义：下呼吸道的病毒感染
- 典型影像学表现：肺纹理增加，肺膨胀
- 呼吸道感染是儿童最常见的疾病原因，继而也会成为发病率和死亡率的重要原因
- 对潜在的下呼吸道感染的评估是儿童影像最常用的诊断指征

影像学表现

一般特点

- 主要的影像学检查目的（胸片）是鉴别是病毒感染性还是细菌感染性肺炎
- 病毒病的最具有诊断价值的影像学表现

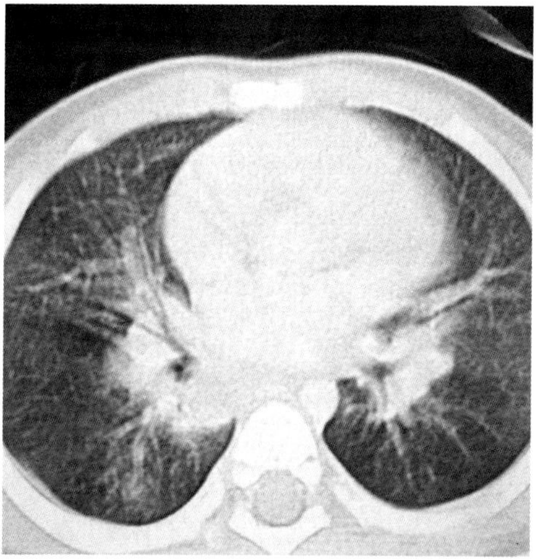

CT 证实病毒病。CT 显示两侧肺门影增深。周围肺纹理增加从肺门到肺实质。右肺后部节段性不张

- 周围支气管纹理增加
- 肺膨胀

- 缺少集中实变的肺组织（细菌性感染的特点）
- 周围肺纹理增加
  - 对称的，粗糙条形的纹理从肺门发散到肺
  - 肺的中心部可能表现为“脏”，“乱”
  - 非常主观的发现
  - 肺门在侧位片上可显得突出
- 肺膨胀
  - 透亮度增高
  - 压迫横膈超过到第 10 后肋
  - 横膈变平
  - 胸腔前后径增加
- 常在侧位上看得更清楚
- 节段性肺不张
  - 楔形或三角形密度影最常见的是在中下肺
  - 把节段性肺不张误认为可疑的不透亮细菌性肺炎是儿童胸

片中最常见的错误之一

- 肺门淋巴结病
  - 可见于儿童下呼吸道感染
  - 没有像成人患该病那样需要高度警惕

CT 表现

- 不是诊断病毒病所必须的，但是也可在病毒病中应用
- 突出的边缘不清的肺门，有支气管纹理扩散到肺
- 毛玻璃不透亮影
- 间质纹理增加

鉴别诊断

细菌性肺炎

- 集中的肺实变
- 没有周围支气管纹理的增加
- 在细菌性感染中胸膜渗出更常见

左向右分流（室间隔缺损）

- 在婴儿中，左向右分流有相似的表现
- 增加的肺动脉血流可能与增加的周围支气管纹理相似
- 像病毒病的分流，典型的有肺膨胀
- 分流伴有心脏扩大

病理

概述

- 一般病理特点
  - 病毒感染累及气道
  - 小气道炎症导致周围支气管水肿
  - 狭窄的水肿小气道内腔与坏死的碎片和黏液堵在气道内腔内，导致小气道闭塞
  - 气道闭塞导致肺膨胀和节段性肺不张
  - 解剖上考虑小龄儿童更易发生残气集聚和肺泡塌陷
    - 小的气道管腔直径
    - 侧支气道循环发育不全

    - 黏液分泌多
- 流行病学
  - 呼吸道感染是儿童最常见的疾病原因，继而也会成为发病率和死亡率的重要原因
  - 对潜在的下呼吸道感染的评估也是儿童影像学最常用的诊断指征
  - 下呼吸道感染的病因随着年龄的不同而不同
  - 学龄前儿童（4 个月～5 岁）
    - 病毒 95％
  - 学龄儿童（大于 5 岁）
    - 病毒感染仍然很常见
    - 支原体性肺炎30％
    - 链球菌性肺炎变得更常见

临床要点

临床表现

- 咳嗽
- 常有上呼吸道（窦）感染症状
- 可能有发热
- 很难鉴别首发的是细菌性还是病毒性下呼吸道感染

病程转归

- 过一段时间症状消失

治疗

- 支持
- 不需要抗生素

参考文献

1. Donnelly LF: Fundamentals of Pediatric Radiology. Philadelphia; W.B. Saunders, 2001
2. Donnelly LF: Maximizing the usefulness of imaging in children with community-acquired pneumonia. AJR 172:505-12, 1999
3. Condon VR: Pneumonia in children. J Thoracic Imaging 6:31-44, 1991

球形肺炎

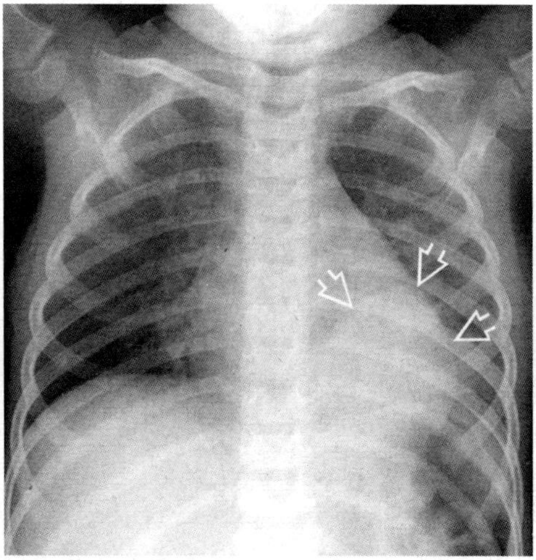

一例 3 岁男童患有球形肺炎。胸片显示圆形密度影在左侧心脏后缘（箭头），边界光滑清晰。患儿有肺炎症状，在用抗生素后消失

要点

- 定义：胸片上显示圆形、边缘规则的细菌性肺炎，像一个块
- 典型影像学表现：圆形的肺不透亮影，边缘清晰
- 一般只发生在 8 岁以前
- 典型的是由肺炎链球菌引起的感染

影像学表现

一般特点

- 最具诊断价值的影像学表现：边界规则的圆形肺不透亮影，发生在小于 8 岁的儿童
- 支气管充气征
- 如果孩子的病情有进展，观察系列胸片可发现其变为大叶性肺炎

CT 表现

- 圆形肺不透亮影伴有支气管充气征

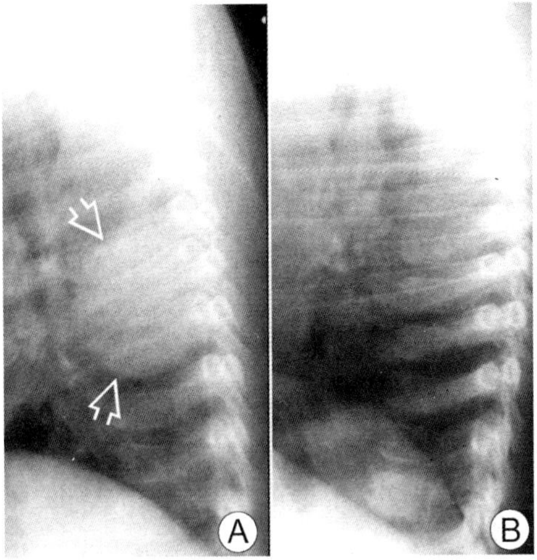

治疗后球形肺炎恢复。(A) 侧位胸片显示圆形软组织块(箭头),在左下肺叶的尖段。(B) 患儿用抗生素治疗以后,几个星期后复查胸片显示不透亮影消失

- 没有壁的增强

推荐的影像学检查方法

- 如果儿童有肺炎的症状,胸片上有“圆形”密度影,其他形态学的影像检查,如 CT,就不必做了
- 用抗生素数周以后的复查胸片对确定病程的恢复有帮助
- 如果大于 8 岁,其他原因的团块可能性增加,建议 CT

鉴别诊断

支气管源囊肿

- 可能在胸片上显示圆形,边界清晰的软组织团块
- 和球形肺炎很像
- 只有在感染时会充气或有液平
- 大多发生在肺门处
- CT:边缘光滑的团块,水样密度影,常伴有增强的边缘,没有支气管充气征

神经母细胞瘤

- 如果肺炎在后部，可能和后纵隔肿块如神经母细胞瘤很相似
- 球形肺炎边界较锐，而不像纵隔内较钝的边界
- 肋骨侵犯或破坏，见于神经母细胞瘤

病理

概述

- 在儿童，气道侧支直到 8 岁左右才发展健全
    - Lambert 通道
    - Kohn 孔
- 缺乏完善的气道侧支循环妨碍了细菌感染的播散，所以在胸片中容易形成“圆形”表现
- 8 岁以后，如果在胸片上还看到圆形的团块，其他疾病的可能性大
- 大多数是肺炎链球菌的感染

临床要点

临床表现

- 咳嗽和发热
- 如果有典型的肺炎症状，不需要做其他的影像检查去排除其他原因的肿块
- 复查胸片对证明治疗效果是有帮助的

治疗

- 抗生素
- 抗生素治疗完成几周后随访胸片

参考文献

1. Frush DP et al: Imaging evaluation of the thymus and thymic disorders in children. In: Pediatric Chest Imaging, eds. Strife JL, Lucaya J. Berlin; Springer-Verlag, 2001
2. Donnelly LF: Fundamentals of Pediatric Radiology. Philadelphia; W.B. Saunders, 2001
3. Jacobs MT et al: The right place at the wrong time: historical perspective of the relation of the thymus gland and pediatric radiology. Radiology 210:11-6, 1999

空洞坏死性肺炎

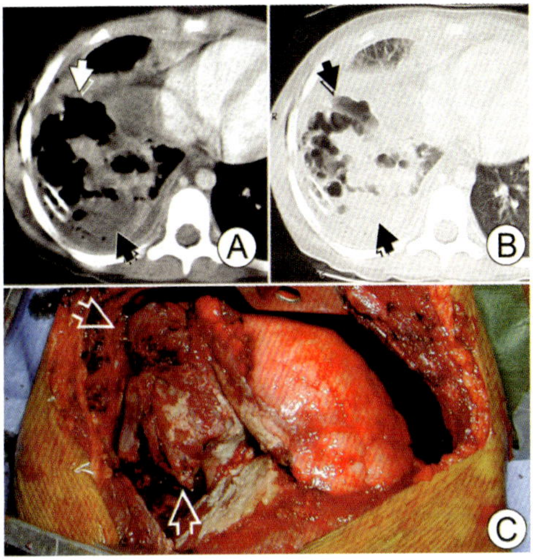

空洞坏死。增强 CT 纵隔窗（A）和肺窗（B）显示右下肺叶实变（箭头），失去正常的肺形态，增强不明显，多发充气的空洞。在右侧胸腔间隙放置了一根胸腔引流管。（C）肺坏死（箭头）

要点

- 定义：明显坏死实变的肺叶，伴有数量不等的薄壁囊
- CT 典型影像学表现：缺乏正常的肺结构，肺增强不明显，薄壁的囊
- 最常见的肺实质并发症是肺炎
- 近期，最常见的是肺炎链球菌感染

影像学表现

一般特点

- 囊性病变，由肺炎肺实变的部位发展而来
- 在胸片中不易发现，直到组织塌陷，和充气的肺相连，气体进入到空洞
- CT 常比等待病情发展的胸片更早发现空洞坏死

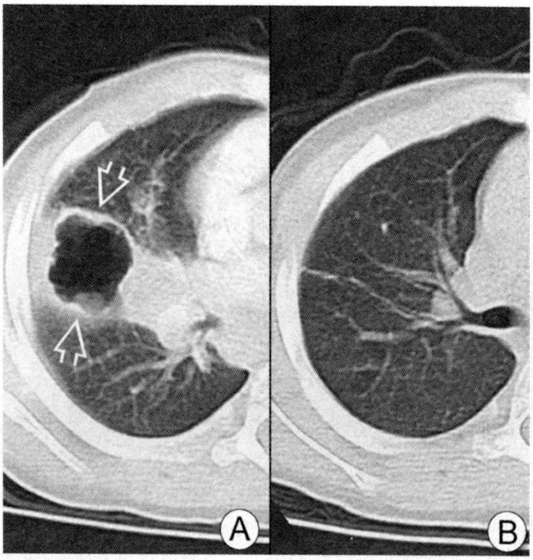

复查发现空洞坏死消失。平扫 CT（A）发现在肺炎区壁薄的空洞（箭头）。1 个月后 CT 复查（B）显示几乎完全吸收，仅有一条瘢痕

- 随访
  - 囊性透亮影和实变会消失
  - 40 天以后胸片会正常，或只有少量的条索瘢痕

CT 表现

- 在实变的肺组织里面
  - 失去了正常的肺结构（正常支气管形态塌陷）
  - 增强不明显
    - 因炎症而实变的肺组织可强化
    - 没有强化证明局部缺血或者将要坏死
  - 多囊的区域
    - 有气和液体
    - 直到和充气的肺相连才会充气
    - 囊壁薄，没有强化

推荐的影像学检查方法

- 胸片这种基本的形态学影像方法用来观察肺实质肺炎的并发症，而这些实质经常不是被注意的对象

- 胸片未能发现的患儿，对治疗和增强 CT 也几乎没有反应
- 随访
  - 用 CT 来诊断空洞坏死的患儿，没有必要用 CT 复查病变有没有吸收
  - 40 天以后的胸片一般正常或接近正常

鉴别诊断：与肺部感染的囊性损伤性病变鉴别

潜在感染的先天性肺损伤（CCAM 或肺隔离症）

- 当患儿有肺炎伴囊性病变时，可能是继发于发展性的空洞坏死，或先天性肺囊腺瘤样畸形
- 都有相似的 CT 和胸片表现
- 空洞坏死常有实变的肺围绕（CCAM 不常见）
- 儿童有空洞坏死病情往往更重
- 最近的病史很有帮助
  - 患儿先前有无正常的胸片？（空洞坏死）
  - 损伤是否在病程中加重？（空洞坏死）
  - 在急性病程后，损伤有无减少或吸收？（空洞坏死）

肺脓肿

- 肺炎并发化脓会有一系列表现，它的命名是根据其严重程度、是否播散和肺炎发展的时间关系而定：空洞坏死，肺脓肿，肺坏疽，肺膨出，支气管胸膜瘘
- 肺脓肿：边缘清晰的液性病变，伴有边缘光滑强化的壁
- 空洞坏死：没有强化，囊的边缘不规则

病理

概述

- 肺炎导致小动脉血栓形成，最终实变的肺缺血坏死
  - 组织塌陷导致空洞形成
  - 空洞最初由液体填充
  - 当组织和充气肺相连时，空洞充气
- 以前，往往是葡萄球菌感染
- 现在，大多是肺炎链球菌感染

临床要点

临床表现

- 尽管近期一直对肺炎进行治疗，但患儿有持续或进行性的症状（发热，呼吸困难，脓毒症），化脓性并发症如空洞坏死通常会存在

治疗

- 监护支持
- 最后可采用外科手术，但只在很少的病例中应用

预后

- 患儿有空洞坏死，往往病情危重（重症监护）
- 大多数不需要外科手术就能康复

参考文献

1. Donnelly LF: Maximizing the usefulness of imaging in children with community-acquired pneumonia. AJR 172:505-12, 1999
2. Donnelly LF: Cavitary necrosis complicating pneumonia in children: sequential findings on chest radiography. AJR 171:253-6, 1998
3. Donnelly LF et al: Pneumonia in children: decreased parenchymal contrast enhancement – CT sign of intense illness and impending cavitary necrosis. Radiology 205:817-20, 1997

胸部神经母细胞瘤

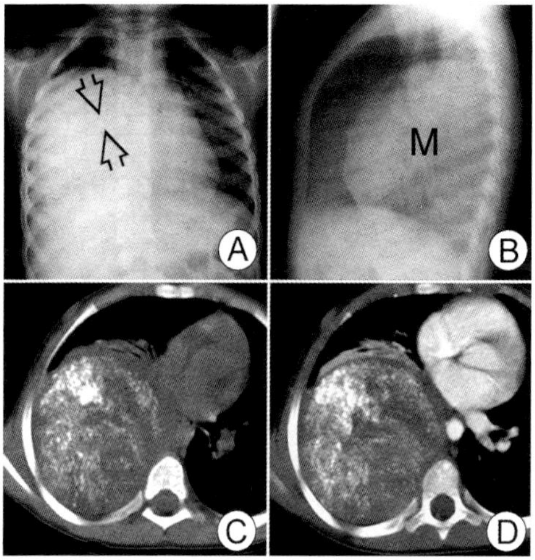

神经母细胞瘤。(A) 正位胸片显示右侧胸腔巨大肿块。注意右侧肋间隙增宽（箭头）及肋骨侵犯，(B) 侧位片显示肿块（M）在后方。平扫 CT（C）和增强 CT（D）显示巨大的后纵隔肿块，伴有钙化

要点

- 定义：恶性的胸腔肿瘤，神经细胞起源
- 典型影像学表现：婴儿期后纵隔肿块
- 小龄儿童中最常见的后纵隔肿块
- 儿童最常见的颅外实体恶性肿瘤
- 预后比腹部起源的好

影像学表现

一般特点

- 最具诊断价值的影像学表现：后纵隔肿块伴有钙化
- 最常见的是来源于后下纵隔，但也可来源于胸腔的任何地方或颈髓

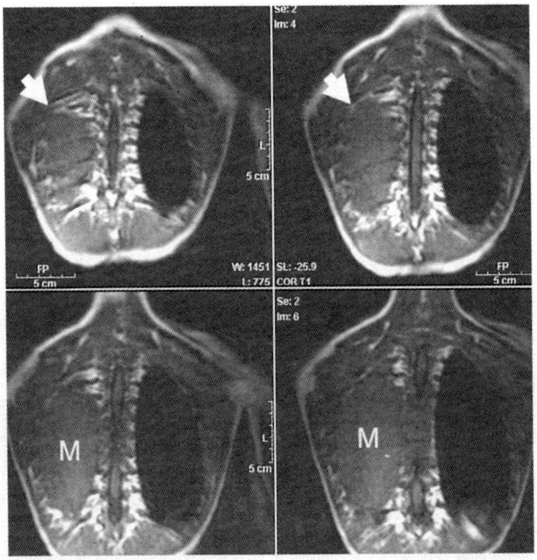

神经母细胞瘤（病例同前）。连续的 T1WI 显示胸腔后方肿块（M）与肌肉组织等信号，后肋受侵犯（箭头）

- 侵袭性的肿瘤，有侵犯邻近组织的倾向
- 可通过神经孔侵犯脊髓的倾向
  - 对此进行确认对于术前评估很重要
- 最常见的转移是肝和骨
  - 肝低密度损伤，播散
  - 骨破坏
  - 肺转移较少见，但也可发生
- 预后和疾病分型与年龄有关
  - <1 岁：预后较好，转移至肝和皮肤
  - >1 岁：预后较差，转移至骨

X 线表现

- 后纵隔没有特异性的软组织肿块
- 肋骨侵犯
  - 肋间隙增宽
  - 肋骨侵犯或破坏
- 钙化——常见（高达 85%）

- 椎旁软组织增宽
  - 可能在肋骨受侵犯前就已出现
  - 正常的右下椎旁软组织在儿童中是看不见的，任何可以看见的就是异常
  - 正常的左下椎旁软组织是看得见的
    - 不能超过同一水平的椎弓根宽度
    - 正常的方位为向中向下
    - 向下向侧方是不正常的
- 骨转移

CT 表现

- 肿块常不会坏死或出血
- CT 上钙化达到 85%

MR 表现

- T2WI 有高信号
- 尤其可以发现肿瘤是否播散到脊髓

MIBG 显像

- 浓聚
- 特别适用于扩散的病变

骨扫描表现

- 骨转移时有浓聚
- 原发病灶的钙化也可摄取骨显像剂

推荐的影像学检查方法

- 最初用胸片观察
- CT 或 MR（有争议）用来发现局部扩散的病灶
- MIBG 和骨扫描用来发现远处扩散的病灶

鉴别诊断

椎旁下方软组织增宽

- 正常的椎旁软组织
  - 在肥胖的患儿中较明显
  - 在卧位片中较明显——取立位片
  - 不应使邻近椎弓根变厚或软组织向后向侧方

- 胸椎间盘炎
  - 相似的椎旁软组织增生
  - 椎间隙狭窄

小于 3 岁的儿童后纵隔肿块

- 在排除其他疾病后可证明是神经母细胞瘤

病理

概述

- 神经细胞起源的恶性肿瘤
- 大多数源自肾上腺，但也可沿交感链来自其他地方，包括后纵隔
- 同一家系也有较良性的成员：神经节细胞瘤，神经节神经母细胞瘤（取决于细胞成熟度）

标准分级

- Evans 解剖分级（预后——%存活率）
  - 1 期：局限在脏器内（90%）
  - 2 期：侵犯到脏器外但没有超过中线（75%）
  - 3 期：越过中线（30%）
  - 4 期：远处转移（10%）
  - 4S 期：小于 1 岁，转移到皮肤，肝，骨髓（几乎 100%）

临床要点

临床表现

- 大多数在胸片中发现的病例表现为骨转移症状，精索压迫，副肿瘤综合征，皮肤转移
- 儿童中最常见的颅外实体恶性肿瘤
- 第 3 位的最常见儿科恶性肿瘤（第 1 位是中枢神经系统肿瘤，第 2 位是白血病）
- 95%左右的神经母细胞瘤患儿在尿液中有儿茶酚胺类增高（香草扁桃体酸，VMA）

治疗

- 根据解剖分型

- 选项：化疗，外科手术，骨髓移植
- 对于 4S 期：许多的病例表明可以在没有治疗的情况下，自发痊愈

预后

- 有较好预后的特点
  - 胸部原发
  - 小于 1 岁就诊断的，组织学分型（Shimmada 系统），缺少 *n-myc* 基因的放大作用（基因复制），解剖分级是 4S 期——存活率近 100%

参考文献

1. Donnelly LF et al: Differentiating normal from abnormal inferior thoracic paravertebral soft tissues on chest radiography in children. Radiology 175:489-93, 2000
2. Brodeur GM et al: Neuroblastoma. In: Pizzo PA, Poplack DG, eds. Principles and practice of pediatric oncology. 3rd ed. Philadelphia: Lippincott-Raven 761-97, 1997
3. Parisi MT et al: Efficacy of metaiodobenzylguanidine as a scintigraphic agent for the detection of neuroblastoma. Invest Radiol 27:768-73, 1992

胸部椎间盘炎

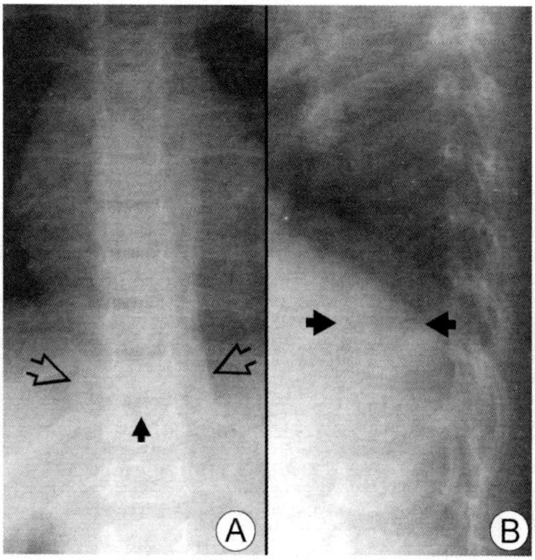

胸部椎间盘炎。正位胸片示左右两侧椎旁软组织可见（空心箭头）。左椎旁软组织较相邻椎弓根宽。T9～T10 椎间盘狭窄（实心箭头）。侧位片 B 显示椎间隙狭窄（箭头），邻近椎体皮质区消失

要点

- 同义词：感染性脊椎炎
- 定义：不明原因的椎间隙发炎
- 典型影像学表现：椎旁组织增宽，伴有同一水平的椎间隙狭窄
- 右下胸椎旁软组织不应看见，左侧的不能超过相邻椎弓根的宽度

影像学表现

一般特点

- 最具诊断价值的影像学表现：椎旁组织增宽，伴有同一水平的椎间隙狭窄
- 原始的胸片可能是正常的，几个星期至几个月后往往可以在

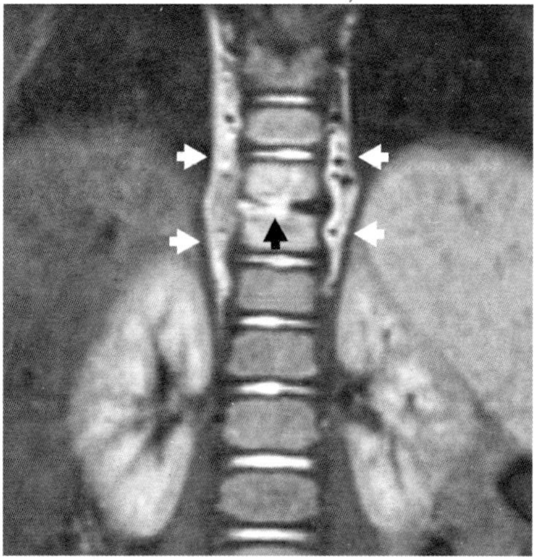

胸部椎间盘炎的 MR 图像（病例同前）。T2WI 显示异常的左右椎旁间隙软组织增宽，有高信号（白色箭头）。受累的椎间盘是狭窄的（黑色箭头），邻近的皮质区消失，邻近椎体高信号

胸片中表现出不正常

- 低位胸椎间盘受侵犯并非罕见
  - 大多是在 L3～L4，L2～L3
- 椎旁软组织变宽
  - 可以在椎间盘狭窄之前表现出来
  - 正常的右下椎旁软组织在儿童中是看不见的，任何可以看见的就是异常
  - 正常的左下椎旁软组织是看得见的
    - 不能超过同一水平的椎弓根宽度（异常）
    - 正常的方位为向中向下
    - 向下向侧方是异常的
- 椎间盘狭窄
  - 和上面的或下面的椎间隙作比较
  - 可能有邻近椎体的皮质区消失
  - 可能有邻近椎体的硬化症

MR 表现

- 椎旁软组织增宽，伴水肿信号（T2 高信号）
- 受累的椎间隙失去高信号，椎间隙狭窄
- 邻近椎体 T2 高信号
- 可见邻近椎体皮质区失去低信号
- 椎间盘和邻近椎体可强化

骨扫描表现

- 在受累椎间盘的两侧，椎体都高度浓聚
- 在症状出现后 1～2 天，常呈阳性

鉴别诊断：下椎旁软组织增宽

正常的椎旁软组织

- 在肥胖的患儿中较明显
- 在卧位片中椎旁软组织较明显——要取立位片
- 椎旁软组织厚度不应超过邻近椎弓根，椎旁软组织不应向下向侧方突出

胸部神经母细胞瘤

- 相似的椎旁软组织增宽
- 没有椎间隙的增宽
- 邻近肋骨的侵犯或破坏
- 可以存在钙化

病理

大体病理及手术学特点

- 椎间隙发炎
- 病因不明确
- 可能是低级病毒或细菌感染
- 血培养通常是阴性的，但当是阳性时多是 S. Aureus 感染

临床要点

临床表现

- 症状不同

- 最常见年龄
  - 6 个月～4 岁
  - 10～14 岁

治疗

- 有争议
- 有些采用卧床和抗生素治疗
- 有些主张经皮针刺活检（开胸活检），当血培养是阴性时
- 其他主张不用抗生素治疗
- 甚少需要制动

预后

- 典型的病变会康复
- 在用抗生素治疗后几天，症状一般会减轻

参考文献

1. Donnelly LF et al: Differentiating normal from abnormal inferior thoracic paravertebral soft tissues on chest radiography in children. Radiology 175:489-93, 2000
2. Fischer GW et al: Diskitis: a prospective diagnostic analysis. Pediatrics 62:543-8, 1978
3. Wenger DR et al: The spectrum of intervertebral disc infection in children. J Bone Joint Surg 60:100-8, 1978

气道

格鲁布性喉炎

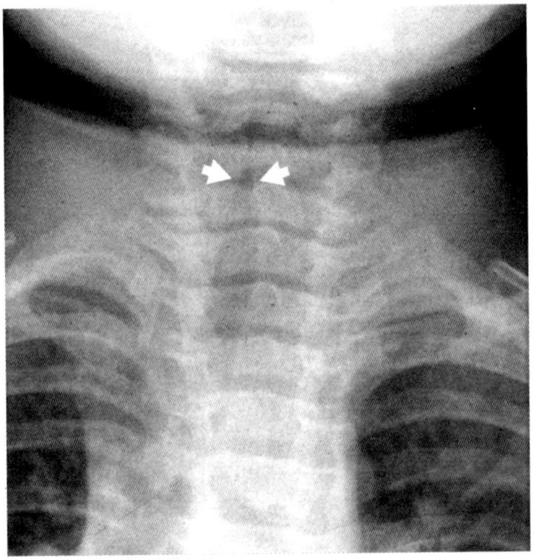

1 岁男孩——格鲁布性喉炎，正位片上显示声门下至梨状窝均匀性狭窄。声门下气道失去了正常的凸面而表现为“尖塔征”

要点

- 同义词：急性喉气管支气管炎
- 定义：气道自限性病毒炎导致均匀性声门下水肿和格鲁布性咳嗽
- 典型影像学表现：均匀性声门下狭窄
- 是低龄儿童中最常见的上气道阻塞的原因
- 病毒引起的良性、自限性疾病
- 表现为哮吼性（格鲁布性）和吸气性喘鸣
- 高发年龄：1 岁（范围：6 个月～3 岁）
- ＞3 岁——可能是其他原因引起的喘鸣
- 正位片上显示均匀性声门下狭窄

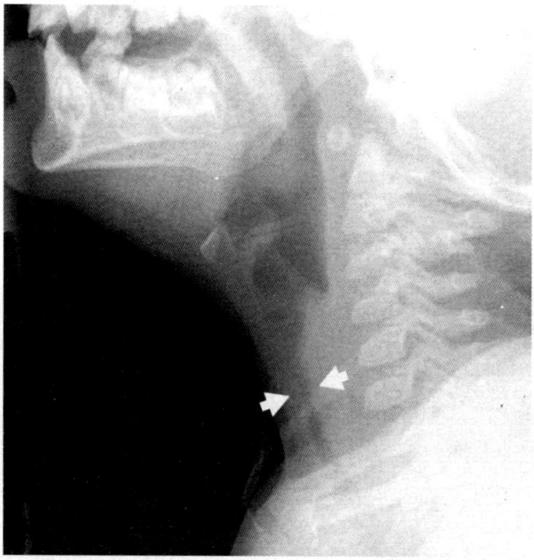

1岁男孩——格鲁布性喉炎，侧位片上显示声门下狭窄和声门下气道壁的模糊

影像学表现

正位片

- 摄片的目的是用来排除其他更严重的引起喘鸣的原因
- 声门下失去了正常的肩征（侧面的凸面），声门下水肿——"尖塔征"或倒转的"V"字
- 声门下狭窄呈均匀的细长状，其范围可达梨状窝下方
- 正位片比侧位片表现明显

侧位片

- 声门下气管狭窄
- 声门下气管显示不清
- 咽下过度扩张
- 会厌和杓状会厌襞正常

鉴别诊断

吸入性支气管异物

- 少数病例中可见到不透光异物影
- 胸片表现为肺充气不对称

会厌炎

- 严重的、危及生命的疾病
- 会厌和杓状会厌襞明显扩大
- 正位片上可见到引起均匀性声门下狭窄——与格鲁布性喉炎表现类似

渗出性气管炎

- 比格鲁布性喉炎儿童年龄大许多
- 腔内充盈缺损（膜），气管壁斑——像不规整的部分性声门下狭窄

病理

概述

- 声门下气管炎症和水肿
- 此区域过多黏膜有水肿和狭窄的倾向
- 常见病毒：类流感Ⅰ型，甲型流感

临床要点

临床表现

- 哮吼性（格鲁布性）咳嗽和吸气性喘鸣
- 与下呼吸道传染的其他症状伴发
- 季节性的病毒感染性疾病
- 小婴儿疾病：平均年龄 1 岁（范围 6 个月～3 岁）
- 年龄＞3 岁，高度怀疑是其他原因引起的喘鸣

病程转归

- 良性、自限性疾病
- 数天内痊愈
- 如果症状持续，应怀疑其他病因
- 摄片检查可排除其他疾病，如异物吸入、会厌炎或声门下血管瘤、渗出性气管炎

治疗

- 和门诊病人一样的支持疗法
- 家长安心地服从医生安排

参考文献

1. John SD et al: Stridor and upper airway obstruction in infants and children. RadioGraphics 12:625-43, 1992
2. Dunbar JS: Upper respiratory tract obstruction in infants and children. AJR 109:227-46, 1970
3. Capitanio MA et al: Obstruction of the upper airway in infants and children. Radiol Clin N Amer 6:265-77, 1968

会　厌　炎

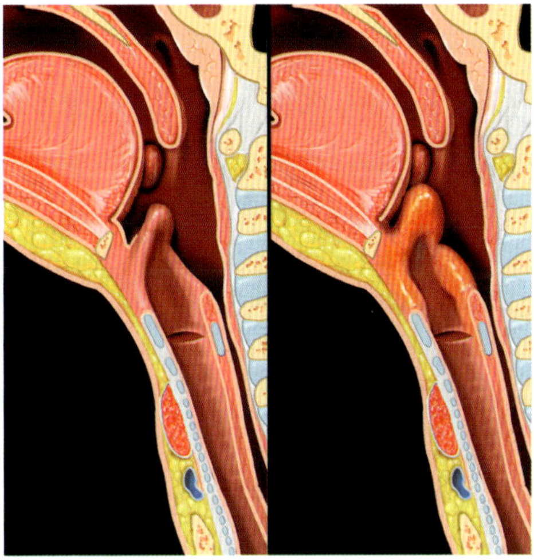

会厌炎（右）与正常会厌（左）比较。会厌炎时，会厌肿胀，在影像学上表现为会厌的广泛增大。杓状会厌襞肿胀、变厚使上部上凸

要点

- 定义：会厌及周围组织的炎性感染，继发气道阻塞
- 典型影像学表现：侧位片上显示会厌增大及杓状会厌襞增厚
- 危及生命常需急诊气管插管
- 突然发作的喘鸣、呼吸困难、发热、烦躁、中毒表现
- 比格鲁布性喉炎病人明显大，平均年龄 3.5 岁
- 发病率明显减少是因为多数病例是继发于嗜血杆菌性流感，后者能通过免疫而预防其发生
- 不要与因扫描切面倾斜所致的所谓“Ω”形会厌混淆

影像学表现

<u>侧位片</u>

- 必须是使病人处于舒适的直立位时所获得的
- 典型表现：会厌增厚

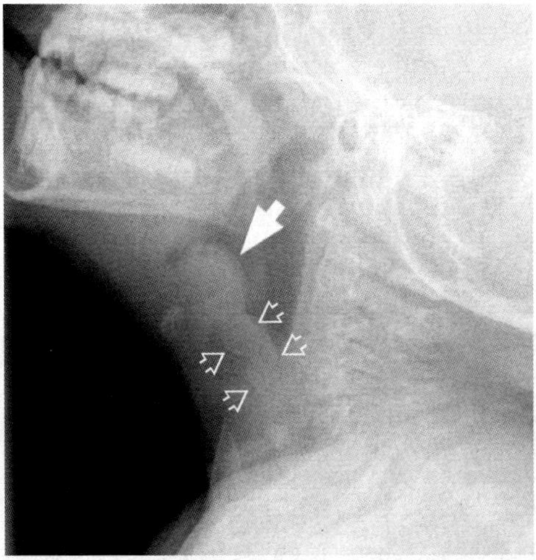

侧位片显示会厌明显增厚（实心箭头）。杓状会厌襞明显增厚（空心箭头）。杓状会厌襞上方前凸，比后凸更明显

- 杓状会厌襞增厚
  - 从前上方的会厌一直延伸到后下方的杓状软骨
  - 正常的是薄而下凸
  - 当增厚时表现为上凸
  - 正是这些皱襞肿胀直接导致气道阻塞
- 下咽部充气

<u>**正位片**</u>

- 当高度怀疑会厌炎时只需侧位片
- 在正位片上也能见到类似于在格鲁布性喉炎中所见到的均匀性声门下狭窄

鉴别诊断

<u>**“Ω”形会厌（正常变异）**</u>

- 会厌倾斜可表现为假性增宽，会厌的左右两边看上去相互连接而形成“Ω”形
- 缺乏增厚的杓状会厌襞

吸入性支气管异物

- 少数病例中可见到不透光异物
- 胸片上显示肺充气不对称

格鲁布性喉炎

- 良性、自限性疾病
- 是气管疾病中最常见的
- 均匀性声门下狭窄

渗出性气管炎

- 发病年龄明显大于格鲁布性喉炎的患儿
- 管腔内充盈缺损（膜），气管壁斑就像不规则的部分性声门下狭窄

病理

概述

- 最常见的致病菌是嗜血杆菌流感
- 自从接种有效的嗜血杆菌流感疫苗后，会厌炎的发病率明显减少
- 较少见的病原体是 A 型链球菌
- 极少见的是由非传染性病原体引起的，如血管神经性水肿、创伤、Stevens-Johnson 综合征、摄入腐蚀性东西、蜂刺

临床要点

临床表现

- 突然发作的喘鸣，通常伴发吞咽困难
- 病人有发热、中毒表现
- 病人表现为烦躁及不舒服
- 比格鲁布性喉炎的病人发病年龄晚
- 躺下会加重气管的痛苦（这是必须在直立或任何使病人感到舒适情况下摄片的原因）
- 平均年龄 3.5 岁（格鲁布性喉炎 1 岁）

治疗及预后

- 不治疗会危及生命

- 急诊气管插管可以缓解或预防气管阻塞和通气障碍
- 支持疗法

参考文献

1. John SD et al: Stridor and upper airway obstruction in infants and children. RadioGraphics 12:625-43, 1992
2. Dunbar JS: Upper respiratory tract obstruction in infants and children. AJR 109:227-46, 1970
3. Capitanio MA et al: Obstruction of the upper airway in infants and children. Radiol Clin N Amer 6:265-77, 1968

渗出性气管炎

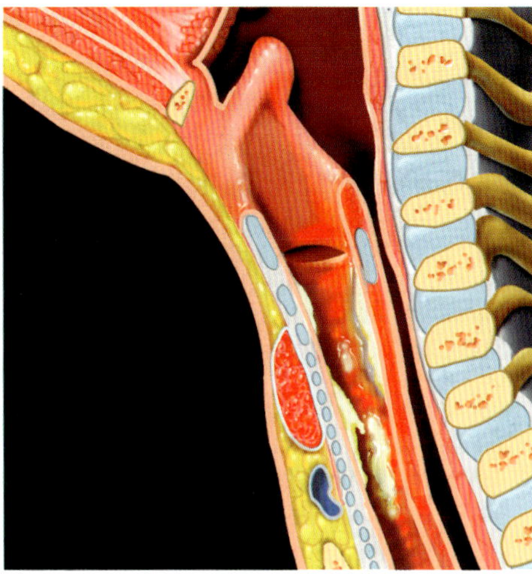

渗出性气管炎。图例显示气管发炎，沿气管壁形成炎性斑块（膜），这种膜能从气管壁上脱落，形成充盈缺损，造成气道阻塞最终导致死亡

要点

- 同义词：细菌性气管炎、膜性格鲁布性喉炎、膜样喉气管支气管炎
- 定义：气管的脓性感染导致沿气管壁弥漫性的斑块，斑块脱落并阻塞气道
- 典型影像学表现：X 线显示气管壁不规则斑块或气管内线状充盈缺损（膜）
- 虽不常见，但急性上呼吸道阻塞有可能危及生命
- 比格鲁布性喉炎患儿年长些且病情更严重些
- 自从嗜血杆菌流感疫苗使用以后，细菌性气管炎已代替会厌炎而成为最常见的危及生命的急性气道炎

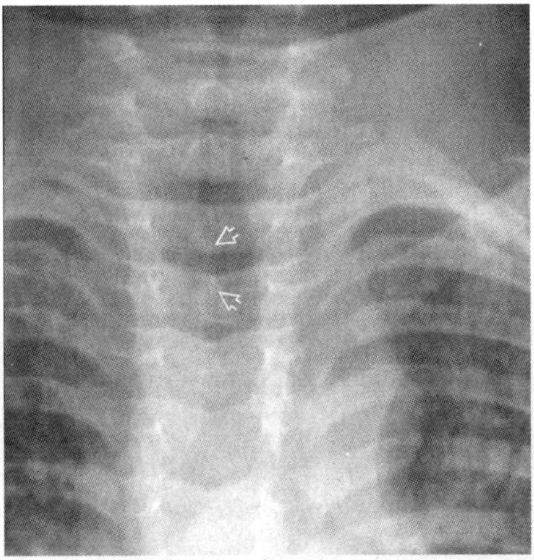

3 岁男孩患渗出性气管炎。正位片上显示气管壁右缘有斑块状密度（箭头），气管壁在此处不连续

影像学表现

X 线表现

- 确诊征象：线状、软组织、气道内充盈缺损
- 正位或侧位片上见到不规则斑块或气管壁不清晰时也可提示
- 在较格鲁布性喉炎患儿明显年长的患儿中见到均匀或不均匀的声门下狭窄，则渗出性气管炎的可能性大大提高
- 黏液不粘连时酷似膜，但患儿咳嗽后重新摄片可发现已清除

鉴别诊断

吸入性支气管异物

- 少数病例中可见到不透光异物
- 胸片上可见肺充气不对称

会厌炎

- 严重的、危及生命的疾病
- 会厌及杓状会厌襞明显增大
- 正位片上可见到类似于格鲁布性喉炎的表现——引起均匀性声门下狭窄

格鲁布性喉炎

- 良性、自限性疾病
- 是最常见的气管疾病
- 均匀性声门下狭窄

病理

概述

- 喉、气管和支气管的化脓性感染

病因-发病机理-病理生理学

- 争论一直围绕着是首发细菌感染还是呼吸道黏膜感染所继发的病毒感染
- 疾病初期的表现提示**金黄色葡萄球菌**是最常见的病因
- 近来报道链球菌感染也很常见，是第二位致病原
- 黏膜发炎形成渗出性斑块，并能脱落导致气道阻塞（类似白喉的气道阻塞）

临床要点

临床表现

- 患儿出现喘鸣伴发热
- 发病年龄 6～10 岁，比格鲁布性喉炎发病年龄大
- 发病初期病人即可有严重的中毒表现
- 最近显示病人病情并不总是很严重
- 如果病人发病年龄大于格鲁布性喉炎的发病年龄，且有格鲁布性喉炎的症状，应怀疑是渗出性气管炎

治疗及预后

- 因此病会导致气道阻塞、呼吸困难和死亡，必须特殊治疗
- 若临床状况或 X 线检查怀疑是渗出性气管炎，诊断则需纤维鼻咽镜检
- 如果气管内可见到膜，病人则需要忍受硬性支气管镜检和膜的活检
- 在抗菌治疗中，患儿接受预防性气管插管的数天内必须被留心观察

参考文献

1. Brody AS et al: Membranous tracheitis: how accurate is the plain film diagnosis? Pediatr Radiol (Abstr) 27:705, 1997
2. John SD et al: Stridor and upper airway obstruction in infants and children. RadioGraphics 12:625-43, 1992
3. Han BK et al: Membranous Laryngotracheobronchitis (membranous croup). AJR 133:53-8, 1979

咽后脓肿

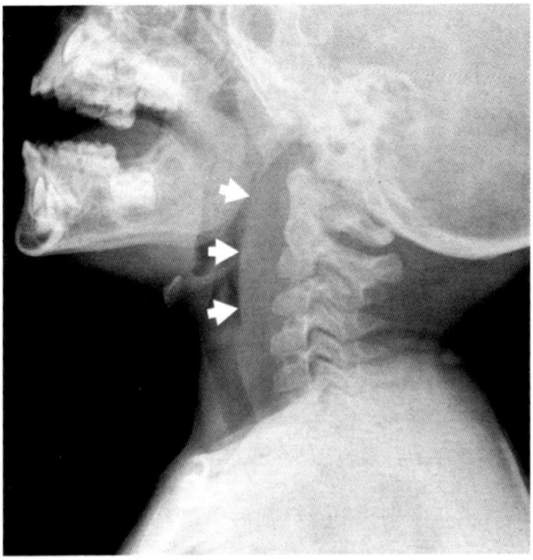

咽后蜂窝织炎和脓肿。侧位片显示咽后软组织前凸（箭头）。咽后软组织增厚、超过椎体的直径。软组织内未见气体可确诊脓肿

要点

- 定义：咽后的化脓性感染
- 典型影像学表现：咽后软组织增宽
- 典型的是咽炎或上呼吸道感染后引起
- 突然发病、颈项强直、吞咽困难、喘鸣
- 典型发病年龄 6～12 个月
- 软组织内见到气体可诊断为脓肿
- CT 可明确脓肿的范围并可确定是否需要切开引流
- 蜂窝织炎较散在脓肿更常见
- 不要与因婴儿颈部未展开时摄片所造成的“假性增厚”混淆

影像学表现

X 线表现

- 侧位片显示咽后软组织增厚

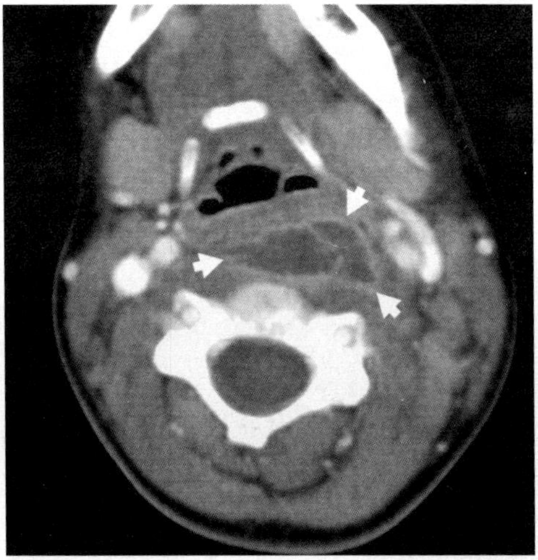

咽后蜂窝织炎和脓肿。增强 CT 显示咽后软组织增厚、气道受推前移。可看到明确的低密度（箭头）区边缘有强化，疑是液化

- 咽后方及脊柱前的软组织厚度不应超过颈椎椎体的直径
- “假性增厚”可在婴儿摄片时看到，婴儿颈部短，且摄片时颈部未伸展，若有疑问时，可将颈部完全伸展后再摄片检查
- 真性增宽可显示咽后软组织的顶后凸起
- 软组织增大阻塞气道
- 失去了正常颈椎前凸的形态
- 软组织内见到气体可确诊为脓肿，并且是蜂窝织炎
- 如果没有气体，X 线检查不能区别蜂窝织炎和可引流性脓肿

CT 表现

- 明确疾病的范围，并能指导当前是否需要引流
- CT 需做增强检查
- 能确诊咽后软组织的增厚
- 经常和发炎的腭扁桃体有关
- 界限清楚、低密度且边缘增强可怀疑为液化

鉴别诊断

咽后软组织的“假性增厚”（正常变异）

- 婴儿摄片时颈部未伸展：如果感到有疑问，在颈部完全伸直后再摄片检查

血管畸形（淋巴管）

- 淋巴管畸形可延伸至咽后软组织内
- 也可典型地表现为颈部及纵隔内其他软组织间隙的囊性肿块

吸入性支气管异物

- 少数病例中可见到不透光的异物
- 胸片上见肺充气不对称

格鲁布性喉炎

- 良性、自限性疾病
- 是最常见的气道疾病
- 均匀性声门下狭窄

渗出性气管炎

- 比格鲁布性喉炎患儿发病年龄大
- 充盈缺损（膜），气管壁不规则斑块，均匀性声门下狭窄

会厌炎

- 严重的、危及生命的
- 会厌和杓状会厌襞显著增大
- 在正位可见到均匀性声门下狭窄——与格鲁布性喉炎类似

病理

概述

- 咽后淋巴结引流后鼻道、鼻咽、中耳和腭扁桃体
- 化脓性感染可通过这些区域波及咽后软组织
- 咽后蜂窝织炎较脓肿更常见
- 多种细菌

临床要点

临床表现

- 典型病例继发于咽炎、中耳感染或上呼吸道感染

- 突然发作的发热、颈项强直、吞咽困难、喘鸣
- 常见颈部淋巴结病
- 为儿童疾病，发病年龄为 6～12 个月

治疗及预后

- 抗生素
- 急诊手术引流
- 病情可能恶化，包括纵隔蔓延和颈部血管栓塞

参考文献

1. Kirse DJ et al: Surgical management of retropharyngeal space infections in children. Laryngoscope 111:1413-22, 2001
2. Stone ME et al: Correlation between computed tomography and surgical findings in retropharyngeal inflammatory processes in children. Int J Pediatr Otorhinolarygol 49:121-5, 1999
3. Boucher C et al: Retropharyngeal abscesses: a clinical and radiologic correlation. J Otolaryngol 28:134-7, 1999

扁桃体增大

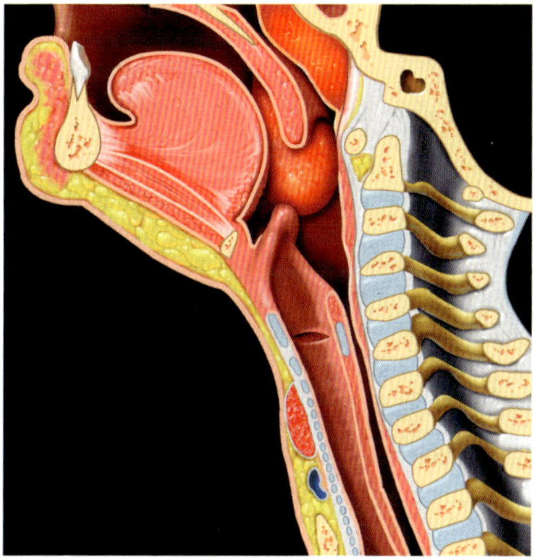

增大的咽扁桃体和腭扁桃体。图示增大的扁桃体完全覆盖了鼻咽。腭扁桃体增大，表现为软组织块，并延伸覆盖了下方的软腭

要点

- 咽扁桃体和腭扁桃体的增大是阻塞性睡眠呼吸暂停的主导因素
- 咽扁桃体摘除术和腭扁桃体摘除术是儿外科最常见的手术之一
- 阻塞性呼吸暂停日益被视为公共健康问题，是儿童学习差和注意力不集中的主要因素
- 咽部的侧位片是阻塞性呼吸暂停诊断依据的一部分
- 尺寸：咽扁桃体大于 12mm 被认为不正常

影像学表现

X 线表现

- 咽部的侧位片是阻塞性呼吸暂停诊断依据的一部分
- 腺体表现为后鼻咽的软组织

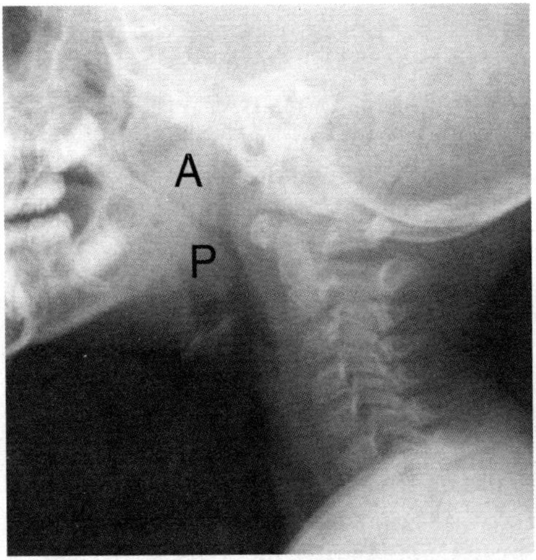

增大的咽扁桃体和腭扁桃体。侧位片显示增大的咽扁桃体（A）完全覆盖了鼻咽。腭扁桃体（P）增大，表现为软组织块，并延伸覆盖了下方的软腭

- 增大的标准是达到按年龄所制定的尺寸或腺体覆盖或阻塞鼻咽
- 异常腺体的标准大小一直有争议——健康儿童大小也不尽相同
- 年龄差异
  - ＜6 个月的儿童在 X 线摄片上几乎见不到腺体
  - 婴儿期增长很快
  - 2～10 岁最大
  - 青春期开始变小
  - 正常值的上限：12mm
- 腭扁桃体可以通过体检来评价，所以只有特别情况才需要摄片检查
- 增大的腭扁桃体表现为突出的软组织块，并覆盖软腭的后上方

动态睡眠荧光镜检或核磁共振电影检查

- 在动态睡眠荧光镜检中可看见增大的腺体，用来评估阻塞性呼吸暂停

- 在 X 线检查中大小标准和表现是一致的
- 可能出现鼻和口咽的活动增加
- 其次可能周期性地发生喉咽部的萎缩，腺体的阻塞可以导致负压的增加

鉴别诊断

概述

- 无论扁桃体是否增大，诊断是很明确的，没有其他诊断

淋巴瘤

- 导致扁桃体增大

其他引起阻塞性呼吸暂停的病因

- 舌下垂
- 喉咽萎缩

病理

概述

- 各种刺激淋巴增生的因素引起扁桃体增大
- 增大的扁桃体阻碍通气或完全阻塞了鼻咽
- 导致口式呼吸、打鼾和阻塞性呼吸暂停
- 同样的，腭扁桃体能增大和阻塞咽部

临床要点

临床表现

- 增大的腺体和阻塞性呼吸暂停有关，周期性地引起中耳炎和上呼吸道感染
- 阻塞性呼吸暂停发生率接近 3%（在美国有 200 万）
- 阻塞性呼吸暂停可以引起白天过度睡眠、机能亢进、注意力不集中、听力差、体力差和发育迟缓

治疗及预后

- 咽扁桃体摘除术和腭扁桃体摘除术是儿外科最常见的手术
- 大多数病例在扁桃体摘除后，阻塞性呼吸暂停相关症状消失了

- 对那些咽扁桃体摘除术和腭扁桃体摘除术后症状无好转的病例，动态睡眠荧光镜检或核磁共振电影检查可能对显示引起阻塞性呼吸暂停的其他原因有所帮助

参考文献

1. Donnelly LF et al: The multiple presentations of foreign bodies in children. AJR 170:471-7, 1998
2. Mu L et al: Radiological diagnosis of aspirated foreign bodies in children: review of 343 cases. J Laryngol Otol 104:778-82, 1990
3. Esclamado RM et al: Laryngotracheal foreign bodies in children: a comparison with bronchial foreign bodies. Am J Dis Child 141:259-62, 1987

舌 下 垂

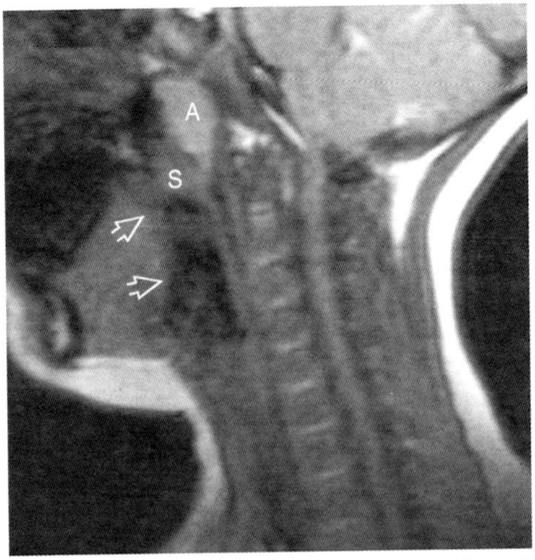

7 岁女孩，气道手术后持续性睡眠呼吸暂停。磁共振电影正中矢状位扫描，在呼吸周期这一时相显示舌后根位置正常（箭头）。咽扁桃体增大（A）。标志位置是软腭（S）

要点

- 定义：在睡眠过程中舌的异位引起阻塞性睡眠呼吸暂停
- 典型影像学表现：舌后坠，舌的后缘与软腭及喉咽的后壁紧贴，阻塞了气道
- 大多数的儿童有其他疾病基础，例如综合征和神经损害
- 患病倾向包括：舌肌张力下降（咽肌和舌肌的张力下降导致“下坠”舌），小颌（特别是 Pierre-Robin 综合征），或舌肥大（Down 综合征、黏多糖病）
- 在由睡眠的动态影像学表现诊断的病例中，舌下垂是阻塞性呼吸暂停的常见病因（25%）

影像学表现

一般特点

- 利用实时动态影像研究显示气道的运动以作出诊断；动态睡

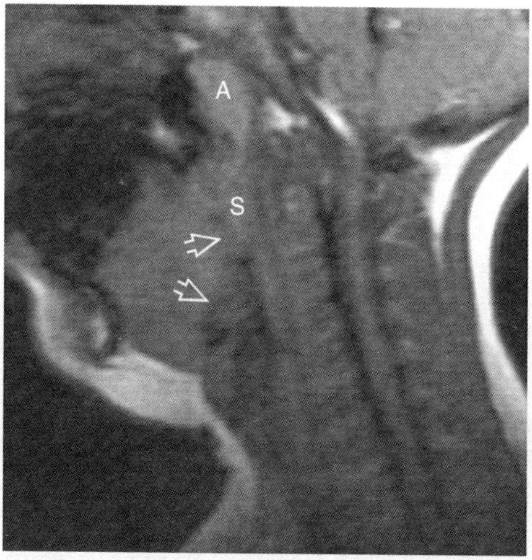

7岁女孩，气道手术后持续性睡眠呼吸暂停。在呼吸周期这一时相显示舌后壁（箭头）后移覆盖于软腭（S）及咽后壁之上，阻塞了气道。A＝咽扁桃体

眠荧光镜检或磁共振电影检查

- 舌后坠，舌的后缘与软腭及喉咽的后壁紧靠，阻塞了气道
- 在每个呼吸周期间歇性和重复性地发生
- 咽后壁保持在原来的位置（将舌下垂和咽萎缩区分开）
- 大多数阻塞性睡眠呼吸暂停的患儿是健康的，不需要做动态影像学检查
- 动态睡眠影像学检查指征：持续的阻塞性睡眠呼吸暂停，尽管先前已做咽扁桃体摘除术和腭扁桃体摘除术或其他气道手术；阻塞性睡眠呼吸暂停伴多部位阻塞（颅面畸形、Down综合征）；阻塞性睡眠呼吸暂停的病人进行早期完全性气道手术的术前检查；阻塞性睡眠呼吸暂停及严重的肥胖者

动态睡眠荧光镜检

- 病人在镇静后、缺氧或鼻呼吸的状态下进行侧位荧光镜检

磁共振电影检查

- 病人镇静后置于头线圈内
- 矢状位磁共振电影检查（快速梯度回波序列：反转角度80°，

TR8.2，TE3.6，层厚 8mm，128 幅连续扫描，扫描时间 2min，电影模式显示）
- 加上矢状位和横断位的 T1WI 和横断位的 MR 电影检查

鉴别诊断

咽萎缩

- 与舌后移的舌下垂的不同之处在于舌后移时咽后壁向前移位
- 可以为原发疾病或继发于上部阻塞（如扁桃体增大）引起的负压

增大的咽扁桃体和腭扁桃体

- 咽扁桃体>12～15mm

病理

概述

- 典型的舌下垂导致一项或多项以下症状
  - 咽和舌的肌张力减退导致舌后坠，并伴有病人肌紧张的减退：Down 综合征、大脑性麻痹、肌肉萎缩
  - 小颌例如见于 Pierre-Robin 综合征
  - 巨舌例如见于 Down 综合征、黏多糖病
- 舌后坠，舌的后缘与软腭及喉咽的后壁相邻，阻塞了气道

临床要点

临床表现

- 典型舌下垂的病人表现为阻塞性睡眠呼吸暂停
- 高达 3%的儿童，在美国大约有 200 万，有阻塞性睡眠呼吸暂停
- 其他方面都健康的儿童发生阻塞性睡眠呼吸暂停最常见的原因是咽扁桃体和腭扁桃体的增大
- 典型的舌下垂可见于小部分的阻塞性睡眠呼吸暂停患儿
- 大多数有舌下垂的儿童患有复杂的疾病，包括存在某综合征或神经畸形
- 舌下垂是活动睡眠荧光镜检中常见的（25%）引起阻塞性睡

眠呼吸暂停的病因

治疗及预后

- 许多孩子因舌下垂引起的阻塞性睡眠呼吸暂停症状会随着时间的推移而好转
- 第一步是正压呼吸治疗
- 手术治疗用于严重的用正压呼吸治疗无效或孩子及家长不能忍受正压呼吸治疗时
- 对那些内科治疗无效的病例，通过手术干预来减少舌的体积或重新配置下颌

参考文献

1. Donnelly LF et al: Glossoptosis (posterior displacement of the tongue) during sleep: a frequent cause of sleep apnea in pediatric patients referred for dynamic sleep fluoroscopy. AJR 175:1557-59, 2000
2. Donnelly LF et al: Imaging of pediatric tongue abnormalities. AJR 175;489-93, 2000
3. Gibson SE et al: Sleep fluoroscopy for localization of upper airway obstruction in children. Ann Otol Rhinol Laryngol 105:678-83, 1996

支气管异物

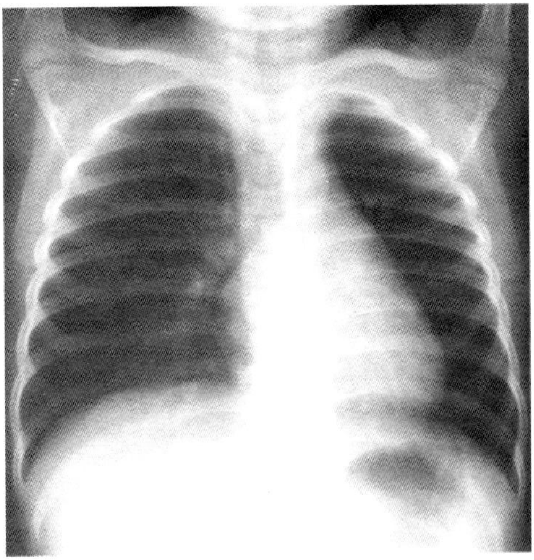

2岁男孩支气管异物伴呼吸困难。正位胸片显示右肺容量较左肺大。这种表现高度提示吸入性异物，影像学也能提供在呼吸周期不同时期的肺容量

要点

- 定义：吸入异物进入支气管导致支气管阻塞
- 典型影像学表现：肺充气不对称，在呼吸周期不同时期的肺静态容量变化小（需要比单张吸气性胸片更多的胸片）
- 增大的肺并不总是有异物的一侧
- 通常吸入性异物总停留在支气管特定部位
- 婴儿最常见
- 通常发生得不可思议（误以为是哮喘）

影像学表现

一般特点

- 最具诊断价值的影像学表现：在呼吸周期不同时期的肺容量变化小（需要比单张吸气性胸片更多的胸片来观察）
- 受影响的肺段容量可以正常、增加或减少

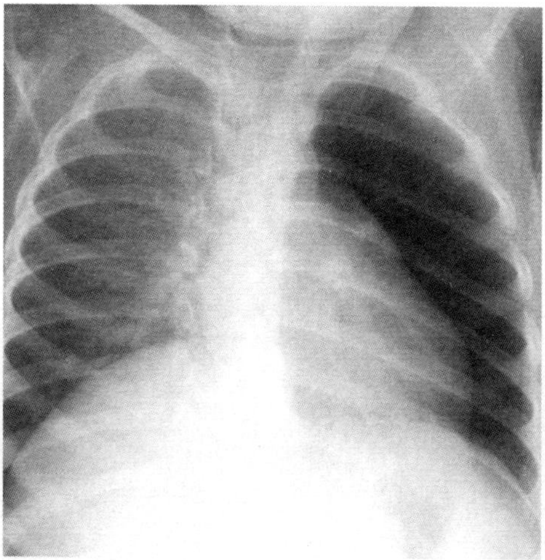

2岁男孩支气管异物伴呼吸困难（同一病人）。左侧卧位水平投照胸片显示左肺容量不变，左肺为异常。支气管镜在左支气管中取出一片胡萝卜

- 有异物的一侧肺容量并不总是增大
- 膨胀过度
- 肺血减少
- 肺膨胀不全
- 肺实变
- 气胸
- 纵隔气肿
- 极少数（3%）吸入性异物是不透光的
- 正常的单张吸气性胸片不能排除气道异物，必须要有其他影像学依据

推荐的影像学检查方法——动力学评价

- 目的是提供呼吸周期不同时期肺的影像学表现：吸气和呼气的影像（在合作的病人），双侧卧位，胸部荧光动力学检查，被迫呼气像（腹部施以压力）
- 在特定的情况特别是不合作的婴儿，卧位和胸部荧光动力学检查是最常用的

- 静态肺容积（指空气积聚，呼气吸气时变化小）缺乏呼吸周期不同时期的变化
- 通常地，侧卧位水平投照胸片中，位于下方的肺看上去会有不同程度的萎陷

CT表现

- 不提倡在怀疑有异物吸入时做CT检查，但CT能显示肺局限性萎陷或肺炎或用来诊断气道外压迫
- 局限性肺膨胀过度或膨胀不全
- 可能看见支气管的充盈缺损

鉴别诊断

难治性哮喘

- 肺容量对称

气道外压迫（血管环）

- 右位主动脉弓
- 气管压痕

支气管内肿瘤

- 儿童常见良性肿瘤
- 摄片检查可能很难发现

病理

概述

- 吸入性异物进入支气管导致局限性或间断性的阻塞
- 可能造成“球阀”作用导致膨胀过度，也可完全性地阻塞导致萎陷

临床要点

临床表现

- 婴儿和蹒跚学步的小孩用嘴来探索环境
- 可能将任何东西塞进嘴里和吸入
- 高发年龄8个月～3岁
- 吸入时可能没被看见

- 症状可能被忽视：隐匿性表现
- 典型表现为呼吸困难、咳嗽、有时发热
- 内科治疗难以控制的呼吸困难
- 能导致支气管破裂，慢性地影响肺部

治疗及预后

- 气管镜取出异物

参考文献

1. Donnelly LF et al: The multiple presentations of foreign bodies in children. AJR 170:471-7, 1998
2. Mu L et al: Radiological diagnosis of aspirated foreign bodies in children: review of 343 cases. J Laryngol Otol 104:778-82, 1990
3. Esclamado RM et al: Laryngotracheal foreign bodies in children: a comparison with bronchial foreign bodies. Am J Dis Child 141:259-62, 1987

双主动脉弓

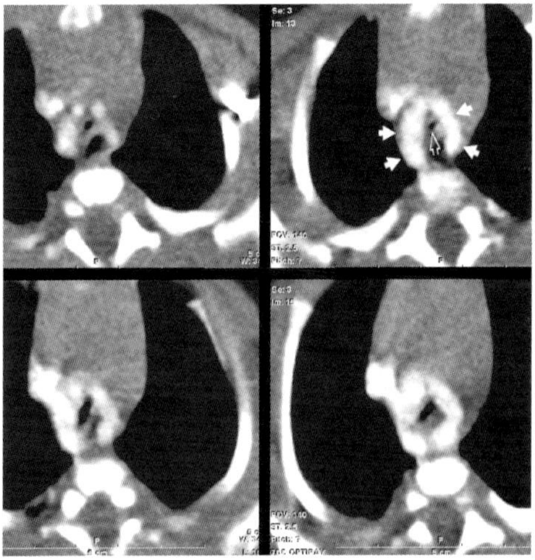

3 岁患儿，双主动脉弓伴喘鸣。4 张连续 CT 横断面增强图像显示连续性左右（实心箭头）包绕和严重压迫气管（空心箭头）。右弓较左弓大

要点

- 定义：先天性主动脉发育异常，导致胚胎时左右第 4 对主动脉弓持续存在
- 最具诊断价值的影像学表现：明显的左右弓严重压迫气管
- 最常见血管环综合征
- 气管的压迫通常很严重
- 很早就出现症状
- 通常为独立的异常，无其他伴发异常

影像学表现

一般特点

- 影像学评估包括平片和横断位的影像：CT 或 MR
- 横断位的影像能明确诊断和明确解剖学变异以准备手术计划
- 气管中段水平的压迫通常很严重

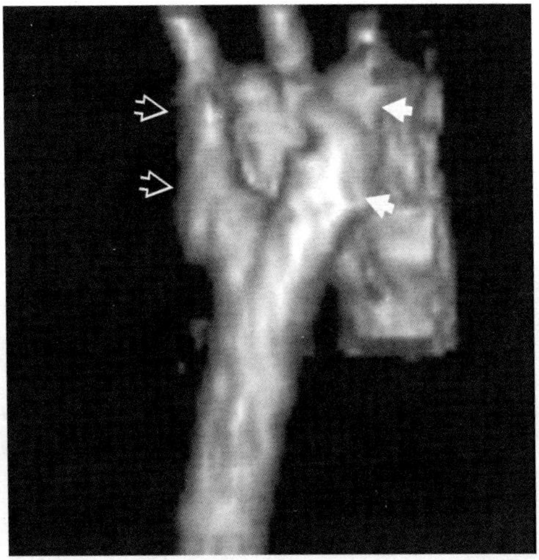

双主动脉弓见于同一 3 岁男孩。CT 三维表面重建显示右（空心箭头）和左（实心箭头）主动脉弓从升主动脉发出并相连形成降主动脉

- 食管通常也受压
- 在横断位的影像中见到左右弓均从升主动脉发出并相连形成降主动脉
- 左右弓均发出颈动脉和锁骨下动脉
- 右弓通常较左弓大和长些
- 影像学检查不包括食管镜检

CT 表现

- 可见到气管受血管环压迫
- 三维重建对显示血管很有帮助

MR 表现

- 横断面影像最有用
- 可见到气管受血管环压迫

X 线表现

- 正位平片显示气管两旁显著的软组织影

鉴别诊断

右弓伴迷走左锁骨下动脉：另一种主动脉弓异常

- 如果没有横断位的图像可能很难与双主动脉弓鉴别

左肺动脉异常起源

- 影像学上表现为气管后方的压迫

非血管性肿块

- 小的中纵隔肿块或大的前、后纵隔肿块

病理

概述

- 和左右第四对主动脉弓胚胎学发生有关
- 完全性包绕气管和食管

临床要点

临床表现

- 典型病人发病早，通常为出生后不久
- 严重的喘鸣
- 血管环综合征最常见
- 典型病例不伴有其他先天性畸形（独立性）

治疗及预后

- 胸廓切开，结扎两支血管中较细的血管
- 根据横断位的影像表现确定哪支血管较细以确定切开哪侧的胸
- 超过30％的病人手术后可能存在气道症状，被认为是与气管软化、持续性的气道外压迫或两者兼有有关
- 一些有持续性症状的病人可能两次手术有效，如主动脉固定术，其他血管悬吊术或气道切开或重建
- 11％的病人需要二次手术来减轻气道症状

参考文献

1. Donnelly LF et al: The spectrum of extrinsic lower airway compression in children: MR imaging. AJR 168:59-62, 1997
2. Katz M et al: Spiral CT and 3D image reconstruction of vascular rings and associated tracheobronchial anomalies. J Comput Assist Tomogr 19:564-8, 1995
3. Han MT et al: Double aortic arch causing tracheoesophageal compression. Am J Surg 165:628-31, 1993

肺动脉吊带

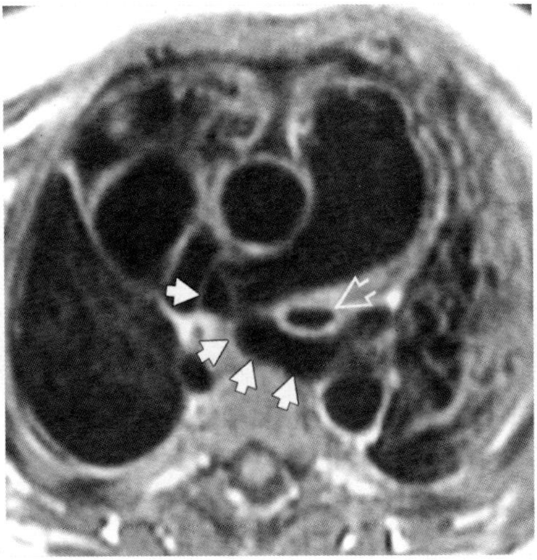

2个月的女孩，肺动脉吊带，表现为喘鸣。T1WI横断面显示左肺动脉（实心箭头）从肺动脉发出后向右行走。左肺动脉包绕气管（空心箭头），左行并从后方压迫气管

要点

- 同义词：肺动脉异常起源
- 定义：左肺动脉从右肺动脉发出而不是从肺动脉主干发出
- 典型影像学表现：从后方压迫气管，引起肺容量不对称
- 左肺动脉在气管周围形成“吊带”（“sling”），在气管和食管间向左行
- 是通过气管和食管之间（从后方压迫气管，从前方压迫食管）的惟一的血管环
- 惟一的血管环引起肺充气不对称
- 经常伴随其他先天性的异常，如先天性心脏病
- 经常伴随完全性的气管环
- 典型表现为出生后不久严重的喘鸣

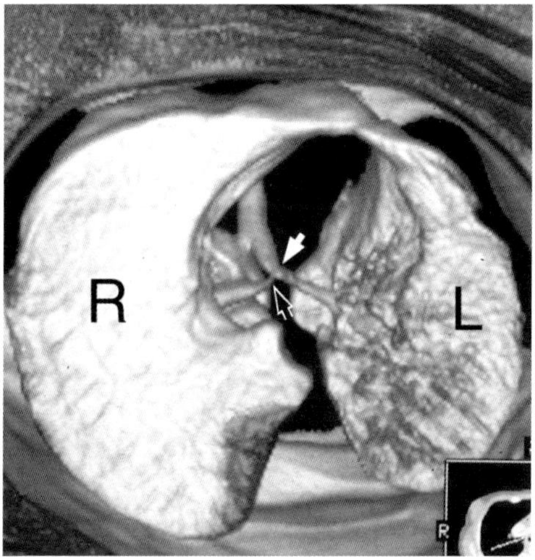

2 周的女孩，肺动脉吊带。CT 三维重建显示右肺（R）较左肺（L）高度充气。肺动脉吊带压迫隆突（实心箭头）和右主支气管（空心箭头）

影像学表现

CT 和 MR 表现

- 通过组合影像可明确诊断，并能在手术前提供解剖位置
- 肺动脉吊带和气管压迫在 CT 和 MR 的横断面上能明确显示
- 左肺动脉从肺动脉发出后向右行走
- 左肺动脉在气管周围形成“吊带”，在气管和食管间向左行
- 气管受压很严重
- 末梢气管和隆突通常左移
- 通常和先天性心脏病共存
- 当形成完全性的气管环时，气管表现为圆形（更像椭圆形）且直径异常小

X 线表现

- 单纯性的动脉环引起肺充气不对称
- 典型表现为在远端气管或隆突水平从后方压迫气管
- 远端气管或右主支气管可能前弓
- 左肺门低位

食管造影

- 食管受前方压迫，同水平的气管受后方压迫
- 目前食管造影不再用在可疑动脉环病例的检出

鉴别诊断

中纵隔肿瘤

- 淋巴瘤
- 重复囊肿

中位降主动脉隆突压迫综合征

病理

概述

- 病因不明
- 左肺动脉从右肺动脉发出而不是从肺动脉主干发出
- 左肺动脉在气管周围形成“吊带”，在气管和食管间向左行
- 气管受压很严重

临床要点

临床表现

- 表现为生后不久即出现喘鸣、“哮鸣性呼吸”或反复肺炎

治疗及预后

- 手术治疗将异常起源的左肺动脉改为正常的，从肺总动脉正常位置发出

参考文献

1. Donnelly LF et al: The spectrum of extrinsic lower airway compression in children: MR imaging. AJR 168:59-62, 1997
2. Katz M et al: Spiral CT and 3D image reconstruction of vascular rings and associated tracheobronchial anomalies. J Comput Assist Tomogr 19:564-8, 1995
3. Berdon WE et al: Vascular anomalies and the infant lung: rings, slings, and other things. Semin Roentgenol 7:39-63, 1972

无名动脉压迫征

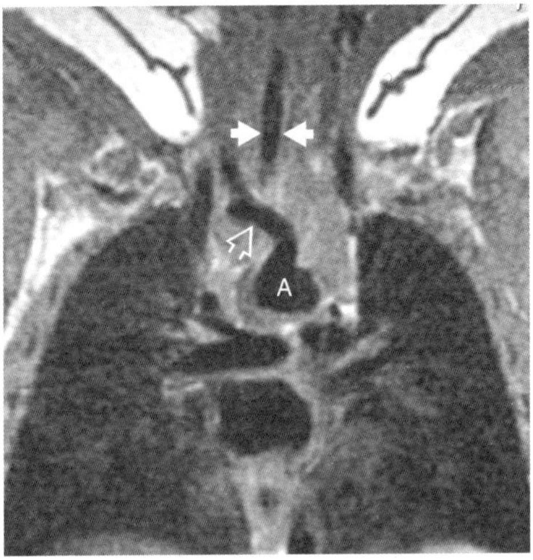

5 个月的女孩，无名动脉压迫气管。冠状面 T1WI 显示无名动脉（空心箭头）从主动脉弓（A）发出后从气管（实心箭头）左侧上行。当无名动脉向右走行时从前方压迫气管（见下幅图像）

要点

- 定义：无名动脉通过气管的前方并压迫气管
- 典型影像学表现：稍低于胸廓入口处的气管受前方压迫变窄，侧位片上显示良好
- 有争议的论题
- 严重程度各异，可为气管严重受压到气管前缘轻度压迹（正常变异）
- 表现包括喘鸣、窒息、呼吸困难
- 婴儿期发病
- 随孩子的长大症状会明显好转
- 对那些症状严重、保守治疗无效的病人进行手术治疗
- 在婴儿，无名动脉从气管左侧主动脉弓发出
- 理论上和婴儿时“拥挤”的前纵隔（胸腺）有关，当无名动

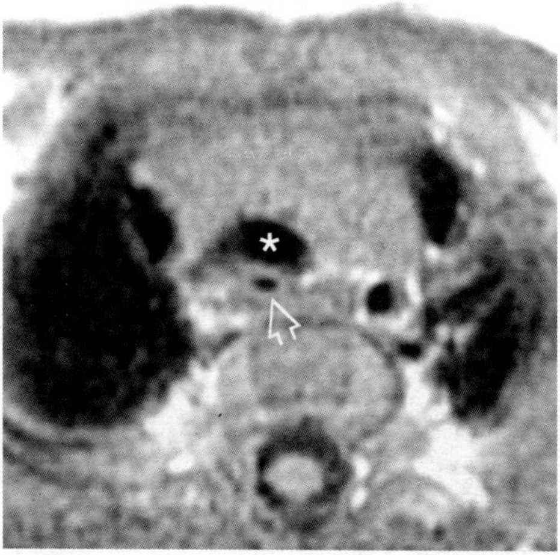

5个月的女孩，无名动脉压迫气管。横断面 T1WI 显示无名动脉（*）向右从气管前方通过。此水平的气管（箭头）受压。无名动脉前的软组织是正常胸腺

脉向右斜上升至颈部时，可导致气管受压

影像学表现

CT 和 MR 表现

- 上纵隔气管明显狭窄
- 气管狭窄的范围被限制在无名动脉从气管前通过的水平
- 无名动脉和气管狭窄处相邻

X 线表现

- 侧位片上气管受前方压迫
- 胸廓入口处下方的压迫
- 确认是左位主动脉弓
- 肺充气未受影响

鉴别诊断

重复囊肿压迫气道

淋巴管畸形压迫气道

病理

概述

- 无名动脉从主动脉发出点左偏，在婴儿较成人多见
- 婴儿期胸腺造成的前纵隔拥挤
- 综上所述，无名动脉在气管前右前行导致气管受压

临床要点

临床表现

- 婴儿期发病
- 表现包括喘鸣、窒息、呼吸困难
- 内镜显示胸廓入口下方的气管前方有固定的搏动性压迫

病程转归

- 随孩子的生长此种压迫及其综合征会好转

治疗及预后

- 手术治疗是有争议的，只是症状严重和保守治疗无效的病例的预备手段
- 手术为主动脉固定及将无名动脉从主动脉弓发出后向右重植入
- 如果存在气管软化，手术后症状可能持续存在

参考文献

1. Strife JL et al: Tracheal compression by the innominate artery in infancy and childhood. Radiology 139:73-5, 1981
2. Berdon WE et al: Vascular anomalies and the infant lung: rings, slings, and other things. Semin Roentgenol 7:39-63, 1972
3. Berdon WE et al: Innominate artery compression of the trachea in infants with stridor and apnea. Radiology 92:272-8, 1969

中位降主动脉

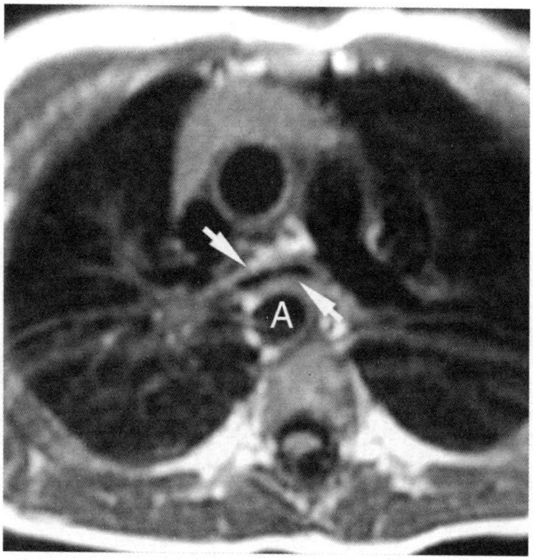

1 岁男孩，中位降主动脉造成气管压迫。T1WI 横断面显示降主动脉（A）位于中线，较正常位于脊柱旁左侧的降主动脉更接近椎体的前方。气管隆突（箭头）受压

要点

- 同义词：中位降主动脉——气管压迫综合征
- 定义
  - 较正常位于脊柱旁左侧的降主动脉更接近椎体的前方
  - 位置异常导致脊椎和前胸壁狭窄空间的结构堆积
- 最具诊断价值的影像学表现：在横轴位图像上，主动脉紧靠脊椎的前方并伴随气道压迫
- 远端的气道，特别是隆突处气管或左主支气管，被位于后方位置异常的降主动脉和前方的右肺动脉压迫
- 婴儿及低龄儿童发病
- 可以作为独立的疾病继发于伴有右肺发育不全的肺炎并导致纵隔移位，右弓左位降主动脉，双主动脉弓，右位主动脉弓和左锁骨下动脉

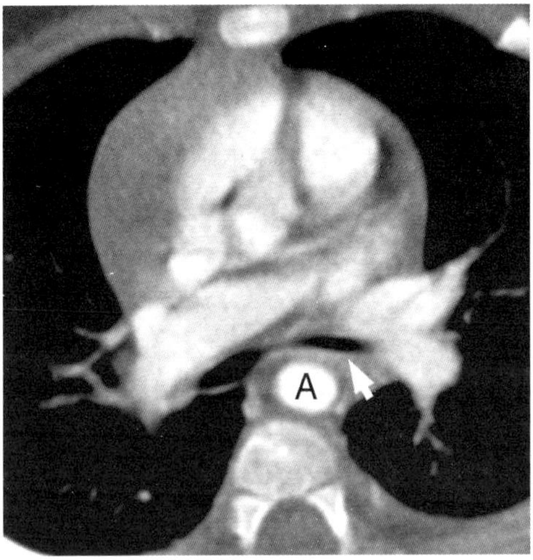

11 个月男孩，中位降主动脉造成气管压迫。增强 CT 显示降主动脉（A）位于中线，较正常位于脊柱旁左侧的降主动脉更接近于椎体的前方。左主支气管（箭头）受压

影像学表现

MR 和 CT 表现

- 在 CT 和 MR 的横断面显示最佳
- 较正常位于脊柱旁左侧的降主动脉更接近于椎体的前方
- 远端的气道，特别是隆突处气管或左主支气管，被位于后方位置异常的降主动脉和前方的右肺动脉压迫
- 可能被视为独立的疾病
- 可能伴有右肺发育不全和导致纵隔移位，右弓和左位降主动脉，双主动脉弓，右位主动脉弓和左锁骨下动脉

X 线表现

- X 线表现常为正常
- X 线检查对儿童的隆突及近端支气管的压迫敏感性差

鉴别诊断

非血管性纵隔肿块

- 小的纵隔肿块如重复囊肿、淋巴瘤等

其他非典型性血管造成压迫

病理

概述

- 独立性的中位降主动脉病因不明
- 较正常位于脊柱旁左侧的降主动脉更接近于椎体的前方
- 位置不正导致脊椎和前胸壁狭窄空间的结构堆积
- 远端的气道，特别是隆突处气管或左主支气管，被位于后方位置异常的降主动脉和前方的右肺动脉压迫

临床要点

临床表现

- 婴儿期发病
- 喘鸣
- 反复发作的左肺肺炎
- 药物治疗难以控制的呼吸困难
- 支气管镜显示远端气管后壁的固定性搏动性压迫
- 双主动脉弓的病人在手术后存在持续性呼吸症状可能是中位降主动脉引起压迫所造成的

病程转归

- 严重病例手术治疗
- 随着孩子的生长压迫可能好转

治疗及预后

- 严重病例可进行动脉固定术，将异常聚集的解剖结构松解而缓解临床症状

参考文献

1. Hungate RG et al: Left mainstem bronchial narrowing: a vascular compression syndrome? Evaluation by magnetic resonance imaging. Pediatr Radiol Jul 28:527-32, 1998
2. Donnelly LF et al: The Spectrum of Extrinsic Lower Airway Compression In Children: MR Imaging. AJR 168:59-62, 1997
3. Donnelly LF et al: Anomalous midline location of the descending aorta: a cause of compression of the carina and left mainstem bronchus in infants. AJR 164:705-7, 1995

心脏

法洛四联症

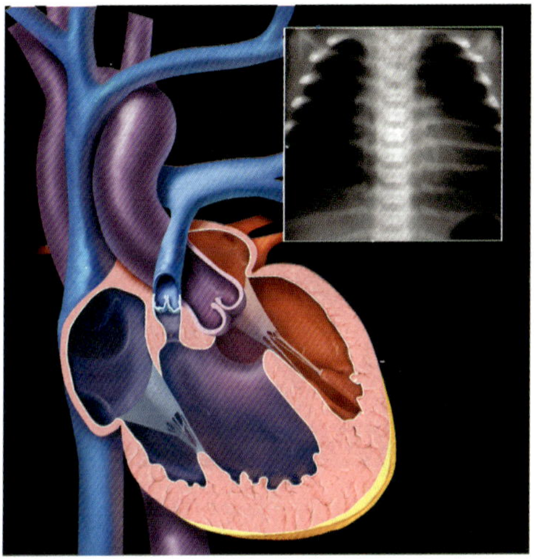

法洛四联症，图示肺动脉瓣下（漏斗部）狭窄，肺动脉瓣狭窄，主动脉瓣骑跨于室间隔缺损之上，右心室肥厚，以及右位主动脉弓。小图为青紫患儿的胸片：靴型心、肺血减少、右位主动脉弓

要点

- 定义：右室流出道狭窄，连接不良性室间隔缺损，主动脉骑跨以及右心室肥厚
- 典型胸片表现：靴型心
- 分类：青紫、心影大小正常、肺血减少
- 血流动力学
  - 右室流出道梗阻，导致右室压力升高
  - 右室流出道梗阻较重时称之为典型法洛四联症（肺血减少，青紫）；右室流出道梗阻较轻时称之为“轻症”法洛四联症（“Pink” Fallot。肺血正常或肺血增多，充血性心衰）
  - 程度：“轻症”法洛四联症－典型法洛四联症－肺动脉闭锁伴室间隔缺损以及主-肺动脉间侧支血管建立
- 法洛四联症常伴有右位主动脉弓

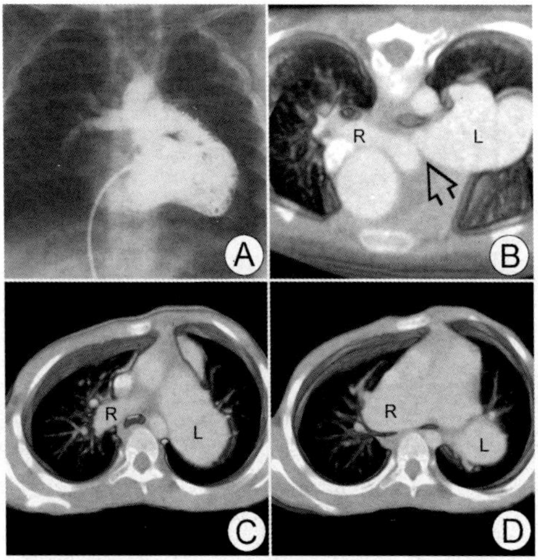

法洛四联症的变异，(A)“轻症”法洛四联症，右室造影：主动脉肺动脉同时显影，肺动脉无明显狭窄。(B) CT血管成像（CTA）：左肺动脉起始部狭窄(箭头)，并伴有狭窄后扩张。(C，D) CT血管成像，肺动脉瓣缺如：左右肺动脉瘤样扩张并压迫气管支气管树

影像学表现

一般特点

- 最具诊断价值的影像学表现：右室流出道狭窄

胸片表现

- 心影大小正常
- 25%伴有右位主动脉弓
- 右心室肥厚，肺动脉段凹陷形成靴型心亦称为“coeur en sabot”
- 肺血减少

超声表现

- 室间隔缺损的部位，有无伴发的肌部室间隔缺损
- 主动脉骑跨的程度，主动脉弓的位置
- 右室流出道梗阻的程度，肺动脉瓣的功能
- 周围肺动脉的解剖结构

CT 表现

- CT 血管容积成像可显示肺动脉的解剖结构

MR 表现

- 心电门控 T1WI（横轴位）
  - 术前检查用于显示肺动脉的解剖结构以及肺动脉狭窄程度
  - 术后检查用于显示肺动脉的解剖结构以及 Blalock-Taussig 分流
- 短轴位梯度回波电影序列
  - 用于检查右室功能以及射血分数
- 相位对比法 MR 血管成像可用于评估右室功能以及反流情况
- 三维造影剂增强 MRA 可用于显示肺动脉以及主、肺动脉间侧支血管的解剖结构

心导管检查及血管造影

- 冠状动脉的解剖结构
- 周围肺动脉狭窄：球囊扩张，支架放置
- 主、肺动脉间侧支血管的分布以及解剖结构

推荐的影像学检查方法

- 超声检查是主要诊断方法
- MR 和 CTA 用于显示肺动脉的解剖
- 需要做介入治疗时必要时行心导管检查
- MR 可用于术后肺动脉反流以及右心室功能不良的评估

鉴别诊断

肺动脉闭锁伴室间隔缺损及主、肺动脉侧支血管形成

三尖瓣闭锁伴室间隔缺损

- 右室与右房间有无肌性或膜状的间隔
- 右房→左房→左室→右室的限制性分流
- 肺血减少→出生后严重青紫
- 伴有大动脉错位时可表现为肺血增多

病理

概述

- 一般病理特点

- 常伴发
  - 周围肺动脉狭窄或发育不良
  - 肺动脉瓣缺如：严重的肺动脉反流→肺动脉瘤样扩张→压迫气管支气管
  - 卵圆孔未闭
  - 右位主动脉弓伴镜像分支血管（25%）
  - 冠状动脉畸形：左前降支起源于右冠状动脉并跨过右室流出道，手术时应引起注意
- 遗传学
  - 11%伴有第22对染色体异常
  - 16%伴有其他先天性畸形，8%伴有其他综合征
- 胚胎学
  - 圆锥动脉干异常旋转和缺损，圆锥间隔移位
  - 原发性漏斗部发育不良
- 流行病学
  - 发病率：3～5/10 000新生儿
  - 在最常见的先天性心脏病中占第4位
  - 是最常见的青紫型先天性心脏病

临床要点

临床表现

- 不同程度的出生后青紫
- 杵状指（趾）
- 严重的青紫于下蹲后可缓解
- 充血性心衰（大的室间隔缺损）
- 修补后：运动耐受力降低、右室功能紊乱、心律失常
- 细菌性心内膜炎，引起脑栓塞发作，红细胞增多引起血黏稠度增高综合征

病程转归

- 未经治疗的患者有10%可存活超过20年

治疗

- 姑息治疗

  - 经典的 Blalock-Taussig 分流术：与主动脉弓相对的锁骨下动脉与肺动脉做端侧吻合
  - 改良的 Blalock-Taussig 分流术：用 Gore-Tex 管做锁骨下动脉与肺动脉的连接
  - 中央型分流术：主、肺动脉间的管道连接
- 根治手术：扩大右室流出道，关闭室间隔缺损
  - 用跨环补片：术后可有肺动脉反流

预后

- 短期：早期手术预后良好
- 长期：取决于有无右室舒张功能紊乱

参考文献

1. Holmqvist C et al: Pre-operative evaluation with MR in tetralogy of fallot and pulmonary atresia with ventricular septal defect. Acta Radiol 42:63-9, 2001
2. Helbing WA et al: Clinical applications of cardiac magnetic resonance imaging after repair of tetralogy of Fallot. Pediatr Cardiol 21:70-9, 2000
3. Greenberg SB et al: Magnetic resonance imaging compared with echocardiography in the evaluation of pulmonary artery abnormalities in children with tetralogy of Fallot following palliative and corrective surgery. Pediatr Radiol 27:932-5, 1997

Ebstein 畸形

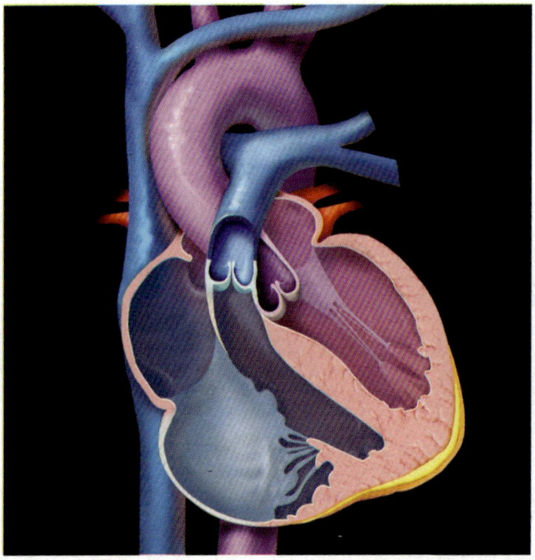

Ebstein 畸形，图示下移的三尖瓣后瓣黏附于右心室室壁上，从而在右室流入道处形成房化的右室。通过卵圆孔的右向左分流导致了患儿的青紫

要点

- 定义：三尖瓣的隔瓣和后瓣下移
- 典型胸片表现：以右心缘扩大为主的心影增大（球形心）
- 分类：青紫、心影明显增大，肺血正常或肺血减少
- 血流动力学
  - 右心容量负荷增大
  - 通过卵圆孔的右向左分流导致青紫

影像学表现

一般特点

- 最具诊断价值的影像学表现：三尖瓣隔瓣的下移

胸片表现

- 右心缘明显凸出
- 主动脉结缩小

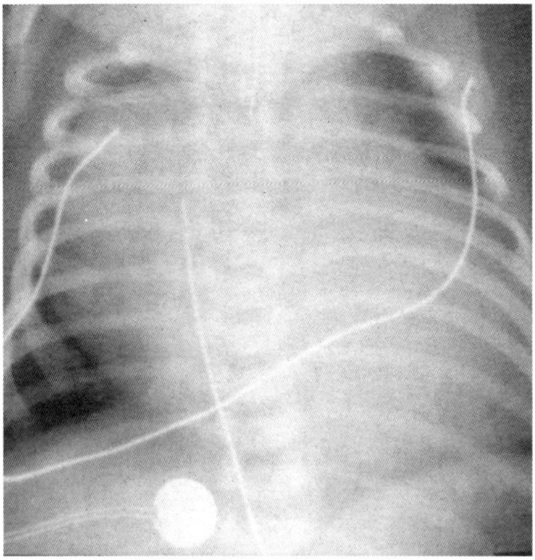

Ebstein 畸形，青紫新生儿的胸片显示心影明显扩大（球形心），肺血明显减少。超声表现为典型的三尖瓣畸形伴三尖瓣反流，右心增大，卵圆孔水平右向左分流

- 可能与大量心包积液相似

超声心动图

- 右房增大，右室部分房化
- 三尖瓣反流
- 通过卵圆孔的右向左分流

放射性核素成像

- 50%的病例伴有左室射血分数下降

心导管检查及血管造影

- 在右心室下缘可见由于三尖瓣前瓣下移形成的切迹
- 很少作为主要的诊断方法

MR 表现

- 心电门控 T1WI：长轴位显示右心结构最佳
- 梯度回波电影序列：评估心功能以及三尖瓣反流情况

推荐的影像学检查方法

- 对于婴幼儿患者建议用超声检查心脏的解剖及功能，对于青少年或成人建议使用 MR 电影序列

鉴别诊断

巨大的房间隔缺损

- 患儿无青紫
- 肺血增多
- 房间隔水平左向右分流

心包积液

- 患儿无青紫
- 超声检查能够鉴别

三尖瓣关闭不全

- 主要是瓣膜发育不良引起的
- 常伴有室间隔完整的肺动脉闭锁

Uhl 畸形和致心律失常的右室发育不良

- 有相似之处但本质不同，Uhl 畸形由右心室心肌先天性缺损引起，致心律失常的右室发育不良是由于右心室心肌脂肪浸润引起
- 可用 MR 自旋回波序列以及电影序列与 Ebstein 畸形相鉴别

病理

概述

- 一般病理特点
  - 右心增大
  - 右心被分为三个部分：右房、不收缩的房化右室流入道、有功能的右室流出道
- 遗传学
  - 常为单发畸形
- 胚胎学
  - 三尖瓣瓣叶以及腱索与右心室心内膜分离不足
- 病理生理学
  - 重度三尖瓣反流
  - 右心容量负荷增大
  - 通过卵圆孔的右向左分流

- 严重的右心增大可导致左室舒张功能不良
- 由于传导束异常引起的心律失常十分常见

- 流行病学
  - 发生率不到先天性心脏病的 1%，新生儿发病率约为 1/210 000
  - 男女比例为 1∶1

大体病理及手术学特点

- 增厚的三尖瓣瓣叶与下方的心肌粘连
- 三尖瓣的隔瓣和后瓣下移
- 三尖瓣前瓣增大呈帆状但位置正常
- 若为左侧 Ebstein 畸形即为纠正型大动脉错位伴 Ebstein 畸形

临床要点

临床表现

- 部分患者无临床症状
- 严重的新生儿患者在胎儿期就有全身性的水肿
- 慢性的右心衰
- 青紫的出现取决于左右心房的压力差

病程转归

- 严重的房性心律失常可导致猝死
- 无血流动力学改变的女性可以正常妊娠

治疗

- 三尖瓣换瓣或瓣膜整形

预后

- 预后不一，取决于三尖瓣反流程度以及有无青紫

参考文献

1. Ammash NM et al: Mimics of Ebstein's anomaly. Am Heart J 134:508-13, 1997
2. Choi YH at al: MR imaging of Ebstein's anomaly of the tricuspid valve. Am J Roentgenol 163:539-43, 1994
3. Kastler B et al: Potential role of MR imaging in the diagnostic management of Ebstein's anomaly in a newborn. J Comput Assist Tomogr 14:825-7, 1990

永存动脉干

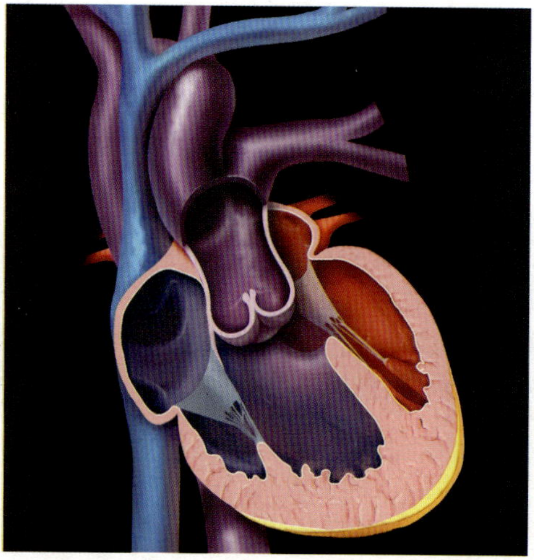

永存动脉干。图示 1 型永存动脉干，永存动脉干的瓣口骑跨在高位室间隔缺损之上，并向上分出主动脉（图为右位主动脉弓）及肺动脉主干（分别发出左右肺动脉）。青紫的原因是由于动脉干同时接受左右心室的混合血

要点

- 同义词：共同动脉干
- 定义：自心底部发出一支动脉干，主动脉、冠状动脉、肺动脉以及周围肺动脉均发自此动脉干
- 典型的胸片表现：心影增大、肺血增多、纵隔影狭窄、右位主动脉弓
- 分类：青紫、心影增大、肺血增多
- 血流动力学
  - 左右心室同时与肺循环及体循环相连
  - 左右心室的血流在室间隔处混合并射入动脉干内
  - 出生后肺循环阻力下降→相应的肺血增加→肺循环容量负荷增大

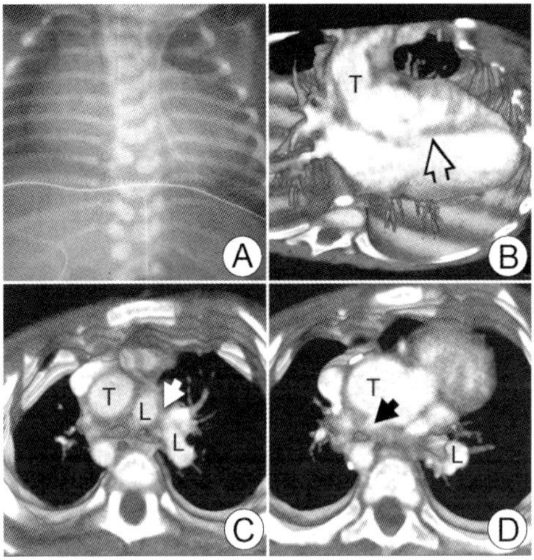

3 型永存动脉干。(A) 胸片显示心影增大，椎体畸形。(B) 冠状位及 (C，D) 横轴位 CT 血管成像显示动脉干 (T)，骑跨于室间隔缺损 (空心箭头)，右位主动脉弓，较小的右肺动脉 (黑箭头)，较大的左肺动脉 (L)，起于动脉干后方，曾作肺动脉环扎术

- 永存动脉干是最常见的伴有右位主动脉弓的先天性心脏病(30%～40%)
- 常伴有 DiGeorge 综合征：胸腺缺如 (T 细胞型免疫缺陷) 以及甲状旁腺缺如 (新生儿抽搐)

影像学表现

一般特点

- 最具诊断价值的影像学表现：左右心室同时发出动脉干

胸片表现

- 心影增大
- 肺充血
- 右位主动脉弓占 25%以上
- 常因胸腺缺如表现为纵隔影狭窄

超声心动图

- 动脉干起源于左右心室
- 高位室间隔位于动脉干瓣下
- 动脉干瓣常有 2～4 个瓣叶

心导管检查及血管造影

- 主动脉、肺动脉及左右肺动脉同时显影

CT 表现

- CT 血管成像及三维重建可显示动脉干与左右肺动脉的解剖关系

MR 表现

- 横轴位心电门控 T1WI 序列用于显示肺动脉的解剖结构
- 造影剂增强的 MRA 可显示全局的解剖结构以及管道通畅与否

推荐的影像学检查方法

- 超声检查可为主要诊断方法
- MR/CTA 用于术前了解肺动脉解剖结构
- MR/CTA 用于术后评估管道狭窄情况

鉴别诊断

大动脉错位

- 青紫出现早并且严重，依赖于动脉导管的开放

主肺动脉窗

- 升主动脉与肺动脉间有先天性的缺损，主、肺动脉分别有独立的瓣膜

病理

概述

- 一般病理特点
  - 左右心室在非限制性的室间隔缺损上方有共同的流出道
  - 右室流出道（漏斗部）无分隔
  - 右位主动脉弓伴镜像分支血管（30％～40％）
- 遗传学
  - 与第 22 对染色体长臂的缺失密切相关（22q11 综合征）

  - 常有特殊面容
  - CATCH-22：类似的面容、胸腺缺如、低血钙、心脏缺损
- 胚胎学
  - 原始心球未能分离出主、肺动脉
  - 与原始主动脉弓永存有关
- 病理生理学
  - 引起肺血增多
  - 混合血流引起青紫
- 流行病学
  - 占先天性心脏病的 2%

大体病理及手术学特点

- 4 种主要类型
  - 1 型：动脉干发出升主动脉和肺动脉总干
  - 2 型：左右肺动脉起源于动脉干，无肺动脉总干
  - 3 型：左右肺动脉分别起源于升主动脉的后外侧
  - 4 型："假性永存动脉干"，肺血管由发自降主动脉的侧支血管供血，此类型的命名存在争议，此类病变实属伴有室间隔缺损的肺动脉闭锁
- 常同时伴有其他心脏畸形，如主动脉弓中断，一侧肺动脉缺如，动脉导管未闭

临床要点

临床表现

- 婴儿早期出现由于肺血管阻力低而引起的进行性充血性心衰
- 逆向分流以及逐步增高的肺血管压力造成进展性的青紫

病程转归

- 难治性的充血性心力衰竭
- 最终形成逆向分流和进展性的青紫，猝死

治疗

- 姑息治疗：主肺动脉环缩术
- 手术修补：右室与肺动脉间放置外管道，并关闭室间隔缺损

预后

- 取决于肺动脉的情况

- 取决于手术放置的外管道情况

参考文献

1. Rajasinghe HA et al: Long-term follow-up of truncus arteriosus repaired in infancy: a twenty-year experience. J Thorac Cardiovasc Surg 113:869-78, 1997
2. Donnelly LF et al: MR imaging of cono-truncal abnormalities. Am J Roengenol 166:925-8, 1996
3. Chrispin A et al: Transectional echo planar imaging of the heart in cyanotic congenital heart disease. Pediatr Radiol 16:293-7, 1986

完全性肺静脉异位引流

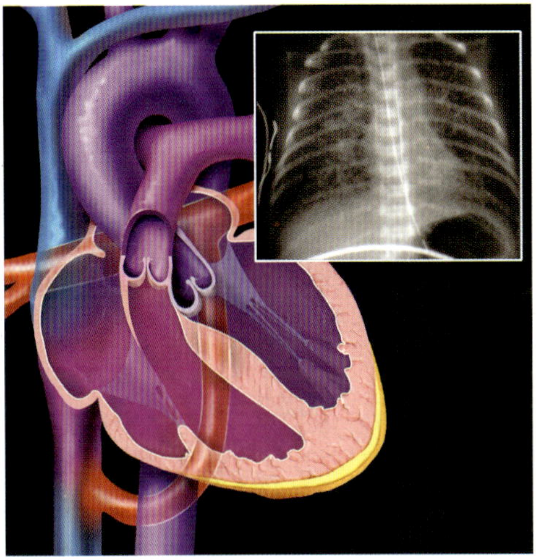

完全性肺静脉异位引流Ⅲ型，图示肺静脉异位引流至膈下的下腔静脉，形成限制性的心外左向右分流。混合的动静脉血液通过卵圆孔流入左心房。胸片示心影大小正常，肺淤血

要点

- 完全性肺静脉异位引流（total anomalous pulmonary connection，TAPVC）
- 同义词：total anomalous pulmonary return（TAPVR）
- 定义：肺静脉不能与左心房正常连接
- 分类：
  - 心上型 TAPVR（Ⅰ型）："垂直"共同肺静脉回流至左无名静脉
  - 心内型 TAPVR（Ⅱ型）：共同肺静脉回流至冠状静脉窦
  - 心下型 TAPVR（Ⅲ型）：共同肺静脉回流至门静脉，静脉导管或下腔静脉
- 典型胸片表现
  - Ⅰ型：心影呈雪人征

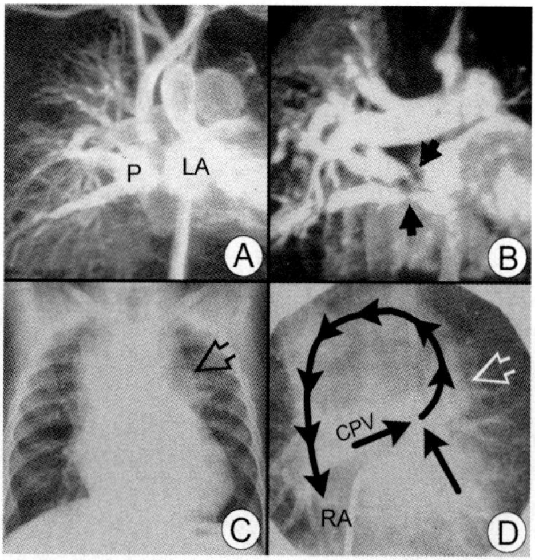

Ⅲ型 TAPVR 术后。(A，B) Gd-MRA 示肺静脉及心包补片（P）与左心房（LA）之间吻合口狭窄，TAPVR Ⅰ型。(C) 胸片示雪人征以及垂直静脉（空心箭头）。(D) 心血管造影示共同静脉回流至右心房的血流方向

  - Ⅱ型：与房间隔缺损相似
  - Ⅲ型：心影小，肺纹理呈网格状：肺淤血
- 分类：不同类型的 TAPVR 心影大小与肺血情况也不同
- 血流动力学
  - 所有的肺静脉均回流至右心（心外的左向右分流）
  - 通过卵圆孔形成心内的右向左分流
  - 所有的类型均是血液混合的病变

影像学表现

一般特点

- 最具诊断价值的影像学表现：没有肺静脉与左心房相连

胸片表现

- Ⅰ型与Ⅱ型表现为心影增大，Ⅲ型表现为心影小
- 肺充血（Ⅰ型、Ⅱ型），肺淤血（Ⅲ型）

- 纵隔增宽（Ⅰ型，雪人征），纵隔窄（Ⅱ型、Ⅲ型，胸腺萎缩）
- Ⅰ型常可见左垂直静脉

超声心动图

- 肺静脉与左心房之间没有连接
- Ⅰ型、Ⅱ型表现为右心增大
- 可见卵圆孔未闭
- 可伴心脏和内脏位置异常
- 在评价术后静脉回流梗阻方面超声有局限性

CT 表现

- 三维 CT 血管成像：了解术前与术后肺静脉的口径
- 小叶间隔增厚、支气管周围鞘征，肺野毛玻璃样改变均提示术后肺静脉吻合口狭窄

MR 表现

- 心电门控 T1WI：横轴位能很好地显示肺静脉的异常连接
- 电影序列：可用于心脏功能成像，以及射流和反流
- 相位对比 MRA：用于检测肺静脉吻合口狭窄（流速大于 100cm/s 可诊断）

心导管检查及血管造影

- 很少作为主要诊断方法
- 术后：可诊断和治疗肺静脉的吻合口狭窄

推荐的影像学检查方法

- 超声是主要诊断手段
- CT、MR 用于检查术后肺静脉吻合口狭窄

鉴别诊断

三房心

- 肺静脉回流正常但存在梗阻

左室发育不良综合征

- 持久性胎儿循环综合征、原发性肺高压
- 常伴有严重的肺透明膜病及胎粪吸入

病理

概述

- 一般病理特点
  - 所有的肺静脉最终回流至右心房
  - 体循环容量减少可能引起左心发育不良
- 遗传学
  - 没有特别的遗传学改变
  - 偶尔伴有其他复杂发绀性先天性心脏病，无脾综合征、房室通道畸形
- 胚胎学
  - 原始肺静脉不能与左房后壁正常连接
  - 肺静脉经扩张的原始静脉丛与静脉脐卵黄系统或主静脉交通并回流至右房
- 病理生理学
  - 所有类型的 TAPVR 均存在通过卵圆孔的右向左分流，从而导致了不同程度的青紫（Ⅰ型、Ⅱ型青紫较轻：肺循环容量增加）
  - 无梗阻的 TAPVR（Ⅰ型、Ⅱ型）：与房间隔缺损的病理生理学改变相同，肺充血，充血性心衰
  - 梗阻型 TAPVR（Ⅲ型）：共同肺静脉可在横膈裂孔处梗阻，从而引起肺淤血、肺水肿
- 流行病学
  - 占先天性心脏病的 1%～3%
  - 新生儿期常见

大体病理及手术学特点

- 共同肺静脉与左房吻合并结扎所有其他与肺静脉连接的异常血管

临床要点

临床表现

- Ⅰ型、Ⅱ型：初期无临床症状，随后出现充血性心衰

- Ⅲ型：出生后出现严重的青紫
- 动脉导管开放：持续的胎儿循环

病程转归

- 不进行外科手术的患儿不能存活

治疗

- 前列腺素 E_1：用于肺高压时提高全身血流的灌注
- 早期手术吻合肺静脉和左房

预后：差异大

- Ⅰ型、Ⅱ型：初期无临床症状，随后出现逐渐加重的充血性心衰（房间隔缺损的生理表现）
- Ⅲ型梗阻型：出生后 1 个月内夭折
- 手术后：取决于其他伴随的心脏畸形和肺静脉吻合口的狭窄情况

参考文献

1. Videlefsky N et al: Magnetic resonance phase-shift velocity mapping in pediatric patients with pulmonary venous obstruction. Am J Cardiol 87:589-93, 2001
2. Chen SJ et al: Validation of pulmonary venous obstruction by electron beam tomography in children with congenital heart disease. Ann Thor Surg 71:1690-2, 2001
3. Kim TH et al: Helical CT angiography and three-dimensional reconstruction of total anomalous pulmonary venous connections in neonates and infants. Am J Roentgenol 175:1381-6, 2000

完全性大动脉转位

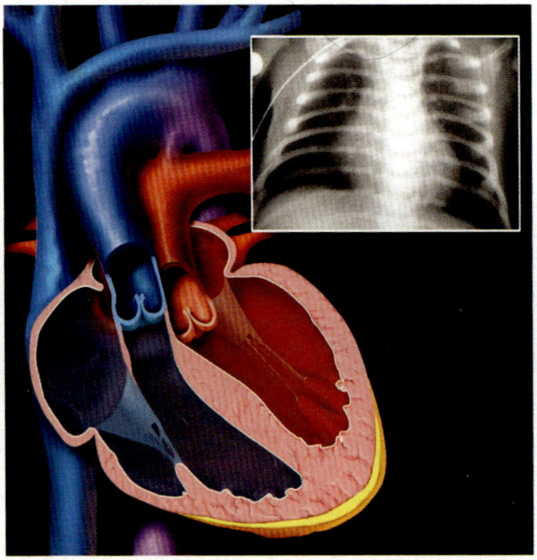

完全性大动脉转位（D-transposition of great arteries D-TGA），图示前移的主动脉，经漏斗部与右室相连，后移的肺动脉直接与左室相连。体循环和肺循环的血流通过卵圆孔和动脉导管相连。胸片为典型的 D-TGA 新生儿表现

要点

- 同义词：房室连接一致，心室大动脉连接不一致
- 定义：右室发出主动脉，左室发出肺动脉
- 典型胸片表现：蛋形心
- 分类：青紫、心影增大、肺血增多
- 血流动力学
  - 右室与体循环相连，引起右室压力负荷增大
  - 左室与肺循环相连，引起左室容量负荷增大
  - 患儿靠体肺循环间的分流存活：卵圆孔未闭、室间隔缺损、动脉导管未闭

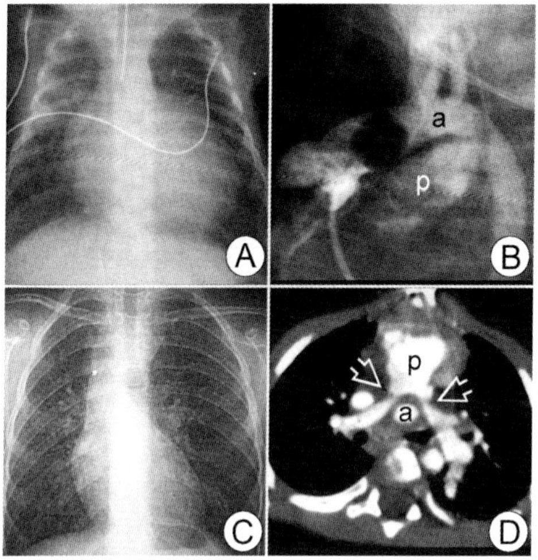

D-TGA，（A）胸片示“蛋形心”，上纵隔窄。（B）心血管造影：升主动脉（A）与肺动脉（P）的位置呈前后关系（与正常相反）。（C）Mustard 修补术后：胸片显示大血管位置异常。（D）动脉转换术后：左右肺动脉（箭头）狭窄

影像学表现

一般特点

- 最具诊断价值的影像学表现：主动脉与肺动脉呈平行走向，并几乎在同一个矢状面上，主动脉位于肺动脉的右前方（右襻心脏）

胸片表现

- 心影增大（蛋形心）
- 上纵隔狭窄
- 肺血增加

超声心动图

- 辨认心房、心室、大动脉以及相互的连接关系
- 了解有无卵圆孔未闭、室间隔缺损以及动脉导管未闭
- 了解有无冠状动脉畸形

CT 表现

- 三维 CT 血管成像可显示异常的心室大动脉连接关系

MR 表现

- 多平面心电门控 T1WI、梯度回波电影序列、三维造影剂增强磁共振血管成像
  - 横轴位图像显示房室连接一致及心室大动脉连接不一致
  - 显示卵圆孔未闭、室间隔缺损、动脉导管未闭、肺动脉瓣狭窄以及肺动脉瓣下狭窄
  - 用于 Mustard/Senning 术后评价心房内挡板梗阻情况

心导管检查及血管造影

- 只用于 Rashkind 手术（急诊房隔造口术）

推荐的影像学检查方法

- 超声检查可以为大多数患儿作出完整的术前诊断
- CT、MR 可用于检查术后肺动脉的并发症情况以及心房内挡板的情况

鉴别诊断

复杂的大动脉转位

- 伴有肺动脉或肺动脉瓣下狭窄，室间隔缺损

（动脉导管前）主动脉缩窄伴有动脉导管未闭

- 右心室小，主动脉窄；左心室增大，肺动脉扩张

病理

概述

- 一般病理特点
  - 心房及心室形态学上是正常的
  - 冠状动脉常有畸形
    - 右冠状动脉优势
    - 左回旋支起源于右冠状动脉
    - 单支冠状动脉
- 遗传学
  - 遗传学没有异常

  - 不伴有其他的心脏畸形和染色体异常
- 胚胎学
  - 单一的胚胎学错误：原始心球分隔为主动脉和肺动脉，以及圆锥吸收异常
  - 心脏其他结构正常
- 病理生理学
  - 体循环和肺循环不相连
  - 患儿靠卵圆孔、室间隔、动脉导管处的分流存活
- 流行病学
  - 发病率：1/3 000 存活新生儿
  - 占先天性心脏病的 5%
  - 男性＞女性

大体病理及手术学特点

- 右室漏斗部与主动脉瓣相连，主动脉前移并且稍右偏（右襻心脏）
- 左室与肺动脉瓣相连（无漏斗部），肺动脉后移并且位于主动脉瓣的偏左方

临床要点

临床表现

- 吸氧无效的严重青紫，伴有轻微的呼吸困难

病程转归

- 如果没有分流，患儿将夭折
- 伴有大的室间隔缺损：出生后 1 周内出现充血性心衰
- 伴有大的室间隔缺损以及肺动脉狭窄或肺动脉瓣下狭窄的患儿临床症状相对较轻，如不治疗仍可存活数年

治疗

- 前列腺素 E_1 有助于保持动脉导管开放
- 急诊球囊房隔造口术
- 早期手术：大动脉转换术以及冠状动脉移位术
  - 晚期不能行大动脉转换术（生后肺循环以及与之相连的左心室压力下降，如不早期手术左室将得不到正常的发育以

至于不能胜任为体循环供血）

- 晚期手术：心房内挡板血流改道术（Mustard 术），房间隔移位术（Senning 术）

预后

- 单一的大动脉转位：早期行大动脉转换术预后好
- 复杂的大动脉转换术：由于手术使主肺动脉前移，造成左右肺动脉受到牵拉，会导致左右肺动脉起始部狭窄
- 远期预后取决于冠状动脉有无畸形
- 复杂的大动脉转位：取决于伴随的畸形
- Mustard/Senning 手术：右心室心衰，心房内血栓形成，心律失常

参考文献

1. Gutberlet M et al: Arterial switch procedure for D-transposition of the great arteries: quantitative midterm evaluation of hemodynamic changes with cine MR imaging and phase-shift velocity mapping – initial experience. Radiology 214:467-75, 2000
2. Blakenberg F et al: MRI vs echocardiography in the evaluation of the Jatene procedure. J Comput Assist Tomogr 18:749-54, 1994
3. Beek FJ et al: MRI of the pulmonary artery after arterial switch operation for transposition of the great arteries. Pediatr Radiol 23:335-40, 1993

左向右分流先天性心脏病

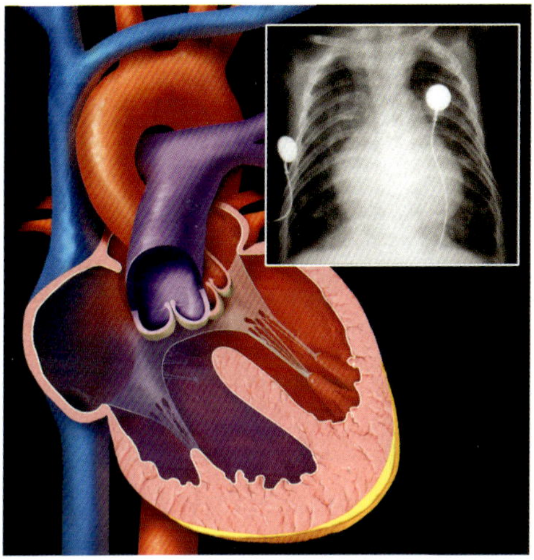

左向右分流先天性心脏病。图示完全性房室通道畸形：低位的（原发孔）房间隔缺损，流入道膜周室间隔缺损，骑跨的共同房室瓣，扩张的肺动脉。胸片为 Down 综合征的患儿，右心增大，肺血多，肺气肿

要点

- 定义：存在从左心系统（体循环）向右心系统（肺循环）分流的心脏畸形
- 典型胸片表现：心影增大，肺动脉段突出，肺充血
- 分类：无青紫，心影增大，肺血增多
- 主要类别
  - 房间隔缺损
    - 原发孔缺损
    - 继发孔缺损
    - 卵圆孔未闭
    - 静脉窦缺损
  - 室间隔缺损

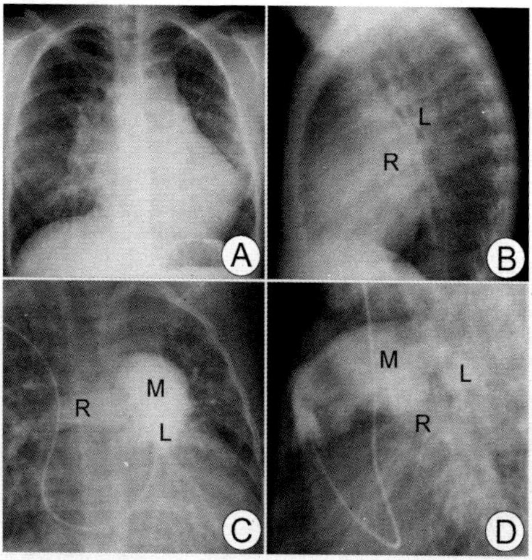

未经治疗的室间隔缺损和动脉导管未闭的患儿，出现肺动脉高压以及青紫。（A，B）胸片示右室增大，主肺动脉（M），左（L）、右（R）肺动脉扩张。（C，D）肺动脉造影示枯枝状肺动脉

        - 流入道室间隔缺损
        - 肌部室间隔缺损
        - 流出道室间隔缺损
        - 膜部室间隔缺损
    - 房室间隔缺损
        - 同义词：房室通道畸形、心内膜垫缺损
        - 原发孔房间隔缺损
        - 流入道膜周
        - 二尖瓣裂缺
        - 完全性或不完全性房室间隔缺损，瓣膜骑跨
    - 动脉导管未闭
- 血流动力学：容量负荷的增加导致接收分流的心腔扩大，以及所有远端的心腔扩大。
    - 房间隔缺损：右房增大，左房不增大，主动脉相对较小
    - 室间隔缺损：右室及左房增大，主动脉相对较小

- 房室间隔缺损：右房右室增大，左房不增大，主动脉相对较小
- 动脉导管未闭：肺动脉及左房增大，主动脉扩张

影像学表现

一般特点

- 根据不同的分流位置，表现为特定的心腔扩大

胸片表现

- 心影增大
- 肺动脉段突起，肺血增加
- 充血性心衰，小叶间隔积液
- 扩张的肺动脉压迫支气管可导致肺气肿

超声心动图

- 可描述缺损的类型、位置以及数量
- 可显示心腔以及动脉导管未闭
- 可显示相关的瓣膜病变

MR 表现

- 心电门控 T1WI：长轴位可显示间隔的缺损
- 电影序列：用于评价心脏功能，射流或反流

心导管检查及血管造影

- 很少用于诊断
- 可用于房间隔缺损等的填塞术

推荐的影像学检查方法

- 依据超声可作诊断
- 当怀疑有肺动脉高压时应行心导管检查

鉴别诊断

高心输出量：全心增大，血管柄增粗

- 心外的动静脉畸形，如 Galen 静脉畸形
- 贫血

心肌功能不良：全心增大，血管柄窄

- 心肌病

- 心律失常

心包积液：心影呈“烧瓶”样

病理

概述

- 一般病理特点
  - 室间隔缺损位置的诊断对于术后很重要
  - 小梁部的缺损常为多发性的
- 遗传学
  - 大多数没有基因的改变
  - 21三体（Down综合征）常伴有房室间隔缺损
- 胚胎学
  - 较复杂，取决于缺损的位置以及伴随的畸形
- 病理生理学
  - 肺循环的容量负荷增加
  - 房间隔缺损：低压力的分流
  - 室间隔缺损、房室间隔缺损、动脉导管未闭：高压力的分流
  - 都可导致肺动脉高压
- 流行病学
  - 最常见的先天性心脏病
  - 由于很多缺损可以自发地闭合，所以实际的缺损发病率比报道的大

临床要点

临床表现

- 取决于体循环与肺循环的压力
- 出现临床症状的年龄：房室间隔缺损＞室间隔缺损＞房间隔缺损
- 无青紫的充血性心衰
- 动脉导管未闭较早出现临床症状：由于肺动脉接受来自主动脉的分流，导致早产儿肺透明膜病无论在临床还是影像学上

都难以好转

病程转归

- 多数肌部室间隔缺损能自行关闭
- 未经治疗的较大分流：发展成肺血管疾病（Eisenmenger 综合征，不可逆的肺高压）
- 发展为右向左分流：产生青紫

治疗

- 手术关闭缺损
- 姑息治疗：肺动脉环缩术
- 介入治疗可用于房间隔缺损以及动脉导管未闭等

预后

- 单一的缺损以及动脉导管未闭：术后预后良好
- 多数肌部缺损能自行愈合
- 伴随的心脏畸形影响预后
- 未经治疗并伴有肺动脉高压的：最终形成右向左分流；血栓进入脑部引起中风以及脓肿
- 终身有发生细菌性心内膜炎的可能

参考文献

1. Brenner LD et al: Quantification of left to right atrial shunts with velocity-encoded cine nuclear magnetic resonance imaging. J Am Coll Cardiol 1992:1246-50, 1992
2. Chien CT et al: Potential diagnosis of hemodynamic abnormalities in patent ductus arteriosus by cine magnetic resonance imaging. Am Heart J 122:1065-73, 1991
3. Parsons JM et al: Morphological evaluation of atrioventricular septal defects by magnetic resonance imaging. Br Heart J 64:138-45, 1990

弯刀综合征

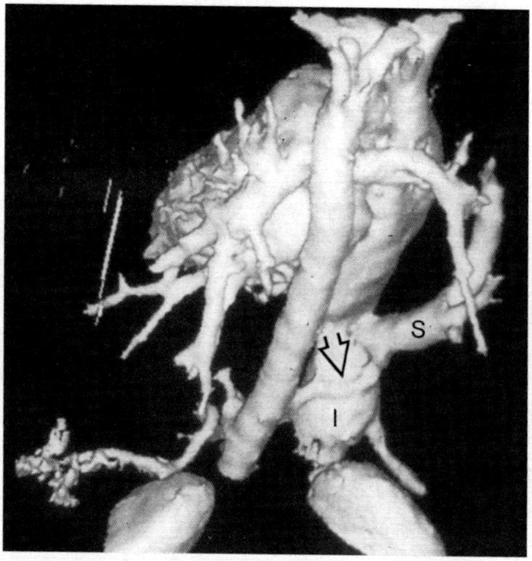

弯刀综合征 CT 血管成像表面重建（后位观），7 岁女孩因反复右肺部感染诊断为弯刀综合征。图示右肺静脉经弯刀静脉（S）回流至下腔静脉（I），右肺基底部由腹腔干（箭头）供血

要点

- 同义词：肺发育不良综合征，先天性静脉叶综合征
- 定义：右肺发育不良，右肺静脉与下腔静脉异常连接
- 常伴有右肺基底部由体循环供血
- 典型胸片表现：右肺发育不良，心脏右旋，弯刀静脉位于肋膈交界处
- 分类：无青紫，部分性肺静脉异位引流
- 血流动力学：右肺静脉回流至右心房，右心容量负荷增加（与房间隔的病理生理学相仿）

影像学表现

一般特点

- 最具诊断价值的影像学表现：弯刀征＝弧形的异位引流静脉

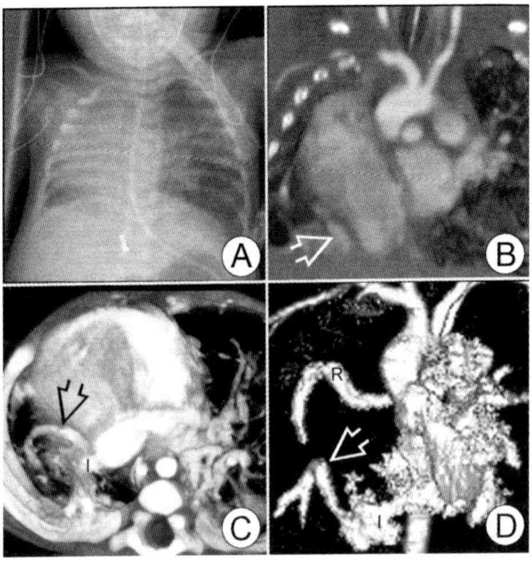

婴儿的弯刀综合征伴肺动脉高压。(A) 胸片示右肺发育不良。(B, C, D) CT 血管成像三维重建显示右心扩大，弯刀静脉（箭头）汇入下腔静脉（I），右肺动脉（R）突起，以及同侧的肺发育不良

（在右心缘旁的肋膈交界处）像土耳其军刀，远端的静脉血管较扩张

胸片表现

- 右肺发育不良
- 心脏右旋（如无右旋心尖指向左侧）
- 右房突出
- 肺血增加
- 弯刀静脉

超声心动图

- 右肺静脉不汇入左房
- 弯刀静脉与下腔静脉相连

心导管检查及血管造影

- 肺动脉造影的静脉期可见弯刀静脉
- 腹主动脉造影：右肺基底部由体循环异常供血（供血动脉可起源于腹腔干、右膈动脉以及降主动脉）

- 可用于体循环动脉的弹簧圈栓塞术

CT 表现

- 横轴位可显示弯刀静脉汇入下腔静脉
- CT 供血血管成像以及三维重建可很好地显示异常的体循环供血动脉，右肺及右主支气管发育不良

MR 表现

- 心电门控 T1WI：横轴位以及冠状位可很好地显示异位引流的肺静脉
- 相位对比 MRA 可计算分流量
- 造影增强 MRA 冠状位三维重建，便于观察异常的右肺静脉和动脉发育情况

推荐的影像学检查方法

- CT 以及 MR 的血管成像在弯刀综合征的诊断上比超声更全面，并能取代心血管造影
- 心血管造影在准备做弹簧圈栓塞术时用

鉴别诊断

其他类型的部分性肺静脉异位引流

- 右肺静脉回流至奇静脉、上腔静脉、右房（伴静脉窦型房间隔缺损）

孤立性右位心

- 其他复杂心脏畸形

单独的右肺发育不良

- 右肺静脉正常回流至左心房

肺隔离症

- 右下肺块影不与支气管树相连，并由体循环供血，静脉回流至肺静脉（叶内型）或体部静脉（叶外型）

病理

概述

- 一般病理特点
    - 25%伴有其他畸形

        - 房间隔缺损最常见
        - 室间隔缺损、法洛四联症、动脉导管未闭
        - 横膈畸形，膈膨升、膈疝
- 遗传学
    - 没有发现特别的遗传缺陷
- 胚胎学
    - 主要为右肺发育异常，并伴有右肺静脉回流畸形
- 病理生理学
    - 强制性的左向右分流（回流至右房），与房间隔缺损的病理生理学相仿

大体病理及手术学特点

- 右肺（包括肺动脉以及支气管）发育不良
- 右肺静脉可异位引流至下腔静脉（最常见）、右房、上腔静脉、奇静脉、门静脉或肝静脉

镜下特点

- 正常的右肺组织（与肺隔离症相反）
- 来自体循环动脉的分支在右肺基底部与右肺动脉床相吻合
- 长期存在的分流：可引起肺血管病变，并导致不可逆的肺动脉高压（Eisenmenger 综合征）

临床要点

临床表现

- 取决于分流量的大小
- 新生儿：充血性心衰，右心容量负荷增加，肺动脉高压
- 婴儿：反复发作的右肺感染
- 幼儿：常无临床症状（常因胸片检查偶尔发现）

病程转归

- 大量分流：发展为不可逆的肺动脉高压

治疗

- 堵塞来自体循环的供血动脉
- 右肺静脉与左房吻合

预后

- 新生儿期出现临床症状者预后较差

- 若分流小可长期无症状

参考文献

1. Huddleston CB et al: Scimitar syndrome presenting in infancy. Ann Thor Surg 67:154-60, 1999
2. Vrachliotis TG et al: Hypogenetic lung syndrome: functional and anatomic evaluation with magnetic resonance imaging and magnetic resonance angiography. J Magn Reson Imaging 6:798-800, 1996
3. Woodring JH et al: Congenital venolobar syndrome revisited. Radiographics 14:349-69, 1994

左心发育不良综合征

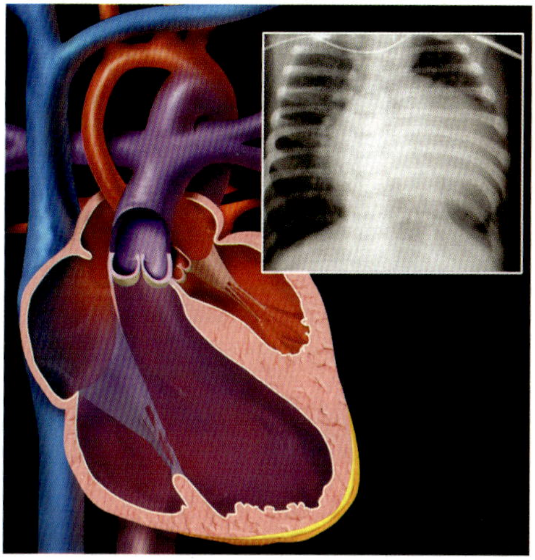

左心发育不良综合征。图示左心房、左心室、主动脉瓣以及升主动脉发育不良。体循环依靠动脉导管供血。左心房的动脉血通过卵圆孔分流到右心房与静脉血混合。胸片示新生儿心衰

要点

- 同义词：主动脉闭锁（HLHS）
- 定义：升主动脉、主动脉瓣、左心室、二尖瓣的发育不良或闭锁
- 继发表现：动脉导管未闭、导管邻近型的主动脉缩窄
- 常见的重症先天性心脏病，常表现为新生儿期出现充血性心衰，心源性休克以及青紫
- 典型影像学表现：来自动脉导管的血流逆向灌注头臂动脉以及冠状动脉
- 分类：青紫、心影增大、肺血增加
- 血流动力学
  - 心脏与体循环的连接严重梗阻（依靠动脉导管供血）
  - 肺循环容量负荷增加

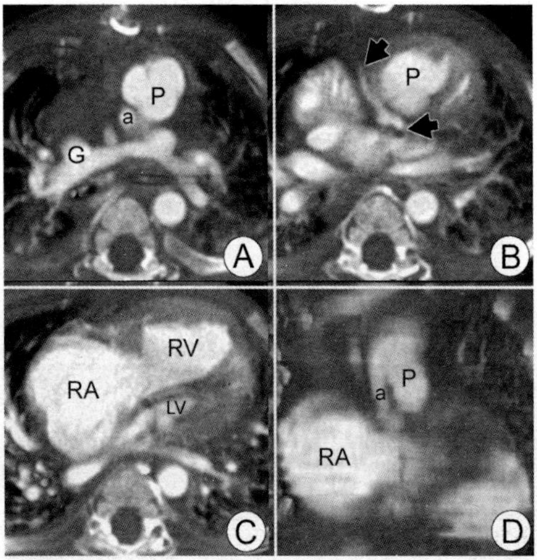

Norwood手术治疗左心发育不良综合征，（A～C）横断位和（D）冠状位CT重建图像显示发育不良的升主动脉（a）灌注冠状动脉（箭头），粗大的肺总动脉（p）作为心脏的输出通道，右侧腔肺分流（Glenn G）和心腔大小（RA，RV，LV）

- 通过卵圆孔的左向右分流
- 右心房内为动静脉混合血从而导致青紫

影像学表现

一般特点

- 最具诊断价值的影像学表现：升主动脉与左室发育不良

胸片表现

- 心影增大
- 肺静脉淤血伴肺间质积液
- 肺膨胀过度
- 由于胸腺萎缩造成纵隔变窄

超声心动图

- 升主动脉直径＜5mm
- 左心室小，心室壁薄

- 右心增大及肺动脉扩张
- 动脉导管未闭，通过卵圆孔的左向右分流

心导管检查及血管造影

- 可行经脐动脉的心导管以及心血管造影
- 发育不良的升主动脉内可见逆行的血流
- 造影剂通过动脉导管充盈肺动脉

CT、MR 表现

- 偶尔用于 Norwood 一期或二期手术后检查
- 用于 Balock-Taussig 术后以及 Glenn 术后了解肺动脉解剖情况
- Fontan 手术前可行 MR 电影序列对单心室的患儿作功能评估

推荐的影像学检查方法

- 大多数的患者依靠超声检查可作出明确诊断
- 手术后：Fontan 术后残余分流的患者可行功能 MR 以及心导管检查

鉴别诊断：新生儿期的充血性心衰

升主动脉重度狭窄、新生儿主动脉缩窄、主动脉弓中断

- 发育正常的左心室压力负荷增加

Galen 静脉畸形和肝脏动静脉畸形

- 心内结构正常，所有心腔容量负荷增加

心肌病、心内膜弹力纤维增生症

- 全心增大，心内结构正常，心肌功能不良

冠状动脉瘘

- 左冠状动脉起源于肺动脉，心肌梗死

严重心律失常——阵发性室上性心动过速

- 特征性的心电图表现

病理

概述

- 一般病理特点
  - 左心结构发育不良
  - 胎儿期血流动力学相对正常

- 遗传学：大多数病例没有发现遗传学上的改变
- 胚胎学
  - 原始圆锥干分隔出左右心室流出道时出现异常→主动脉瓣发育不良或闭锁
  - 胎儿期通过主动脉的血流减少→左心室以及升主动脉发育不良
- 病理生理学
  - 发育不良的左室流出道梗阻
  - 肺静脉的血流通过卵圆孔分流至右心房
  - 右心增大，右肺动脉扩张
  - 体循环依靠动脉导管供血
- 流行病学
  - 每 10 000 个活产婴儿约 1～3 例，男：女＝2：1
  - 在出生后 1 年内出现症状的最常见的先天性心脏病中占第 4 位

大体病理及手术学特点

- 左心以及升主动脉严重发育不良
- 发育不良的左心室壁内可见心肌弹力纤维变性

临床要点

临床表现

- 出生后不会立即出现循环系统的症状，但是随后临床情况会迅速恶变
- 充血性心衰（肺循环容量负荷增加）
- 动脉导管关闭后心源性休克
- 青紫（右心内为动静脉混合血）

病程转归

- 未经治疗的患儿一般在生后数天或数周内死亡

治疗

- 药物：前列腺素 E_1，保持动脉导管开放
- Rashkind 球囊房隔造瘘术（用于卵圆孔分流受限制的病例）
- 姑息手术：

- Norwood 手术：通过肺动脉总干与切开的主动脉吻合重建新的主动脉，扩大房间隔缺损，Blalock-Taussig 分流增加肺动脉的血流（3 周）
- hemi-Fontan 手术：上腔静脉与右肺动脉吻合，4～6 个月
- Fontan 手术：可在通过右心房将下腔静脉血引流到右肺动脉的管道上开窗

- 在某些医学中心：心脏移植手术

预后

- 未经治疗预后差，治疗效果近年来有了明显提高
- 取决于 Norwood 手术和 Fontan 手术的术后并发症以及后遗症（右心室功能不良，肺静脉高压）

参考文献

1. Bardo DM et al: Hypoplastic left heart syndrome. Radiographics 21:705-17, 2001
2. Norwood WI: Hypoplastic left heart syndrome. Ann Thorac Surg 1991:688-95, 1991
3. Kondo C et al: Nuclear magnetic resonance imaging of the palliative operation for hypoplastic left heart syndrome. J Am Coll Cardiol 18:817-23, 1991

Galen 静脉畸形

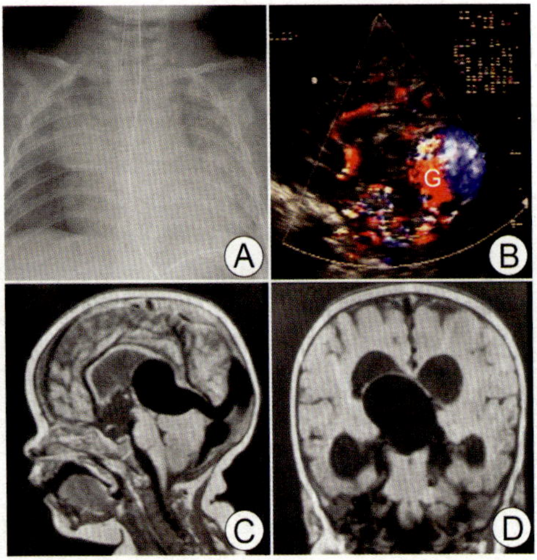

Galen 静脉畸形。(A) 新生儿胸片：心影增大，充血性心衰。(B) 彩色多普勒超声显示瘤样扩张的 Galen 静脉 (G) 及供血动脉。(C，D) MR 横断位及矢状位 T1WI 显示瘤内的血流压迫导水管，导致脑积水

要点

- 同义词：Galen 静脉瘤
- 定义：颅内动静脉畸形，包括 Galen 静脉瘤样扩张
- 新生儿期最常见的由于心外原因引起的高输出量的充血性心衰
- 典型胸片表现：全心增大，肺充血，上纵隔增宽
- 分类：无青紫、心影增大，肺血增多
- 血流动力学
  - 心外的大量左向右分流
  - 所有心腔以及大血管容量负荷增加

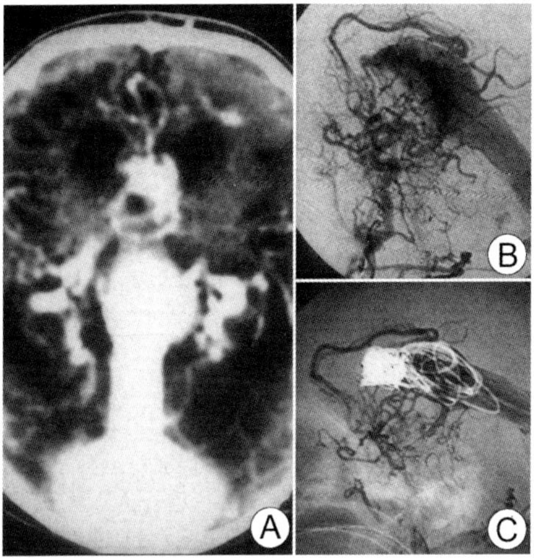

Galen 静脉畸形栓塞治疗。（A）增强 CT 显示高流量的血管畸形，注意脑白质内的大片缺血性病灶。（B）栓塞前的血管造影，（C）通过静脉在动脉瘤内放置 Guglielmi 圈。供血动脉分别用弹簧圈和丙烯酸胶栓塞

影像学表现

一般特点

- 最具诊断价值的影像学表现：头、颈部血管普遍扩张

胸片表现

- 全心增大
- 肺血增加，伴或不伴肺水肿
- 主动脉结增大，肺动脉段突出
- 颈动脉以及颈静脉扩张导致上纵隔增宽

超声心动图

- 各个心腔均增大
- 心脏结构无异常
- 升主动脉及其分支（颈动脉、椎动脉）扩张
- 胎儿期的血流动力学改变（左心室输出的血流大部分流入颅

内动静脉瘘）引起主动脉峡部的轻度缩窄
- 扩张的中央静脉伴有异常的搏动血流信号
- 窃血现象导致降主动脉在舒张期产生逆向血流

头颅多普勒超声表现

- 中线囊性结构伴有强烈搏动的血流，并流向扩大的直窦以及窦汇
- 供血动脉有时可见
- 伴有脑积水，由导水管受压引起
- 颅内出血或缺血性病变

CT 表现

- 平扫 CT：扩张的 Galen 静脉为脑实质内的稍高密度影
  - 可能伴有脑积水
  - 可能伴有脑室内出血
  - 脑室周围白质软化
- 增强 CT：畸形的血管包括供血动脉明显强化

MR 表现

- T1WI：可显示血管畸形的解剖情况，以及伴随的病变（脑积水、出血）
- T2WI：可显示由于动脉窃血引起的脑白质缺血性病变
- MRA、MRV：可以更好地显示供血动脉、血管巢以及引流静脉

血管造影表现

- 只有在尝试分段栓塞时使用
- 选择性的颈动脉或椎动脉造影
- 在栓塞供血动脉前行超选择性造影
- 逆行静脉插管可在 Galen 静脉内放置弹簧圈
- 常常需要多次重复治疗

推荐的影像学检查方法

- 行心脏超声检查时常发现异常
- 依靠头颅多普勒超声可作出主要诊断
- MR/MRA 能够更全面地描绘病灶
- 血管造影仅用于行栓塞治疗时

鉴别诊断

其他体循环的动静脉畸形

- 单发或多发的肝脏血管瘤或血管内皮瘤
  - 可能需要结扎或栓塞肝动脉
- 四肢或软组织的动静脉畸形或动静脉瘘
  - Klippel-Trénaunary-Weber 综合征：一侧肢体过度生长
  - Kasabach-Merritt 综合征：血管瘤伴消耗性凝血病

肺动静脉瘘

- 部分为遗传性毛细血管扩张性出血
- 导致由于肺内分流引起的低血氧饱和度

冠状动静脉瘘

- 左冠状动脉起源于肺动脉
- 左右冠状动脉间通过动静脉瘘的左向右分流引起容量负荷增加以及心肌缺血

病理

概述

- 胚胎学
  - 持续存在的颅内原始血管连接，导致前脑静脉扩张——大脑 Galen 静脉
- 病理生理学
  - 心外的左向右分流
  - 充血性心衰→高心输出量
  - 可出现从正常组织窃血的现象（脑白质、肾脏、肠道）
- 流行病学
  - 罕见，在所有心血管疾病中占不到 1%

临床要点

临床表现

- 出生前的大量分流：宫内充血性心衰→胎儿水肿
- 新生儿期高输出量的充血性心衰

- 颅内有特征性的连续性杂音

病程转归

- 未经治疗的顽固性充血性心衰常常导致患儿死亡

治疗

- 药物治疗充血性心衰
- 手术治疗有很多并发症
- 近年来通过介入栓塞治疗以及 MR 定位的 γ 刀治疗，患儿的生存率大大提高了

预后

- 常伴有的脑缺血性病变应引起注意
- 取决于治疗的并发症

参考文献

1. Bothne A et al: Vein of Galen vascular malformations in infants: clinical, radiological and therapeutic aspect. Eur Radiol 7:1252-8, 1997
2. Westra SJ et al: Pediatric intracranial vascular malformations: evaluation of treatment results with color Doppler US. Radiology 186:775-83, 1993
3. Vogl TJ et al: MR angiography in children with cerebral neurovascular diseases: findings in 31 cases. Am J Roentgenol 159:817-23, 1992

主动脉缩窄

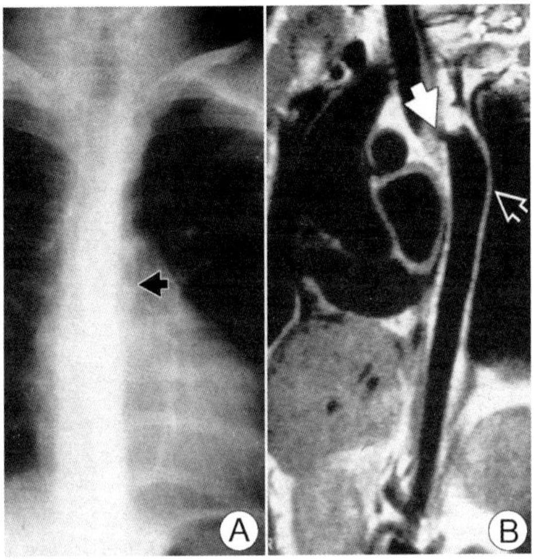

主动脉缩窄。(A)胸片显示主动脉结下方主动脉边缘异常凸起(箭头),呈“3”字征。(B)MR心电门控T1WI矢状面显示左锁骨下动脉远端的主动脉局部缩窄(箭头),伴有降主动脉狭窄后扩张(开放箭头)

要点

- 定义:主动脉腔狭窄以及血流受阻
- 典型平片表现:肋骨切迹,“3”字征
- 分类:无青紫、心影大小正常,肺血正常
- 血流动力学:左心室压力负荷增加
- 常见分类
  - 动脉导管前型(婴儿型),动脉导管旁或动脉导管后型(成人型)
  - 单一型(不伴有其他畸形),复杂型(伴有其他畸形)

影像学表现

一般特点

- 最具诊断价值的影像学表现:主动脉局部狭窄,伴侧支血管

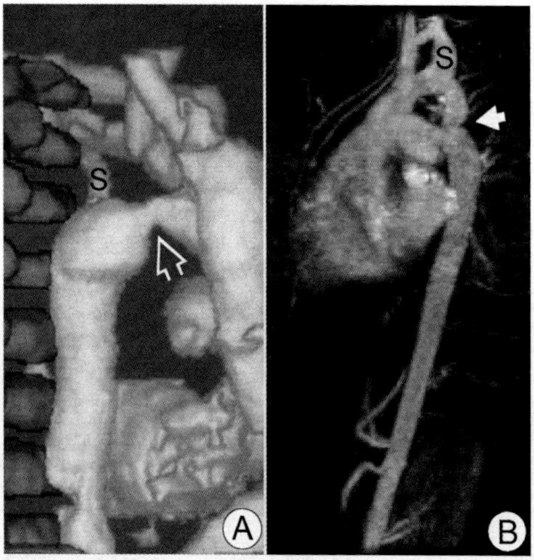

主动脉缩窄分类。(A) **动脉导管邻近型**，矢状位 CT 血管成像示主动脉弓狭窄（箭头）位于锁骨下动脉 (S) 近端。(B) **动脉导管后型**，MRA 显示主动脉狭窄（箭头），以及主动脉狭窄后扩张和扩张的锁骨下动脉（由侧支血管建立引起）

胸片表现

- 肋骨切迹（5 岁后出现）
- 近端降主动脉狭窄后扩张，“3”字征
- 左心室肥厚：心尖圆钝
- 食管造影：扩张的降主动脉压迫食道，反“3”字征

超声心动图

- 胸骨上长轴切面显示主动脉及其分支
- 主动脉缩窄与动脉导管的相互关系
- 多普勒：可用于评估通过主动脉缩窄的血流梯度

CT 表现

- CT 血管成像以及三维重建可显示主动脉缩窄以及侧支血管

MR 表现

- 心电门控 T1WI（黑血）
  - 通过主动脉弓平面的斜矢状位可显示主动脉缩窄的位置

 - 与血管垂直的横断面可测量截面的直径
- 梯度回波电影序列（白血）
 - 斜矢状位显示解剖结构
 - 收缩期的黑色血流射流长度有血流动力学的重要意义
 - 主动脉反流（主动脉瓣为两叶）
- 相位对比法 MRA：评估主动脉缩窄前后的压力阶差值以及侧支血管血流
- 三维造影剂增强的 MRA：显示侧支血管的解剖情况

心导管检查及血管造影

- 可直接测量主动脉缩窄处的压力差
- 球囊扩张术

推荐的影像学检查方法

- 在婴儿期超声检查可作为主要诊断方法
- 少儿期：术前可行 MR 检查，术后 MR 检查可显示有无复发的主动脉缩窄或是动脉瘤形成
- 心导管检查只用于压力差的测量以及行介入治疗时

鉴别诊断

左室发育不良综合征

- 新生儿期就出现充血性心衰
- 左心室发育不良
- 体循环依靠动脉导管供血
- 发育不良的升主动脉内可见逆向血流

主动脉弓中断

- 降主动脉内的血流来自动脉导管

假性主动脉缩窄

- 延长并扭曲的主动脉不伴有血流梗阻

大动脉炎

- 获得性炎症
- 急性期：主动脉壁增强
- 慢性期：主动脉及其分支狭窄或闭塞

病理

概述

- 一般病理特点
  - 常伴有主动脉瓣为两叶的畸形（50%）
  - 其他伴随畸形：室间隔缺损（33%），动脉导管未闭（66%），大动脉转位，主动脉下以及二尖瓣狭窄（“降落伞”畸形，Shone 综合征），Taussig-Bing 综合征，心内膜弹力纤维增生症
- 遗传学
  - 偶尔有遗传学上的改变
  - 20%～36%的 Turner 综合征患者伴有主动脉缩窄
- 胚胎学
  - 主动脉壁内的纤维导管组织在出生后发生收缩
  - 异常的胎儿血流动力学（例如，左室发育不良伴动脉导管前的主动脉缩窄）
- 病理生理学
  - 体循环阻力（左室后负荷）增加
  - 肾脏灌注不足导致高血压
  - 充血性心衰（新生儿，伴有复杂的心脏疾病）
  - 左心室肥厚
  - 侧支血管建立（胸廓内动脉、肋间动脉以及上腹部的血管）
- 流行病学
  - 发病率：每 10 000 个活产婴儿 2～6 例
  - 男性常见（男：女=2：1），白种人常见

大体病理及手术学特点

- 局限性狭窄
- 主动脉弓部和峡部管状狭窄
- 降主动脉后扩张

临床要点

临床表现

- 常无临床表现，偶尔发现

- 婴儿期：充血性心衰（因伴随畸形引起）
- 少儿期，成人：高血压，股动脉搏动减弱，上肢血压升高，下肢血压降低
- 细菌性心内膜炎

治疗

- 狭窄段切除并行端-端吻合或管道移植术
- 补片修补，锁骨下动脉皮瓣主动脉成形术
- 球囊扩张术

预后

- 复发性主动脉缩窄（＜3％，婴儿期行手术后发生率较高）
- 术后动脉瘤形成（24％为补片血管成形术后）
- 长期生存率下降（晚期出现高血压，冠状动脉病变）

参考文献

1. Bogaert J et al: Follow-up of patients with previous treatment for coarctation of the aorta: comparison between contrast-enhanced MR angiography and fast spin-echo MR imaging. Eur Radiol 10:1847-54, 2000
2. Riquelme C et al: MR imaging of coarctation of the aorta and its postoperative complications in adults: assessment with spin-echo and cine-MR imaging. Magn Reson Imaging 17:37-46, 1999
3. Muhler EG et al: Evaluation of aortic coarctation after surgical repair: role of magnetic resonance imaging and Doppler ultrasound. Br Heart J 70:285-90, 1993

肺动脉闭锁

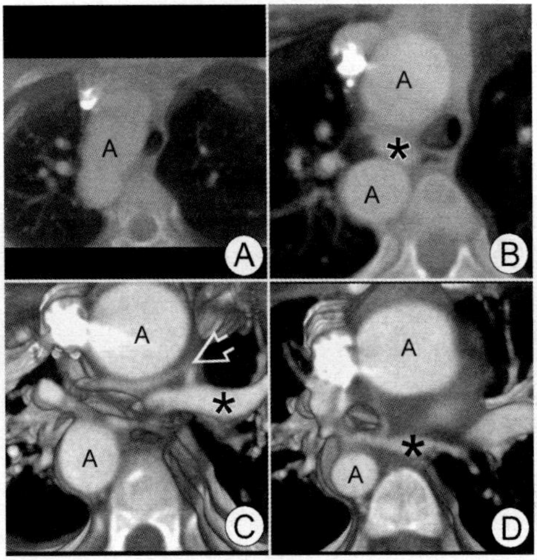

(A～D) 11 岁男孩伴有青紫，CT 血管成像横轴位重建显示，(A) 右位主动脉弓，起源于降主动脉的多发主-肺动脉间侧支血管（星号）与发育不良的肺动脉分支（图 C 中箭头）汇合，注意不对称和不规则的肺血管

要点

- 同义词：永存动脉干 4 型，有时误称为假性永存动脉干
- 定义：右室流出道以及肺动脉瓣未发育
- 伴随特征：主动脉下室间隔缺损，多发的主-肺动脉间侧支血管
- 典型平片表现：靴型心，右位主动脉弓，肺门影缩小，肺血管形态不规则
- 分类：青紫、心影增大、肺血管形态不规则
- 血流动力学：
    - 右室流出道严重梗阻，几乎所有的心脏输出血流进入骑跨扩张的主动脉
    - 肺动脉的灌注取决于右室流出道梗阻程度以及侧支血管的多少

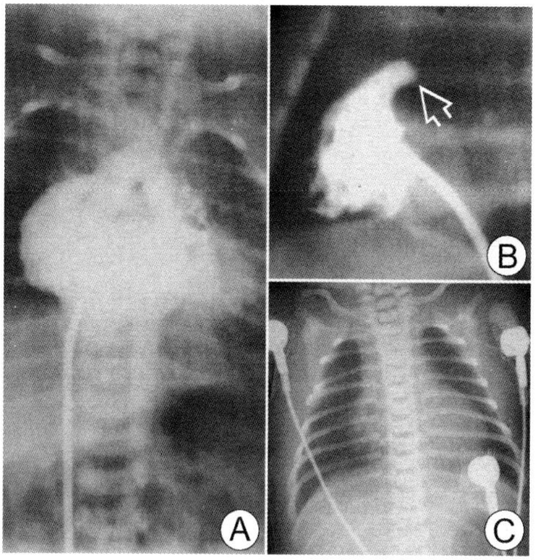

室间隔完整的肺动脉闭锁。(A，B) 右心室造影显示肺动脉瓣（箭头）闭锁，伴强制性的卵圆孔右向左分流。(C) 右侧 Blalock-Taussig 分流术后（肋骨呈术后改变）胸片显示右心增大，肺血减少

- 肺动脉闭锁是极其严重的法洛四联症

影像学表现

一般特点

- 最具诊断价值的影像学表现：右室流出道梗阻

胸片表现

- 靴型心
- 常为右位主动脉弓
- 肺门影小
- 形态不规则的侧支血管

超声心动图

- 显示心内结构的解剖，室间隔缺损
- 主动脉根部骑跨
- 周围肺动脉发育以及汇合的情况

CT 表现

- 显示肺动脉解剖比超声好
- 可作为心导管术的路径图

心导管检查及血管造影

- 用于所有主-肺动脉侧支血管的选择性造影，显示肺动脉，以及压力值的测量
- 肺静脉楔入造影可逆行充盈非常细小的肺动脉

MR 表现

- 心电门控 T1WI：横轴位以及冠状位显示肺动脉最佳
- MR 电影序列：有助于评估心功能，显示三尖瓣反流
- 造影剂增强 MRA：显示所有的肺动脉解剖情况

推荐的影像学检查方法

- 超声检查作为初步诊断
- CT 和 MR 用于了解肺动脉解剖情况；以及用于了解术后分流和管道通畅情况
- 心导管用于了解血流动力学情况，选择性造影和介入治疗(周围肺动脉狭窄的球囊扩张术，侧支血管的弹簧圈栓塞)

鉴别诊断

法洛四联症

- 右室流出道至少有部分开放

室间隔完整的肺动脉闭锁

- 与肺动脉闭锁伴室间隔缺损侧支血管建立有明显的区别
- 严重的右心梗阻→青紫、三尖瓣反流
- 右房明显扩大，右室小，肌小梁粗糙

病理

概述

- 一般病理特点
  - 为法洛型右室流出道梗阻性心脏病的极端严重类型，伴有复杂以及多样化的肺动脉解剖
- 胚胎学

  - 右室流出道梗阻是最基本的病变→肺动脉发育不良
  - 与肺部连接的血管发育滞后或发育不良
  - 周围肺动脉发育不良
- 病理生理学
  - 肺部的灌注依靠动脉导管以及侧支血管
  - 青紫的程度取决于肺血多少以及动静脉血混合的程度
  - 肺血大量增多会导致充血性心衰
- 流行病学
  - 罕见的青紫型先天性心脏病，与法洛四联症同类别

大体病理及手术学特点

- 肺门血管＝真正的肺动脉
- 有无真正的肺动脉以及是否汇合对于外科手术非常重要
- 主-肺动脉侧支血管的起源
  - 升主动脉
  - 头臂动脉或肋间动脉
  - 动脉导管
  - 降主动脉（最常见）

镜下特点

- 高流量的侧支血管导致肺血管病变→青紫加重

临床要点

临床表现

- 出生后随着动脉导管的关闭青紫逐渐加重
- 若伴有大量的、无梗阻的侧支血管则出现充血性心衰

病程转归

- 进展性的肺血管病变导致逐渐加重的青紫

治疗

- 前列腺素 E_1 保持动脉导管开放
- 姑息性的体-肺循环分流术（Blalock-Taussig 分流，中央分流）
- 早期环扎高流量的侧支血管
- 单一的侧支血管与真正的肺动脉（如果存在）吻合，促使肺动脉发育

- 完全修补：侧支血管与肺动脉合并，重建右室流出道，关闭室间隔缺损
- 心导管介入治疗（球囊扩张狭窄血管，栓塞多余的或是出血的侧支血管）

预后

- 未经治疗的患儿预期寿命不超过 10 岁
- 谨慎，取决于手术的可行性
- 手术以及介入治疗的并发症

参考文献

1. Powell AJ et al: Accuracy of MRI in evaluation of pulmonary blood supply in patients with complex pulmonary stenosis or atresia. Int J Card Imaging 16:169-74, 2000
2. Westra et al: Cardiac electron beam CT in children undergoing surgical repair for pulmonary atresia. Radiology 213:502-12, 1999
3. Ichida F et al: Evaluation of pulmonary blood supply by multiplanar cine magnetic resonance imaging in patients with pulmonary atresia and severe pulmonary stenosis. Int J Card Imaging 15:473-81, 1999

川　崎　病

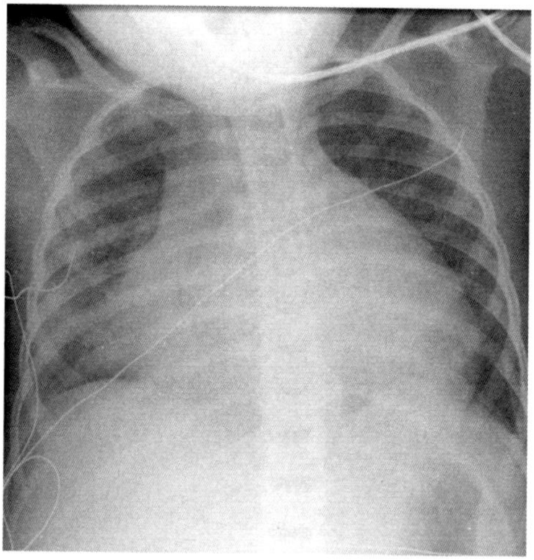

川崎病。4岁男孩主诉为发热、皮疹、淋巴结病变，胸片显示心影增大、胸腔积液、肺水肿均提示为充血性心衰，与心肌炎相符

要点

- 同义词：皮肤黏膜淋巴结综合征
- 定义：急性的全身性的血管炎，影响中小动脉（冠状动脉）
- 典型影像学表现：冠状动脉动脉瘤
- 日本人以及亚裔人群常见

影像学表现

一般特点

- 最具诊断价值的影像学表现：多发性的冠状动脉囊状或梭形动脉瘤

胸片表现

- 发病初期无异常
- 随着心肌炎症以及心肌缺血的发展，胸片表现为心影增大以及充血性心衰

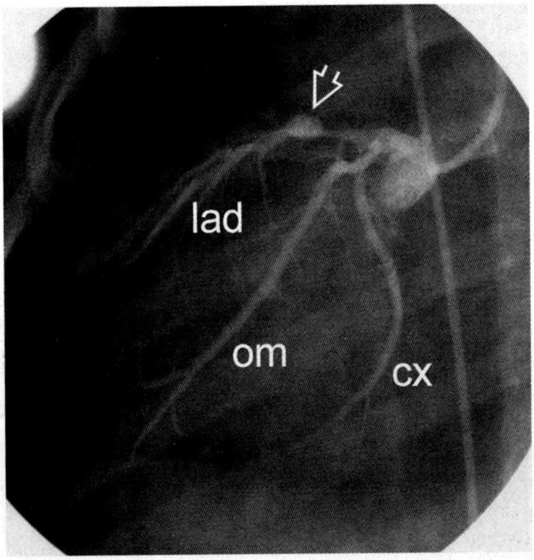

川崎病。左冠状动脉造影，左前斜位显示左前降支（lad）的动脉瘤（箭头）但血管内造影剂充盈良好；注意正常左冠状动脉分支的钝缘支（om）以及回旋支（cx）

超声心动图

- 20％的冠状动脉近端出现动脉瘤样扩张
- 心肌缺血引起心肌功能不良

CT 表现

- 电子束 CT 或多排螺旋 CT 血管成像可显示冠状动脉动脉瘤

MR 表现

- 心电门控 T1WI：心肌壁变薄，注射造影剂后近期梗死的心肌强化
- 梯度回波电影序列可显示局部心腔壁的异常运动
- 造影剂增强的 MRA 可显示冠状动脉动脉瘤

铊心肌血流灌注显像（SPECT）

- 潘生丁负荷试验可显示心肌缺血

冠状动脉造影

- 多发性的冠状动脉囊状或梭形动脉瘤
- 动脉瘤性退行性改变或产生固定的狭窄段

- 经皮介入治疗急性的冠状动脉血栓性闭塞

推荐的影像学检查方法

- 超声检查常常可显示近端的冠状动脉
- 病情进展或缺血严重时应行冠状动脉造影检查

鉴别诊断

其他发疹的感染性疾病

- 败血症休克综合征，猩红热，风疹，传染性单核细胞增多症

过敏，超敏反应

- 药物，Stevens-Johnson 综合征，多形红斑

其他血管炎

- 系统性红斑狼疮，多发性结节性动脉炎，大动脉炎

病理

概述

- 一般病理特点
    - 是儿童时期最常引起冠状动脉病变的疾病
- 病因-发病机理
    - 对未知感染因子的免疫反应
    - 伴有 Yersinia 鼠疫杆菌性假结核，EB 病毒
    - 发病机理与猩红热和中毒性休克综合征相似
        - 对于未知的细菌或病毒的异常抗原反应
        - 获得性 T 细胞异常
    - 累及多脏器的自限性的血管炎
- 流行病学
    - 日本：在小于 4 岁的儿童中发病率为 80/100 000（发病率约为美国的 10 倍）
    - 在其他国家也较为常见，特别是在亚裔人群中
    - 每 3～4 年有一次小规模的流行
    - 发病与季节无关（春季与冬季稍多）

大体病理及手术学特点

- 冠状动脉起始部分囊状扩张，串珠样改变

镜下特点

- 小血管的血管周围炎
- 其他大血管发生继发性血管炎，合并动脉瘤或血栓形成
- 慢性血栓症，瘢痕形成

临床要点

临床表现

- 病程约为 7 周
- 高热大于 5 天，退热剂无效
- 发病前 3 天：结膜炎，颈部淋巴结肿痛，口咽部红斑，草莓舌
- 发病 3 天以后：特征性皮疹伴手足脱皮
- 急性心脏病变：心肌炎，心包渗出
- 冠状动脉病变
  - 短暂的冠状动脉扩张
  - 冠状动脉动脉瘤（16％），半数能自行消退
  - 心肌梗死（1％～2％），导致死亡的约为 0.5％
- 其他体循环动脉病变
  - 手臂：手指坏疽
  - 肾脏：肾性高血压
  - 回肠、肠系膜：肠梗阻
- 胆囊炎、胆管炎、胰腺炎、涎腺炎

病程转归

- 大多数为自限性疾病
- 可能会发展为心肌缺血或梗死

治疗

- 注射免疫球蛋白，阿司匹林
- 冠状动脉导管介入治疗（溶栓、球囊扩张）
- 偶尔：冠状动脉搭桥手术，心脏移植

预后

- 死亡率＜1％
- 慢性冠状动脉供血不足，冠状动脉粥样硬化＜4％

- 早期应用免疫球蛋白以及阿司匹林治疗效果好

参考文献

1. Fujiwara M et al: Magnetic resonance imaging of old myocardial infarction in young patients with a history of Kawasaki disease. Clin Cardiol 24:247-52, 2001
2. Newburger JW et al: Kawasaki disease. Vasc Med 4:187-202, 1999
3. Fukuda T et al: Noninvasive evaluation of myocardial ischemia in Kawasaki disease: comparison between dipyridamole stress thallium imaging and exercise stress testing. Am Heart J 135:482-7, 1998

心　肌　病

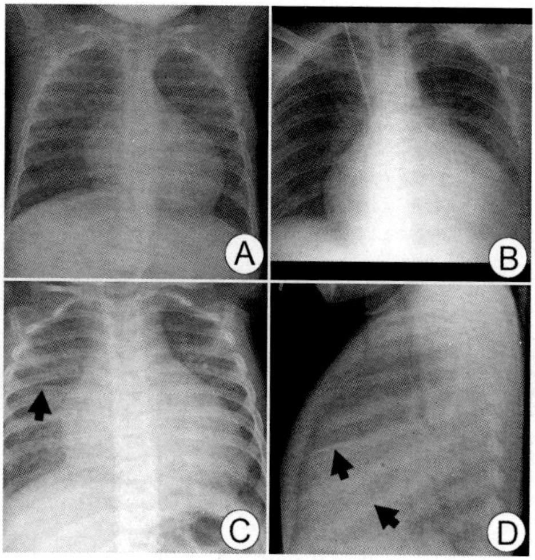

扩张性心肌病，胸片表现。（A）心影大小为临界范围，肺血正常，主动脉小。（B）全心明显增大，肺血正常，没有肺水肿。（C，D）充血性心衰，肺血管边缘模糊，叶间裂增厚（箭头）：肺间质水肿

要点

- 同义词：见下
- 定义：弥漫性的心肌疾病，影响心脏泵功能
- 典型平片表现：全心增大，肺静脉充血，主动脉结小
- 分类：无青紫，心影增大，肺血正常
- 血流动力学：心房、心室的泵功能减弱
- 主要分三类
  - 扩张型心肌病（DCM，充血性心肌病）：左右心室扩张，心脏收缩功能下降
  - 肥厚型心肌病（又称：特发性肥厚性主动脉瓣下狭窄，IHSS）：（非对称性）左心室肥厚，左室流出道梗阻
  - 限制型心肌病（RCM）：心室大小正常，心室舒张功能不良，心房扩大

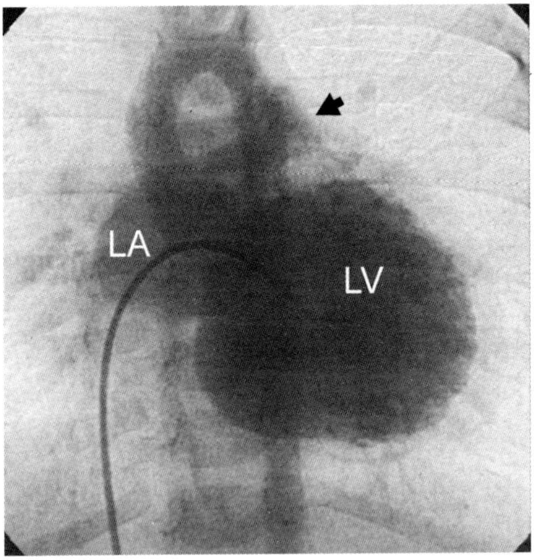

扩张型心肌病，左室造影，与上图（A）为同一病例。做心血管造影以排除先天性冠状动脉瘘。图示左室（LV）扩大呈球形，心肌变薄，二尖瓣反流至左房（LA），扩大的左心耳（箭头），射血分数低

影像学表现

一般特点

- 最具诊断价值的影像学表现（DCM）：心影扩大，心肌壁薄，心室收缩能力差

胸片表现

- 胸片正常（肥厚型心肌病）
- 所有的心腔扩大（绝大多数的扩张型心肌病）
- 主动脉结小，上腔静脉以及奇静脉影明显
- 肺静脉淤血，肺间质积液
- 右侧胸腔积液
- 肝脏影增大
- 由于左房压迫支气管导致左下叶肺膨胀不全

超声心动图

- 心腔扩大，心肌变薄（扩张型心肌病）或心肌增厚（肥厚型心肌病）

- 心内血栓占23%
- 心肌收缩异常，扩张型心肌病：收缩功能下降，限制型心肌病：舒张功能不良
- 射血分数下降（扩张型心肌病）
- 多普勒：二尖瓣反流，通过主动脉瓣的前向血流减少

放射性核素检查

- PET检查可以显示在肥厚型心肌病中冠状动脉流速低，从而易引起急性心肌缺血
- 镓的摄取可能与扩张型心肌病的心肌炎症有关

MR表现

- MR电影序列用于评价心肌收缩功能以及射血分数
    - 扩张型心肌病：收缩功能下降
    - 肥厚型心肌病：收缩功能正常或增强
- 心肌壁的厚薄以及心肌标记检查有助于肥厚型心肌病的诊断

心导管检查

- 测量心室舒张期压力以及肺静脉楔压
- 心输出量减少，二尖瓣反流，冠状动脉正常
- 心肌活检，有助于治疗

推荐的影像学检查方法

- 扩张型心肌病：胸片，心脏超声，心导管用于心肌活检
- 肥厚型心肌病：PET，功能MR

鉴别诊断

心内膜弹力纤维增生症

- 心内膜增厚，伴有弹力组织以及纤维组织增多
    - 原发性（25%）：家族性新生儿充血性心衰
    - 继发于左心梗阻性病变（75%）：主动脉缩窄，左室发育不良综合征

左冠状动脉异常起源于肺动脉

- 先天性冠状动脉瘘，心肌缺血或梗死

心包积液，缩窄性心包炎

- 超声检查容易作出鉴别诊断

病理

概述

- 一般病理特点（扩张型心肌病）
  - 左右心室以及左右心房扩大，附壁血栓
  - 心脏重量增加：心肌肥厚
- 遗传学
  - 扩张型心肌病 20%～30%为家族性：常染色体显性遗传或 X 连锁
    - 位于第六对染色体的异常的 HLA
    - X 连锁：伴有杜兴肌营养不良
- 病因-发病机理
  - 约 85%的病例发病原因不明
  - 系统性疾病：幼年型类风湿性关节炎，系统性红斑狼疮，结节性多动脉炎，川崎病
  - 感染：细菌（风湿性），病毒（柯萨奇病毒），寄生虫（南美锥虫病）
  - 毒性物质：磺胺药物，氯霉素，酒精，血色素沉着病
  - 代谢性疾病：甲状腺功能亢进或低下，糖尿病，低血钙症
  - 糖原累积症，黏多糖病，神经类脂增多症
  - 营养性疾病：恶性营养不良病，脚气病，微量元素缺乏
- 病理生理学
  - 心室泵功能减弱，血液在心房内积聚
  - 心腔壁张力增高，心肌肥厚，氧耗增加：心肌效率减低
  - 肾灌注降低，激活肾素-血管紧张素系统：液体滞留，肺水肿，充血性心衰
- 流行病学：发病率 2～8/100 000 人

镜下特点

- 心肌细胞肥大、变性
- 淋巴细胞浸润与心肌炎有关

临床要点

临床表现

- 慢性充血性心衰，心律失常（扩张型心肌病）
- 运动员猝死（肥厚型心肌病）

治疗

- 药物支持治疗
- 心室支持装置，主动脉内球囊泵，ECMO
- 心脏移植

预后

- 1/3 死亡，1/3 心脏功能不良，1/3 完全恢复
- 心脏移植的风险：长期应用免疫抑制类药物，感染，身体生长后不匹配的问题，淋巴组织增生性疾病（淋巴瘤、多发性骨髓瘤等），恶变

参考文献

1. Tadamura E et al: Significant regional heterogeneity of coronary flow reserve in paediatric hypertrophic cardiomyopathy. Eur J Nucl Med 27:1340-8, 2000
2. Devlin AM et al: A comparison of MRI and echocardiography in hypertrophic cardiomyopathy. Br J Radiol 72:258-64, 1999
3. Beache GM et al: Intramural mechanics in hypertrophic cardiomyopathy. Radiology 197:117-24, 1995

横纹肌瘤

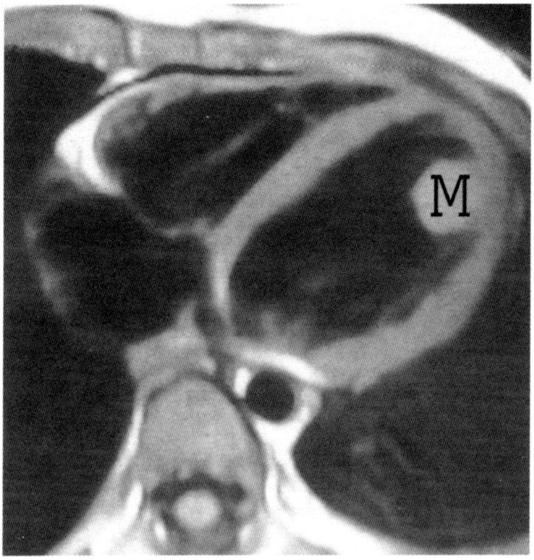

横纹肌瘤。8岁男孩 MR 心电门控 T1WI 显示：来源于左心室游离壁的圆形的边界清晰的腔内肿块(M)，肿块相对于心肌为高信号。患儿无临床症状，行常规心脏超声时发现，患儿有结节性硬化病史

要点

- 定义：先天性心肌肿瘤（错构瘤），成分为异常的心肌细胞
- 典型影像学表现：心肌内或与心肌相连的肿块
- 最常见的小儿心脏肿瘤
- 50%伴有结节性硬化

影像学表现

一般特点

- 最具诊断价值的影像学表现：心肌内或与心肌相连的心脏肿块

胸片表现

- 小的肿瘤胸片没有异常表现
- 大的肿瘤表现为心影增大，充血性心衰

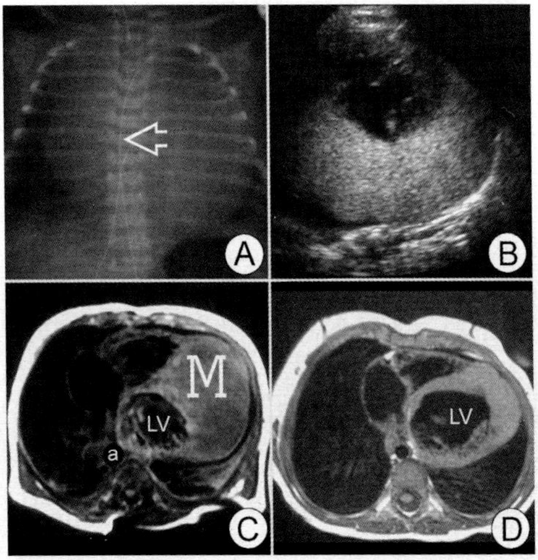

横纹肌瘤。（A）新生儿胸片显示充血性心衰。（B）超声显示左室（LV）壁弥漫性回声增厚。（C）T1WI 显示肿块（M），左室受压，注意移位（A 中的箭头）的主动脉（a）。（D）两年后随访，MR 显示肿块明显缩小

超声表现

- 单个或多个心肌内高回声肿块
- 局部心腔壁的运动异常
- 引起梗阻的肿块以及评估瓣膜功能不良可用多普勒检查
- 肿瘤的腔内部分在心动周期的某一时期可跨过近邻的瓣膜

CT 表现

- 相对于心肌肿块常为低密度
- 增强 CT 有利于显示肿块的腔内部分

MR 表现

- T1WI、T2WI：肿块的信号多变
- 梯度回波电影序列可显示是否有血流动力学的改变，以及观察有无瓣膜病变
- 心肌标记检查有助于鉴别来自其他可收缩组织的肿瘤

推荐的影像学检查方法

- 超声检查可作为主要诊断手段
- MR 检查有助于完善较大肿瘤的术前准备

鉴别诊断

其他结缔组织的良性肿瘤

- 纤维瘤、黏液瘤、血管瘤

畸胎瘤

- 心包（非心肌）肿瘤
- 包含三个胚层的细胞，有囊性部分，含脂肪以及钙化

恶性心脏肿瘤

- 罕见
- 横纹肌肉瘤、血管肉瘤、恶性纤维组织细胞瘤
- 肾母细胞瘤、神经母细胞瘤、淋巴瘤、骨肉瘤等的转移性肿瘤

病理

概述

- 一般病理特点
  - 肿瘤常发生在左心室以及室间隔
  - 大小：从小于 1mm 到 8cm 不等
- 遗传学
  - 大于 50%的病例伴有结节性硬化，常为多发性肿块
    - 癫痫、智障、皮肤血管纤维瘤
    - 脑内结节，肾脏错构瘤以及囊肿
    - 常染色体隐性遗传
  - 无其他异常的横纹肌瘤常为单发
- 胚胎学
  - 均为先天性肿瘤（错构性）
- 病理生理学
  - 壁内的结节可能影响心肌的收缩
  - 外生性的肿块常常引起血流的梗阻或导致瓣膜关闭不全

- 流行病学
    - 小儿心脏肿瘤罕见（1/100 000～1/30 000）
    - 常见于结节性硬化的患儿

大体病理及手术学特点

- 有包膜的心肌内外肿块

镜下特点

- 心肌内可见大的空泡
- 富含糖原的空泡拉长了核周的细胞质（蜘蛛型细胞）

临床要点

临床表现

- 血流梗阻：充血性心衰，瓣膜瘘
- 心律失常
- 瘤栓以及血栓少见
- 大的腔内肿瘤可导致湍流而引起合并溶血性贫血以及血小板减少

病程转归

- 多数自然退化

治疗

- 手术切除可痊愈
- 可部分切除体积较大的外生性肿瘤的腔内部分
- 体积较小的肿瘤且不影响血流动力学的可以不治疗

预后

- 未经治疗的体积大并影响血流动力学的肿瘤预后差
    - 在出生后第 1 个月内死亡率＞50％
- 完全或部分切除后预后好

参考文献

1. Grebenc ML et al: Primary cardiac and pericardial neoplasms: radiologic-pathological correlation. Radiographics 20:1073-103, 2000
2. Bouton S et al: Differentiation of tumor from viable myocardium using cardiac tagging with MR imaging. J Comput Assist Tomogr 15:676-8, 1991
3. Lund JT et al: cardiac masses: assessment by MR imaging. Am J Roentgenol 152:469-73, 1989

胃肠道

坏死性小肠结肠炎

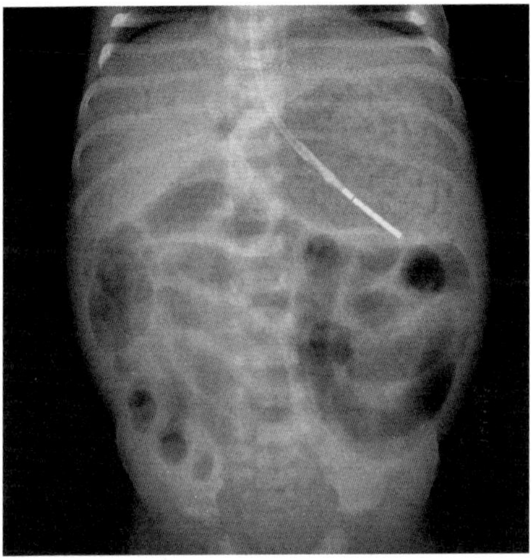

坏死性小肠结肠炎。X线平片可显示肝区门静脉积气所表现出的管状透亮区，胃肠壁内弥漫的气肿形成的气泡状透亮区。手术证实从胃至结肠广泛的肠壁坏死

要点

- 同义词：NEC
- 定义：先天性小肠结肠炎很可能由感染缺血引起
- 典型影像学表现：右下腹肠壁积气
- 早产儿好发，尤其是重症监护室收治的早产儿

影像学表现

一般特点

- 最具诊断价值的影像学表现：肠壁积气
- 最常受累的是回肠和升结肠
- NEC的晚期并发症是肠（结肠）狭窄
- 肠狭窄可以是单发或多发性

X线表现

- 可表现为正常、疑似、确诊

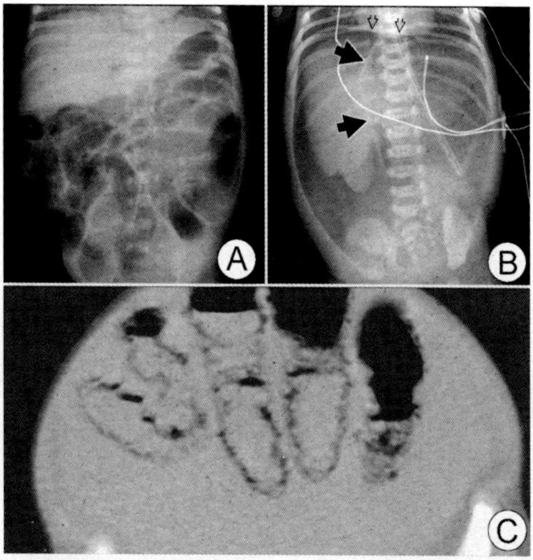

NEC。(A) 扩张的肠襻，特别是右下腹肠壁积气和门静脉积气。(B) 游离气体：肝镰状韧带区（箭头）可见弥漫的透亮影，一直延续到横膈（空心箭头）。(C) CT：气体积聚在连续的肠壁中，形成小肠襻的肠壁积气，可见腹水

- 疑似病例的 X 线表现：
  - 肠管局限性扩张
  - 小肠襻表现为无特征性的“展开”
  - 肠襻分离意味着肠壁增厚
  - 复查 X 线摄片显示肠管气体没有改变
- 确诊病例的 X 线表现
  - 肠壁积气
    - 大部分显示在右下腹
    - 肠壁积气表现为沿肠管多发的气泡状或曲线样透亮区
    - 有时看上去像肠管内的粪便，但在患病的早产儿中此类粪便极其罕见
  - 门静脉积气
- 肝内可见分支状的透亮区
    - 门静脉积气一般表现在胆道积气的外围，但在新生儿，它

表现在中心部分

- 腹腔内的游离气体
  - 只有 X 线的阳性表现可作为外科手术的绝对指征
  - 在水平侧卧位片上可能会看到前部的三角形透亮区
  - 在仰卧位腹部平片上可见全腹大量透亮区
  - 两边的肠壁都可见（Rigler 征）
  - 可见肝镰状韧带的轮廓（足球征）

CT 表现

- 不作为诊断的必要手段
- 肠壁随着炎症加剧而增厚，坏死肠壁强化程度减弱
- 肠壁积气，游离气体，门静脉积气，腹水

超声表现

- 在腹胀但肠道气体极少的病人中可以用
- 大量增厚的肠壁
- 肠壁因炎症加剧而增厚，因梗死而变薄
- 大量腹水的病人预后较差

推荐的影像学检查方法

- 怀疑 NEC 的患儿要拍摄一系列腹部 X 线平片用以监测
  - 前后仰卧位
  - 可见游离气体的体位——水平侧位或左侧水平卧位

鉴别诊断

概述

- 通常问题的关键是 NEC 是否存在——而不是鉴别

牛乳敏感症

无特殊原因的肠胀气

病理

概述

- 先天性小肠结肠炎很可能与感染缺血有关
- 感染开始于肠黏膜并逐渐扩散至整个肠壁使之增厚
- 肠坏死导致穿孔

临床要点

临床表现

- 早产儿好发
- 出生体重低于 2 kg 的新生儿最常见
- 特别是收治在重症监护室的
- 大多发生在出生后第一、二周内
- 已经开始进食的婴儿相对于未进食的更多见
- 在精神极度紧张的情况下，两周以后的新生儿也会发生
  - 心脏手术
- 症状
  - 腹胀
  - 喂养困难
  - 吸气困难
  - 脓毒病

治疗

- 当怀疑有 NEC 时
  - 患儿应禁食
  - 给予抗生素治疗
  - 拍摄一系列腹部平片用以监测
- 如观察到游离气体，是外科手术的绝对指征
- 另外，可根据临床症状及 X 线阳性表现来决定手术

预后

- 肠穿孔可诱发脓毒病而导致死亡
- 治愈的患儿中有 10%～20%并发肠狭窄
- 严重的肠坏死并予以切除的患儿可发生短肠综合征

参考文献

1. Daneman A et al: The radiology of neonatal necrotizing enterocolitis. A review of 47 cases and the literature. Pediatr Radiol 7:70-7, 1978
2. Seibert JJ et al: The telltale triangle: use of the supine cross-table lateral radiograph of the abdomen in early detection of pneumoperitoneum. Pediatr Radiol 5:209-21, 1977
3. Berdon WE et al: Necrotizing enterocolitis in the premature infant. Ann Radiol 8:85-9, 1965

肠旋转不良和肠扭转

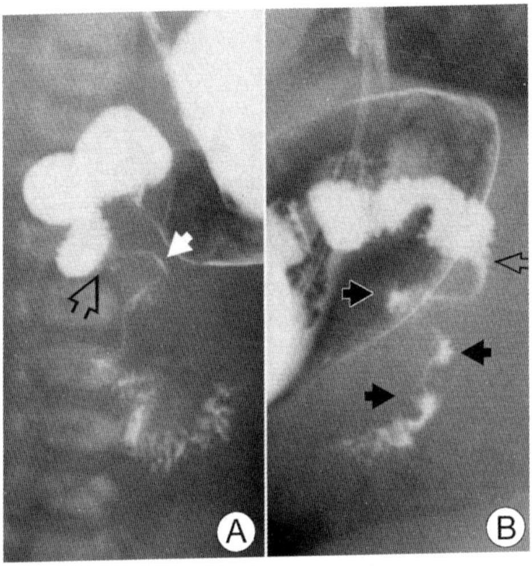

肠旋转不良和肠扭转。上消化道造影正位片（A）显示梗阻的位置，胃下方水平可见十二指肠空肠连接处（白色箭头）。侧位片（B）显示螺旋形的十二指肠（黑色箭头）以及造影剂在梗阻部位通过（空心箭头）

要点

- 定义
  - 肠旋转不良：小肠系膜根部短容易扭转，从而导致系膜的异常固定
  - 肠扭转：小肠围绕肠系膜上动脉异常扭转可导致肠梗阻、肠缺血及坏死
  - Treitz 韧带：十二指肠空肠连接处，在此处十二指肠穿过横结肠韧带延续为空肠
  - Ladd 韧带：异常的纤维性腹膜韧带能引起十二指肠梗阻
- 典型影像学表现：十二指肠空肠连接处位置异常
- 小儿的上消化道急诊病例中有些可能是由中肠扭转引起的
- 诊断的延误会导致肠坏死范围扩大甚至死亡

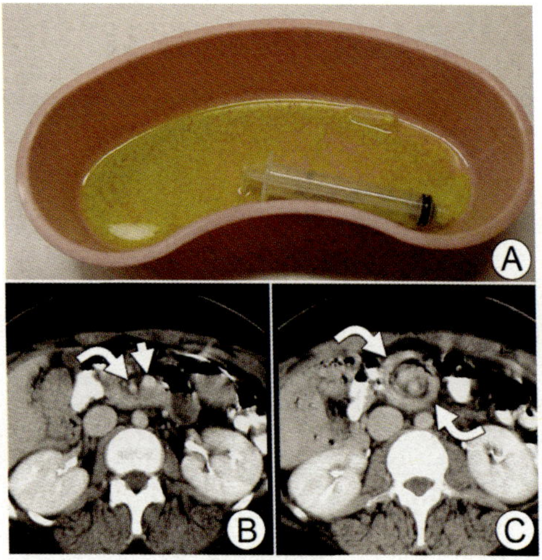

（A）胆汁样呕吐物。（B）CT 显示肠系膜上静脉（白色箭头）在肠系膜上动脉（弯箭头）左侧。（C）CT 显示由肠扭转所形成的螺旋状排列的肠道（弯箭头）

影像学表现

上消化道造影表现

- 当十二指肠空肠连接处（Treitz 韧带）不在正常位置时可诊断肠旋转不良
- 十二指肠空肠连接处的正常位置
  - 水平仰卧位
  - 十二指肠空肠连接处：在此处十二指肠的第四部分向左延续为空肠
    - 十二指肠空肠连接处在脊柱左侧
    - 十二指肠空肠连接处与十二指肠球部在同一水平或更高
- 能明确诊断的病例——十二指肠位于右上腹——不跨过脊柱到达左侧
- 不能明确诊断的病例，小肠跟踪造影能找到盲肠的位置从而作出诊断
- 阑尾周围软组织固定
  - 尽管有时十二指肠空肠连接处位置基本正常，盲肠位于右

下腹，也不能完全排除肠扭转可能（小肠肠系膜较长）
- 十二指肠空肠连接处在幼儿时是可移位的，可以因肠胀气，肿瘤或留置的 NJ 管挤压移至正常或非正常位置而造成“假象”
- 在侧位片上，十二指肠的正常位置在靠后偏下方
- 肠旋转不良的病人，可以不从后侧发出
- 发生胆汁样呕吐的新生儿做上消化道造影的目的是为了找到肠旋转不良的阳性表现（不一定伴有肠扭转）
- 婴儿出现胆汁样呕吐，X 线检查发现肠旋转不良意味着要进行急诊手术，不管是否证实有无肠扭转
- 肠扭转：十二指肠和空肠成螺旋状或十二指肠完全梗阻

造影剂灌肠表现
- 盲肠不在右下腹

X 线表现
- 可显示为正常
- 可显示扩张的胃及近端十二指肠
- 可显示因肠缺血/坏死引起的腹胀
- 肠壁积气，门静脉积气，膈下游离气体

CT 或超声表现
- 在横断面图像上，正常的肠系膜上静脉比肠系膜上动脉粗，并且在它右侧
- 肠旋转不良的病人，肠系膜上静脉通常在肠系膜上动脉的左侧
    - 这种表现不具有特异性
- 肠扭转的病人，小肠可围绕肠系膜上动脉螺旋状排列

推荐的影像学检查方法
- 发生胆汁样呕吐的婴儿有指征做急诊上消化道造影

鉴别诊断

重度胃食管反流
- 呕吐物不含胆汁
- 做上消化道造影的婴儿经常是这种情况

先天性十二指肠梗阻的分类

- 相关异常的分类：十二指肠闭锁，十二指肠狭窄，环状胰腺，十二指肠隔膜（经常伴发）
- 慢性十二指肠梗阻导致近端继发性扩张

病理

概述

- 正常胚胎的肠旋转，十二指肠、空肠及回结肠部分围绕肠系膜上动脉旋转 270°
- 正常的胚胎形成过程是很重要的，正常的结局更重要
- 正常的肠旋转结果，十二指肠空肠连接处位于左上腹，盲肠位于右下腹
    - 较长且固定的肠系膜基部可防止肠系膜扭转
- 如果十二指肠空肠部及回结肠连接处不在正常位置（肠旋转不良），可能是由于小肠系膜短容易引起扭转造成的（肠扭转）
- 肠旋转不良可能伴发由以下原因引起的十二指肠梗阻
    - Ladd 韧带（异常纤维性腹膜韧带）
    - 十二指肠旁疝

临床要点

临床表现

- 绝大部分肠扭转的患儿在出生后第 1 个月发病
- 任何年龄段都可发病
- 典型的症状：胆汁样呕吐
- 有下列情况者可伴发肠旋转不良
    - 先天性膈疝
    - 脐茸
    - 腹裂

病程转归

- 隐性肠扭转可导致肠狭窄

治疗

- 急诊手术

- Ladd 手术：复原肠扭转，切除坏死的小肠，切断 Ladd 韧带（如果存在），把小肠放在右侧腹部，结肠放在左侧

参考文献

1. Buonomo C: Neonatal gastrointestinal emergencies. Radiol Clin North Am 35:845-64, 1997
2. Long FR et al: Intestinal malrotation in children: tutorial on radiographic diagnosis in difficult cases. Radiology 198:775-80, 1996
3. Berdon WE et al: Midgut malrotation and volvulus. Which films are most helpful? Radiology 96:375-84, 1970

十二指肠闭锁与狭窄

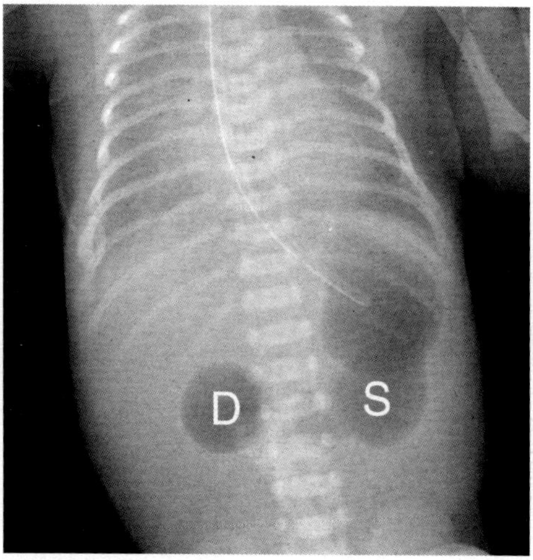

这是一个患有 Down 综合征的新生儿伴有十二指肠闭锁。腹部 X 线平片显示扩张充满气体的十二指肠（D）及胃（S）的双泡征。该患儿还患有房室通道，肺血增多导致肺纹理模糊

要点

- 定义：先天性十二指肠降部闭锁/狭窄
- 典型影像学表现：双泡征
- 可根据 X 线平片的双泡征作出诊断，不必再做上消化道造影
- 30%的十二指肠闭锁病人伴有 Down 综合征
- 这是新生儿高位小肠梗阻的最常见原因

影像学表现

一般特点

- 最具诊断价值的影像学表现：双泡征
- 扩张的胃及十二指肠（闭锁近端）形成“双泡征”
- 若是肠闭锁则远端无气体
- 若是肠狭窄则远端有气体

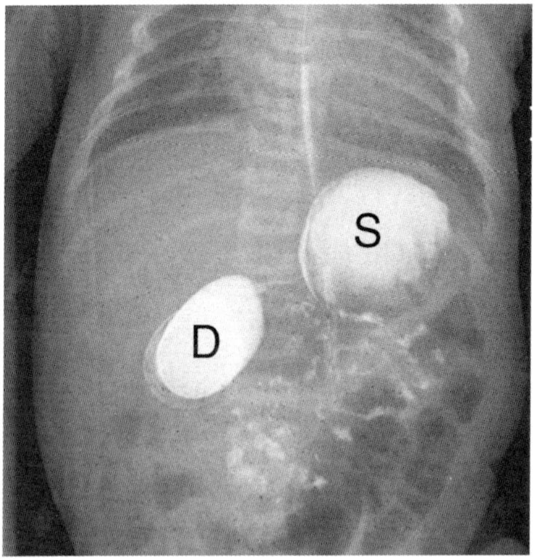

这是一个患有十二指肠狭窄的新生儿，注入造影剂后的 X 线平片显示扩张的、胀气的十二指肠（D）和胃（S）形成的双泡征。与十二指肠闭锁不同的是十二指肠狭窄的远端小肠内有气体

- 像肠扭转这种急性原因引起的十二指肠梗阻通常不伴有十二指肠扩张（如有十二指肠扩张，必定有慢性肠梗阻）
- Down 综合征的其他一些特征（30%十二指肠闭锁的病人伴有 Down 综合征）
  - 心脏增大，肺血增多（房室通道）
  - 髋臼角平坦

上消化道造影表现

- 充满液体的、扩张的胃及梗阻近端的十二指肠

超声表现

- 扩张的胃及梗阻近端的十二指肠

推荐的影像学检查方法

- X 线表现可以诊断十二指肠闭锁，通常不再需要其他影像学检查
  - 不需做上消化道造影
  - 可行择期手术

- 如果远端有气体而肠狭窄的诊断又不确定，需要做上消化道造影
  - 为了排除中肠扭转并为急诊外科手术所需

鉴别诊断

肠旋转不良和中肠扭转

- 因为肠梗阻的急性起因，近端十二指肠通常无扩张
- 可见“螺旋形”的十二指肠
- 十二指肠空肠连接处异位

先天性十二指肠梗阻的其他类型

- 相关异常分类：十二指肠闭锁，十二指肠狭窄，环状胰腺，十二指肠隔膜
- 通常几个类型并存
- 有时候只能在手术时鉴别

病理

概述

- 跟怀孕 3～6 周时十二指肠空化障碍有关
- 相关异常分类：十二指肠闭锁，十二指肠狭窄，环状胰腺，十二指肠隔膜
  - 通常几个类型并存
  - 也就是说：一些十二指肠狭窄的病人同时患有环状胰腺
  - 绝大部分环状胰腺病人有十二指肠狭窄
- 所有这些导致十二指肠部分或完全梗阻
- 小肠闭锁绝大部分位于十二指肠
- 绝大部分发生在 Vater 壶腹区

临床要点

临床表现

- 出生时或生后几天内出现
- 喂养困难，呕吐
- 新生儿期发病者多数为高位小肠梗阻

- 十二指肠闭锁的患儿中有30%患有Down综合征
- 其他伴随症状
    - 其他部位小肠闭锁
    - 胆管异常
    - 先天性心脏病
    - 脊柱畸形、无肛、气管食管瘘、桡骨及肾畸形

治疗

- 手术修复
- 十二指肠-十二指肠吻合术

参考文献

1. Buonomo C: Neonatal gastrointestinal emergencies. Radiol Clin North Am 35:845-64, 1997
2. Long FR et al: Intestinal malrotation in children: tutorial on radiographic diagnosis in difficult cases. Radiology 198:775-80, 1996
3. Fonkalsrud EW et al: Congenital atresia and stenosis of the duodenum. A review compiled from the members of the surgical section of the American Academy of Pediatrics. Pediatrics 43:79-83, 1969

十二指肠隔膜

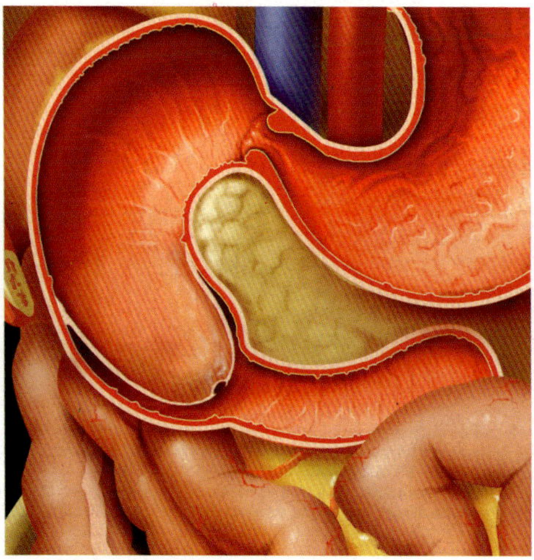

十二指肠隔膜，隔膜在十二指肠肠腔内形成风管状结构，仅留一小孔以供通过，这种不完全梗阻导致十二指肠近端扩张

要点

- 定义：网状隔膜导致十二指肠部分甚至完全梗阻
- 典型影像学表现：风管征
- 与其他类型的先天性十二指肠梗阻相比，十二指肠隔膜的梗阻程度更轻，症状出现的也比较迟
- 晚期患者，隔膜被管腔内连续顺行的张力拉长，成风管状

影像学表现

一般特点

- 最具诊断价值的影像学表现：风管征
- 如果十二指肠隔膜引起完全梗阻或不完全梗阻，出现双泡征
  - 扩张的胃和十二指肠（近端至闭锁处）形成“双泡”
  - 这样的病例不能区分隔膜、闭锁或狭窄
  - 类似于肠扭转这种急性起因的十二指肠梗阻通常不伴有十

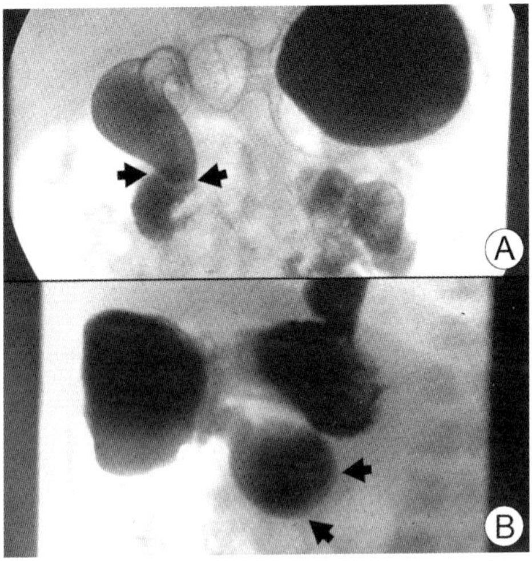

十二指肠隔膜。(A) 正位片显示隔膜（箭头）通过十二指肠肠腔，部分造影剂进入远端小肠。(B) 侧位片显示十二指肠隔膜（箭头）水平以上扩张

二指肠扩张（若有十二指肠扩张，则必定有慢性梗阻存在）

- 与其他类型的先天性十二指肠梗阻相比，十二指肠隔膜的梗阻程度更轻，症状出现的也比较迟
- 引起梗阻的隔膜中心通常有“小孔”
- 晚期患者，隔膜被管腔内连续顺行的张力拉长，成风管状
- 梗阻通常发生在 Vater 壶腹水平

上消化道造影表现

- 早期表现：充满液体的扩张的胃及近端十二指肠
- 晚期表现：可见阻断十二指肠的薄膜状的隔膜
  - 风管征
  - 十二指肠近端扩张，远端无扩张

推荐的影像学检查方法

- X 线表现可诊断先天性十二指肠梗阻，通常不需要其他影像学检查
  - 不需要做上消化道造影
  - 可安排做择期手术

- 如果小肠远端有气体，十二指肠隔膜的诊断又不能明确，需要做上消化道造影
  - 为了排除中肠扭转及为急诊手术所需

鉴别诊断

肠旋转不良及中肠扭转

- 由于梗阻的急性特征，近端十二指肠通常无扩张
- 可见“螺旋状”十二指肠
- 十二指肠空肠连接处异位

先天性十二指肠梗阻的其他类型

- 相关异常分类：十二指肠闭锁，十二指肠狭窄，环状胰腺，十二指肠隔膜
- 通常几种诊断并存
- 有些只能手术时鉴别

病理

概述

- 与怀孕 3～6 周时十二指肠空化障碍有关
- 相关异常分类：十二指肠闭锁，十二指肠狭窄，环状胰腺，十二指肠隔膜
  - 通常几种类型并存
  - 也就是说：许多十二指肠狭窄的病人同时还伴有环状胰腺
  - 绝大部分环状胰腺病人伴有十二指肠狭窄
- 所有这些都能导致十二指肠部分或完全梗阻
- 与其他类型的先天性十二指肠梗阻相比，十二指肠隔膜的梗阻程度更轻，症状出现的也比较迟
- 引起梗阻的隔膜中心通常有“小孔”
- 晚期患者，隔膜被管腔内连续顺行的张力拉长，成风管状
- 梗阻通常发生在 Vater 壶腹水平

临床要点

临床表现

- 早期症状：出生时或生后几天内

  - 喂养困难，呕吐
  - 新生儿先天性肠梗阻类型中绝大部分是高位小肠梗阻
- 晚期症状
  - 呕吐
  - 恶心
- 伴随症状
  - Down 综合征（30%的先天性十二指肠梗阻患者）
  - 其他小肠闭锁
  - 胆管异常
  - 先天性心脏病
- VATER（脊柱畸形，无肛，气管食管瘘，桡骨及肾畸形）

病程转归

- 近端肠梗阻的症状越来越严重

治疗

- 手术切除十二指肠隔膜
- 十二指肠-十二指肠吻合术

参考文献

1. Buonomo C: Neonatal gastrointestinal emergencies. Radiol Clin North Am 35:845-64, 1997
2. Long FR et al: Intestinal malrotation in children: tutorial on radiographic diagnosis in difficult cases. Radiology 198:775-80, 1996
3. Fonkalsrud EW et al:Congenital atresia and stenosis of the duodenum. A review compiled from the members of the surgical section of the American Academy of Pediatrics. Pediatrics 43:79-83, 1969

先天性巨结肠

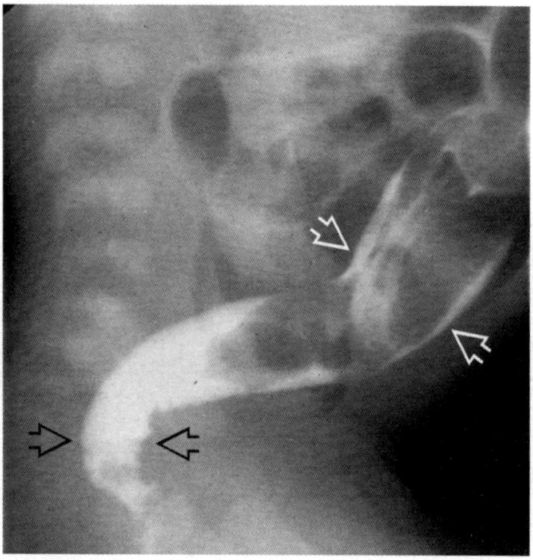

先天性巨结肠。造影剂灌肠侧位片显示直肠（黑色箭头）比乙状结肠（白色箭头）狭窄。在狭窄的直肠到增粗的乙状结肠之间有一个移行段。有许多充盈缺损（粪块）。直肠黏膜呈不规则锯齿状

要点

- 同义词：结肠神经节细胞缺乏症
- 定义：远端结肠缺乏神经节细胞支配，导致继发性功能性梗阻
- 典型影像学表现：造影剂灌肠显示直肠比乙状结肠狭窄
- 新生儿期绝大部分都有胎粪排出延迟

影像学表现

一般特点

- 无神经支配的结肠痉挛导致功能性梗阻
- 无神经支配的结肠狭窄
- 有神经支配的近端肠管扩张
- 受累部分有直肠及长度不一的远端结肠

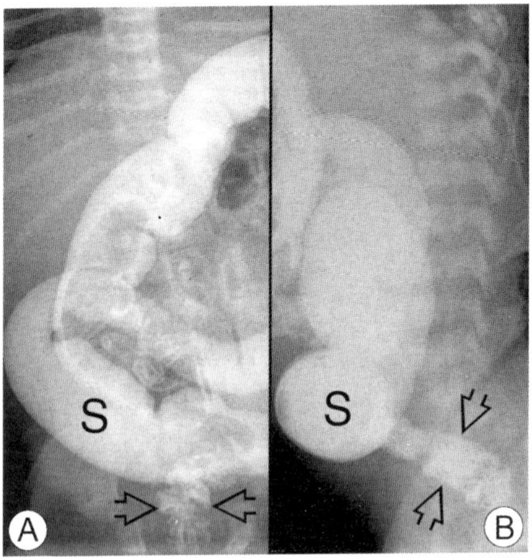

先天性巨结肠。造影剂灌肠正位（A）侧位（B）显示异常的直肠-乙状结肠比：直肠（箭头）比乙状结肠（S）狭窄。在扩张的乙状结肠与狭窄的直肠之间有一个移行段。新生儿中有35%可见乙状结肠在右下腹

- 据报道这种疾病没有跳跃式的类型，也没有只累及近端结肠而远端结肠正常的病例

X线表现

- 远端肠梗阻
- 结肠及小肠扩张
- 可见直肠内无气体，直肠狭窄

造影剂灌肠表现

- 做灌肠有以下几个目的
  - 初步诊断巨结肠
  - 当有巨结肠表现时，可估计受累结肠的范围从而为手术制定方案
  - 排除其他原因引起的胎粪排出延迟
  - 治疗粪块综合征（新生儿常用水溶性造影剂）
- 移行段是从异常狭窄远端到扩张的近端结肠

- 正常情况下，直肠比左侧结肠粗
- 巨结肠的病例，直肠要比远端结肠狭窄
- 直肠-结肠直径比通常＞1
  - 如果＜1，应该怀疑巨结肠可能
- 受累结肠的黏膜呈挛缩状或锯齿状
  - 继发性挛缩
- 如果整个结肠都没有神经节细胞，可表现为微结肠
- 注意：正常新生儿的乙状结肠在右下腹

推荐的影像学检查方法

- 新生儿胎粪不能排出者，通常用水溶性造影剂，同时也起到治疗作用
- 在做造影剂灌肠时，要做侧位及前后位投照以获得早期充盈像
- 做造影要使直肠和乙状结肠都显影，这样就可以把它们作比较

鉴别诊断

粪块综合征（左侧细小结肠）

- 首先是未成熟而非神经节细胞缺乏
- 经常在造影剂灌肠后缓解
- 造影剂灌肠表现跟巨结肠很相似
- 通过直肠活检来鉴别

细小结肠

- 如果是全结肠型巨结肠，整个结肠都狭窄
- 分流，如病毒性疾病，通常有极度扩张的肠道
- 还应鉴别远端小肠梗阻，如回肠闭锁、胎粪性肠梗阻

病理

概述

- 缺乏神经节细胞的结肠无神经支配
- 无神经支配的结肠痉挛导致功能性肠梗阻
- 直肠切片活检证实无神经节细胞即可作出诊断

临床要点

临床表现

- 新生儿期绝大部分表现为胎粪不能排出
- 长大后可表现为便秘
- 男孩比女孩多见
- Down 综合征的患儿发病率较高
- 患有粪块综合征的小儿发病率较高
- 患儿长大后可并发大肠炎
    - 怀疑有巨结肠的小儿身体虚弱时避免做灌肠检查
- 可能会导致脓毒症、肠穿孔

治疗

- 手术切除病变结肠

参考文献

1. Rosenfield NS et al: Hirschsprung disease: accuracy of the barium enema examination. Radiology 150:393-400, 1984
2. Pochaczevsky R et al: The "recto-sigmoid index". A measurement for the early diagnosis of Hirschsprung's disease. AJR 123:770-7, 1975
3. Berdon WE et al: The roentgenographic diagnosis of Hirschsprung disease in infancy. AJR 93:432-46, 1965

粪块综合征

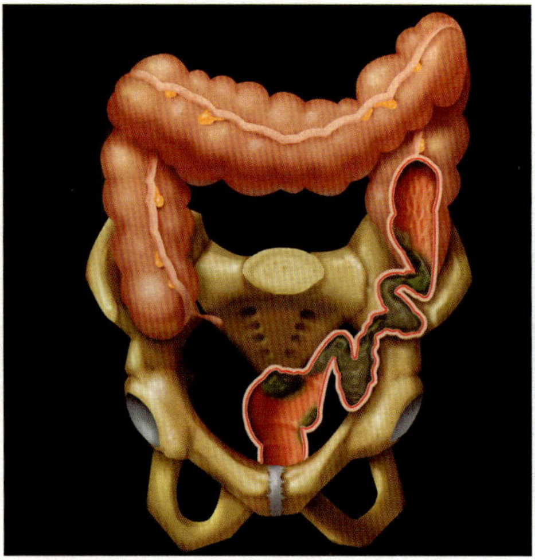

粪块综合征插图。左侧结肠较狭窄，管腔内有粪块

要点

- 同义词：左侧细结肠综合征，功能未成熟型结肠
- 定义：新生儿结肠的神经节细胞功能未成熟导致结肠无舒张能力，引起功能性梗阻
- 典型影像学表现：远端肠管梗阻
- 新生儿不能排出胎粪者通常都是这种疾病
- 症状会随着长大而慢慢减轻
- 水溶性造影剂灌肠对于梗阻有治疗作用，灌肠后可溶解粪块

影像学表现

一般特点

- 最具诊断价值的影像学表现：新生儿远端肠梗阻

X线表现

- X线平片显示远端肠梗阻：可见大量扩张的肠襻
- 新生儿期很难鉴别小肠中扩张的肠襻
- 在远端肠梗阻的病例中很难鉴别出粪块综合征——需要做造

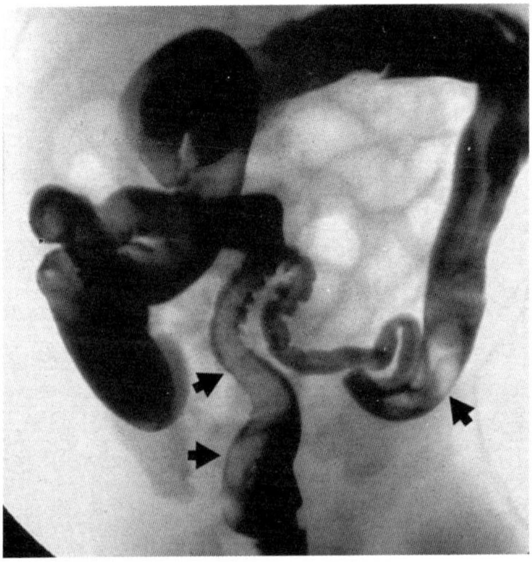

粪块综合征。造影剂灌肠显示直肠及乙状结肠比其他部位的结肠狭窄，有许多粪块所形成的圆柱形的充盈缺损（箭头）

影剂灌肠检查

造影剂灌肠表现

- 结肠内大量充盈缺损（粪块）
- 结肠直径正常或扩张（无细小结肠）
- 可见升结肠及横结肠扩张，降结肠及乙状结肠狭窄
- 移行段通常在结肠脾曲
- 有时候很难鉴别巨结肠，许多中心给每个有粪块综合征的新生儿做直肠吸引切片活检以排除巨结肠
- 直肠不如巨结肠患者的直肠狭窄
- 治疗性灌肠后粪块通常能立刻排出

推荐的影像学检查方法

- 婴儿如果有腹胀、腹部平片显示大量扩张肠襻、不能排出粪便，应怀疑远端肠梗阻并做造影剂灌肠检查
    - 中肠扭转引起较大范围肠缺血，接着近端出现问题导致大量扩张的肠襻出现
    - 这些婴儿身体极度虚弱，体检时可不出现明显的腹胀

  - 这些患儿需要做上消化道造影
- 要用无球囊的导管给新生儿灌肠
- 要用稀释的、离子型、水溶性造影剂
- 不用钡剂是因为它影响粪便排泄
- 争论较多的是使用哪种造影剂最佳
- 如果灌肠检查没发现异常（罕见），需要口服造影剂找到十二指肠空肠连接处以排除肠旋转不良

鉴别诊断：新生儿远端肠梗阻

巨结肠

- 与粪块综合征鉴别较困难
- 直肠比乙状结肠狭窄，锯齿状黏膜

回肠闭锁

- 细小结肠
- 部分回肠实变
- 分辨不清扩张的肠襻（近端至闭锁处）

胎粪性肠梗阻

- 细小结肠
- 远端回肠塌陷
- 近端肠道扩张并存在充盈缺损（粪块）——可以变透明

病理

概述

- 有人认为与支配结肠的神经节细胞功能未成熟有关
- 巨结肠的病例，受累结肠痉挛引起狭窄并最终导致功能性梗阻
- 随年龄增长症状缓解

临床要点

临床表现

- 不能排出粪便
- 新生儿远端肠梗阻的常见原因

- 新生儿排便困难的最常见疾病
- 大部分有粪块综合征的儿童是正常的
- 有下列情况者粪块综合征的发病率增加
  - 婴儿的母亲患有糖尿病
  - 母亲因为惊厥接受过硫酸镁治疗
  - 潜在性巨结肠
  - 粪块综合征与囊性纤维化之间无明显联系

病程转归

- 暂时现象——可缓解

治疗

- 随年龄增长部分缓解
- 造影剂灌肠检查后可缓解
- 常需做直肠吸引切片活检以排除巨结肠，特别对那些有顽固症状者

预后

- 非常好

参考文献

1. Berdon WE et al: Neonatal small left colon syndrome: its relationship to aganglionosis and meconium plug syndrome. Radiology 125:457-62, 1977
2. Davis WS et al: Neonatal small left colon syndrome. AJR 120:322-9, 1974
3. Berdon WE et al: Microcolon in newborn infants with intestinal obstruction. Its correlation with the level and time of onset of obstruction. Radiology 90:878-88, 1968

回肠闭锁

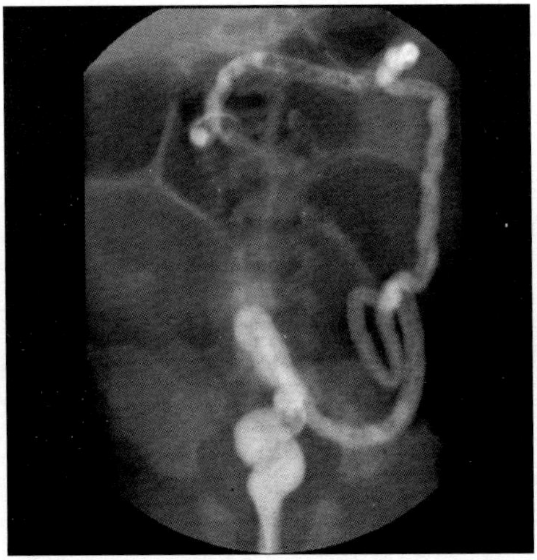

近端回肠闭锁。造影剂灌肠检查显示大量充气扩张的肠襻。可见细小结肠

要点

- 定义：先天性回肠梗阻继发于宫内缺血
- 典型影像学表现：远端肠梗阻伴有球形扩张的肠段
- 与十二指肠闭锁不同，空回肠闭锁伴有宫内缺血病史

影像学表现

一般特点

- 最具诊断价值的影像学表现：远端肠梗阻

X线表现

- X线平片显示远端肠梗阻
- 扩张肠襻的数量反映出梗阻的部位
  - 梗阻部位越高，扩张肠襻越少
- 梗阻近端的肠道比其他部位的肠道扩张更明显，表现为“球形”——“球形肠段”
  - 如果充满液体，可有软组织肿块一样的表现

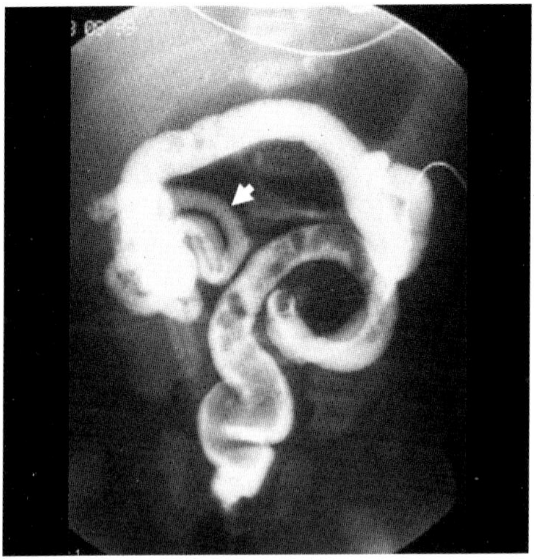

空肠闭锁。造影剂灌肠显示轻度狭窄的结肠伴有充盈缺损。没有出现细小结肠表示闭锁发生在孕晚期。造影剂进入萎陷的远端回肠（箭头）。大量近端肠道扩张、积气

- 在新生儿期，经常很难分辨扩张或正常的肠道
- 回肠闭锁与其他原因引起的远端肠梗阻经常很难鉴别——需要做造影剂灌肠检查
- 如发生缺血可伴发穿孔或胎粪性腹膜炎（囊肿、钙化）

造影剂灌肠表现

- 细小结肠（结肠废用性细小）
- 如果闭锁发生在孕晚期，细小结肠可能不会发生，结肠内可见胎粪
- 远端回肠实变
- 近端扩张的肠襻因为闭锁的肠段而不能被造影剂充盈

产前超声表现

- 扩张的肠襻
- 伴有胎粪性腹膜炎时可见钙化

推荐的影像学检查方法

- 婴儿如果有腹胀、腹部平片显示大量扩张肠襻、不能排出粪

便，应怀疑远端肠梗阻并做造影剂灌肠检查
  - 中肠扭转引起较大范围肠缺血，接着近端出现问题导致大量扩张的肠襻出现
  - 这些婴儿身体极度虚弱，体检时可不出现明显的腹胀
  - 这些患儿需要做上消化道造影
- 要用无球囊的导管给新生儿灌肠
- 要用稀释的、离子型、水溶性造影剂
- 不用钡剂是因为它影响粪便排泄
- 争论较多的是使用哪种造影剂最佳
- 如果灌肠检查没发现异常（罕见），需要口服造影剂找到十二指肠空肠连接处以排除肠旋转不良

鉴别诊断：新生儿远端肠梗阻

胎粪性肠梗阻

- 也会出现细小结肠
- 远端回肠萎陷
- 近端肠管扩张伴有充盈缺损（胎粪）
- 造影剂能充盈近端肠襻

粪块综合征（左侧细小结肠综合征）

- 近端结肠比细小结肠粗
- 结肠内可见蛇形充盈缺损（粪块），回肠内少见
- 左侧结肠可因为神经节细胞发育不成熟而继发性狭窄
- 灌肠有治疗作用

巨结肠

- 近端结肠比细小结肠扩张
- 结肠内可见蛇形充盈缺损（粪块），回肠内少见
- 受累的左侧结肠因为神经节细胞的缺如而继发性狭窄
- 直肠比乙状结肠狭窄，黏膜呈锯齿状

病理

概述

- 多见于远端回肠和近端空肠

- 病因与十二指肠闭锁不同
  - 十二指肠闭锁：肠管空化障碍
  - 空肠闭锁：是由肠缺血引起
  - 缺血可能继发于血管性因素或宫内肠扭转
- 回肠闭锁比狭窄多见
- 较为罕见的是由遗传因素引起的多发性闭锁
- 与十二指肠闭锁相比，回肠闭锁较少伴有其他异常
- 可伴有胎粪性肠梗阻及宫内肠扭转
- 手术分级——对影像学表现无意义
  - 1 型：隔膜型闭锁
  - 2 型：盲端由纤维束连接
  - 3a 型：伴有 V 型的肠系膜缺口
  - 3b 型：苹果皮样外观（罕见，由遗传引起）
  - 4 型：多发闭锁

临床要点

临床表现

- 远端肠梗阻
- 不能排出粪便
- 腹胀
- 由于远端肠梗阻而导致胆汁样呕吐
- 在孕期可由超声发现

治疗

- 手术切除病变肠段
- 缩窄球形扩张的肠段

预后

- 很好
- 可能的并发症
  - 短肠综合征
  - 丧失蠕动功能，引起梗阻

参考文献

1. Gaisie G et al: The bulbous bowel segment: a sign of congenital small bowel obstruction. Radiology 14:380-3, 1980
2. Daneman A et al: A syndrome of multiple intestinal atresias with intraluminal calcification. A report of a case and review of the literature. Pediatr Radiol 8:227-31, 1979
3. Berdon WE et al: Microcolon in newborn infants with intestinal obstruction. Its correlation with the level and time of onset of obstruction. Radiology 90:878-85, 1968

胎粪性肠梗阻

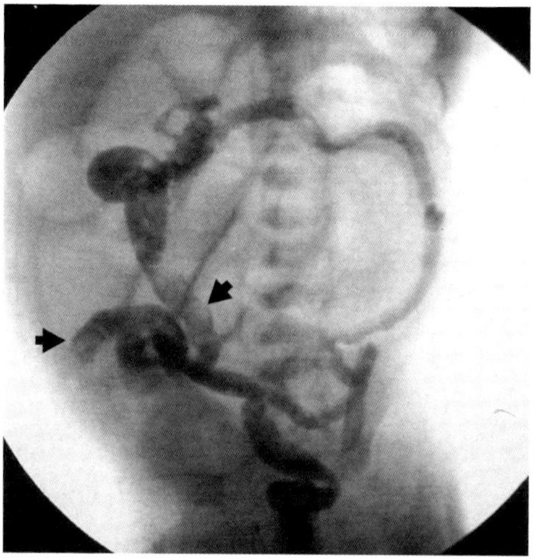

胎粪性肠梗阻。造影剂灌肠检查显示细小结肠。造影剂回流入远端回肠可见大量由引起肠梗阻的胎粪形成的充盈缺损（箭头），梗阻部位以上可见大量扩张的小肠襻

要点

- 定义：异常黏稠的胎粪堆积导致远端回肠梗阻
- 典型影像学表现：远端肠梗阻伴有右下腹泡状透亮区
- 基本上所有胎粪性肠梗阻的患儿都伴有囊性纤维化
- 约有10%的囊性纤维化病人可出现临床症状
- 一经确诊即反复用水溶性造影剂灌肠治疗

影像学表现

一般特点

- 最具诊断价值的影像学表现：远端肠梗阻伴有右下腹大量泡状透亮区

X线表现

- X线平片显示远端肠梗阻：大量扩张的肠襻

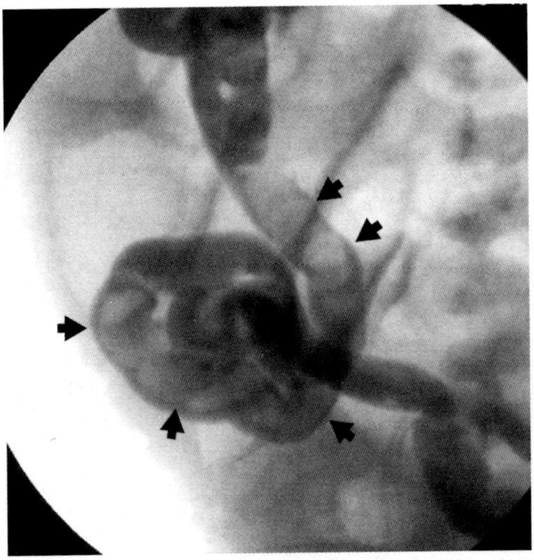

胎粪性肠梗阻。造影剂灌肠检查时右下腹摄片显示回肠末端大量充盈缺损（箭头）。梗阻部位以上的近端小肠扩张

- 新生儿期很难鉴别小肠中扩张的肠襻
- 在远端肠梗阻中很难鉴别出是胎粪性肠梗阻——需要做造影剂灌肠检查
- 右下腹的泡状透亮区可能继发于远端回肠中胎粪的积聚
- 可发生穿孔及胎粪性腹膜炎
    - 可见钙化
    - 胎粪性包块引起的占位效应

造影剂灌肠表现

- 结肠呈细小结肠状：由于废用所导致的细小结肠
- 检查中重要的是让造影剂反流入末端回肠
- 病变的回肠轻度扩张，肠腔内有异常的胎粪所形成的大量的蛇形充盈缺损
- 造影剂灌肠可“移开”并通过胎粪所占据的区域

产前超声表现

- 扩张的肠襻
- 右下腹有引起回声的物质

- 有胎粪性腹膜炎时可见钙化

推荐的影像学检查方法

- 婴儿如果有腹胀、腹部平片显示大量扩张肠襻、不能排出粪便，应怀疑远端肠梗阻并做造影剂灌肠检查
  - 中肠扭转引起较大范围肠缺血，接着近端出现问题导致大量扩张的肠襻出现
  - 这些婴儿身体极度虚弱，检查时可不出现明显的腹胀
  - 这些患儿需要做上消化道造影
- 要用无球囊的导管给新生儿灌肠
- 要用稀释的、离子型、水溶性造影剂
- 不用钡剂是因为它影响粪便排泄
- 争论较多的是使用哪种造影剂最佳
- 泛影葡胺（meglumine diatrizoate）是一种高渗造影剂，被用来做灌肠治疗胎粪性肠梗阻
  - 这一点仍有争议
  - 全程的肠梗阻可能因液体交换而发生危险
- 如果灌肠检查没有发现异常（罕见），应给予口服造影剂检查，找到十二指肠空肠连接处以排除肠旋转不良

鉴别诊断：新生儿远端肠梗阻

粪块综合征（左侧细小结肠综合征）

- 不一定伴有囊性纤维化
- 近端结肠比细小结肠扩张
- 蛇形充盈缺损（粪块）结肠内比回肠内多见
- 左侧结肠因为神经节细胞发育不全而继发性狭窄
- 灌肠通常是有效的

巨结肠病

- 近端结肠比细小结肠扩张
- 蛇形充盈缺损（粪块）结肠内比回肠内多见
- 左侧受累结肠因为神经节细胞缺如而继发性狭窄
- 直肠比乙状结肠狭窄，黏膜呈锯齿状

回肠闭锁

- 细小结肠

- 部分回肠实变萎陷
- 充气扩张的肠襻（近端至闭锁处）

病理

概述

- 囊性纤维化基因可导致细胞膜氯泵丧失功能
- 这种功能丧失导致胎粪异常黏稠
- 异常黏稠的胎粪堵塞远端回肠导致肠梗阻
- 肠梗阻可导致穿孔及胎粪性腹膜炎
- 大量充满胎粪的肠道扭转导致宫内肠扭转及肠闭锁

临床要点

临床表现

- 10％的病人伴有囊性纤维化
- 不能排出粪便

治疗

- 反复做水溶性灌肠
  - 成功率达 50％～60％
  - 穿孔率 2％～3％
- 若灌肠失败，手术去除阻塞的粪便
- 检查有无囊性纤维化

参考文献

1. Kao SC et al: Nonoperative treatment of simple meconium ileus: a survey of the Society for Pediatric Radiology. Pediatr Radiol 25:97-100, 1995
2. Leonidas JC et al: Meconium ileus and its complications. A reappraisal of plain film roentgen diagnostic criteria. AJR 108:598-609, 1970
3. Berdon WE et al: Microcolon in newborn infants with intestinal obstruction. Its correlation with the level and time of onset of obstruction. Radiology 90:878-85, 1968

食管闭锁

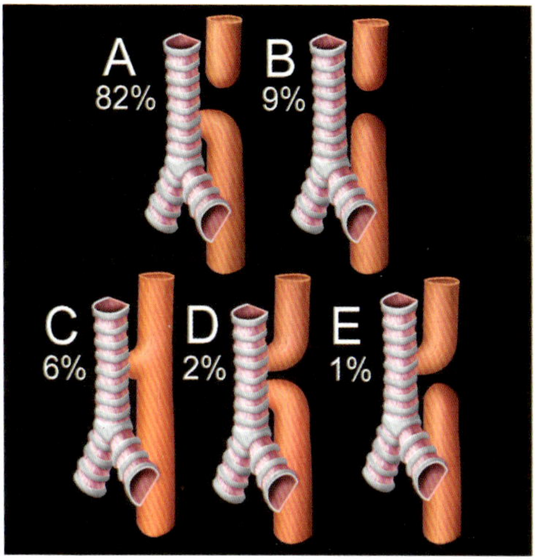

按发病率降序排列的食管闭锁类型。（A）食管闭锁，远端有瘘管。（B）食管闭锁，没有瘘管。（C）"H"瘘无食管闭锁。（D）食管闭锁，近远端都有瘘管。（E）食管闭锁，近端有瘘管

要点

- 同义词：食管闭锁伴气管食管瘘
- 食管闭锁，闭锁段的长度不一，通常为近远端连接 1/3
- 食管闭锁可伴有或不伴有气管食管瘘
- 食管闭锁伴气管食管瘘有很多解剖变异
- 绝大部分类型是食管闭锁伴有远端食管气管瘘
- 比较少见的类型是近端有瘘管或者近远端都有瘘管与气管相通
- 比较罕见的类型是气管食管瘘而无食管闭锁——"H 型"瘘
- 典型影像学表现：扩张的咽部盲袋

影像学表现

X 线表现

- 充气扩张的咽部盲袋

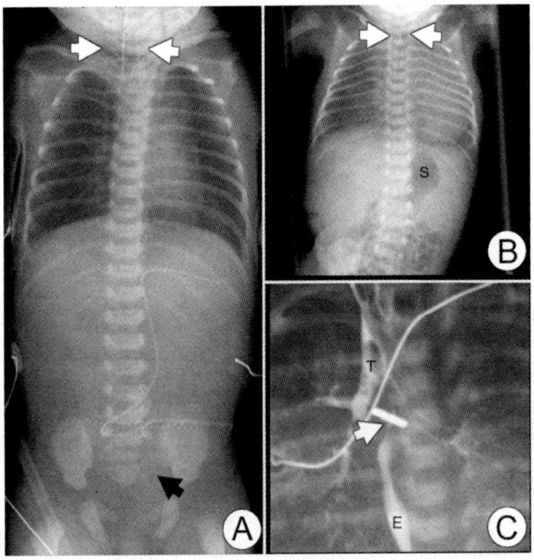

(A) 食管闭锁不伴有气管食管瘘。注意食管盲袋（白色箭头），小肠无气体，部分骶椎缺如（黑色箭头）。(B) 食管闭锁伴有气管食管瘘。注意食管盲袋（白色箭头），胃内（S）及肠内可见气体，还伴有先天性心脏病。(C) 在气管（T）与食管（E）之间可见复发性气管食管瘘通过夹子

- 通常只能将胃管插至盲袋而不能通过
- 如果有气管食管瘘，胃肠内可见气体
- 若无气管食管瘘，远端肠道内无气体
- 其他先天异常
  - 先天性心脏病
  - 部分脊柱异常
- 明确主动脉弓的位置很重要
  - 手术修补切开胸腔时会碰到对侧的主动脉弓

透视表现

- 诊断食管闭锁不一定要做上消化道造影——根据临床表现/X线表现可作出诊断
- H 型瘘要做上消化道造影
  - 仔细查找气管食管瘘

- 通常需要做俯卧位或侧卧位投照
- 将管子置入食管，导管顶端在食管内
- 造影剂注入食管，尽最大可能找到瘘管
- 如果造影剂进入气管，注意（有时很困难）鉴别造影剂是通过瘘管进入气管还是被吸入气管的

- 做上消化道造影检查一些比较疑难的病例，如食管闭锁伴气管食管瘘修补术后随访的病例（长期）
  - 食管狭窄
    - 食管闭锁修复段较短的部分
  - 气管食管瘘复发
  - 修补的部位食管瘘（术后立即发生）
  - 几乎100%都有食管蠕动功能丧失
  - 胃食管反流

胎儿超声表现

- 由于胎儿不能吞咽羊水而看不见胃

鉴别诊断

食管闭锁

- 由于插胃管导致外伤性咽部穿孔
  - 通过胃管注入气体使咽部的盲袋充气而与纵隔积气相区别

H型瘘管（慢性或反复发作的肺炎）

- 胃食管反流伴有吸入
- 吸入异物
- 潜在性免疫缺陷或囊性纤维化
- 先天性肺部肿块继发感染（囊性腺瘤型畸形）

病理

概述

- 在分别形成气管与食管时出现胚胎学的障碍
- 食管闭锁，闭锁段的长度不一，通常为近远端连接处的1/3
- 食管闭锁可伴有或不伴有气管食管瘘
- 食管闭锁伴气管食管瘘有很多解剖变异

- 绝大部分类型是食管闭锁伴有远端食管气管瘘
- 比较少见的类型是近端有瘘管或者近远端都有瘘管与气管相通
- 比较罕见的类型是气管食管瘘而无食管闭锁——“H 型”瘘

临床要点

临床表现

- 食管闭锁
  - 生后立刻出现不能进食症状
  - 流口水、咳嗽、窒息
  - 不能置入胃管时找放射科医生
- 食管闭锁通常（50％的病例）伴有其他先天性畸形
  - VACTERL
    - 脊柱畸形（Vertebral anomalies）
    - 无肛（Anal atresia）
    - 心血管畸形（Cardiac anomalies）
    - 气管食管瘘（Trecheoesophageal fistula）
    - 肾畸形（Renal anomalies）
    - 肢体（桡骨排列）畸形〔Limb（radial array） anomalies〕
- H 型瘘管
  - 进食时呛咳或窒息
  - 反复发作性肺炎

治疗

- 手术切除闭锁段及气管食管瘘，重要的是重新接合两端食管
- 当闭锁段食管较长时，盲端可能不能很好地接合

预后

- 远期并发症
  - 食管狭窄
    - 食管闭锁修复水平的较短的部分
  - 气管食管瘘复发——约有 10％的病例
  - 几乎 100％都有食管蠕动功能丧失
  - 胃食管反流

- 气管软化

参考文献

1. Benjamin B et al: Diagnosis of H-type tracheoesophageal fistula. J Pediatr Surg 26:667-71, 1991
2. Berdon WE et al: Radiographic findings in esophageal atresia with proximal pouch fistula. Pediatr Radiol 3:70-4, 1975
3. Kirkpatric JA et al: A complex of anomalies associated with tracheoesophageal fistula and esophageal atresia. AJR 95:208-11, 1965

肥厚性幽门狭窄

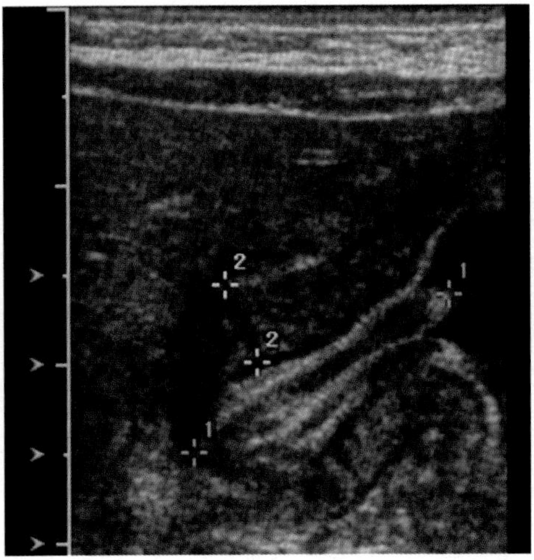

纵向沿着幽门管做超声检查，显示一条增长的管道（测量结果为距离 1）和一个增厚的幽门壁（距离 2）。这是一个 6 周大的男孩伴有日益严重的呕吐，注意产生回声的管腔内增长的黏膜及远端管腔内潴留的液体

要点

- 同义词：幽门狭窄，HPS
- 定义：婴儿先天性的幽门肌层增厚，导致日益严重的胃排空受阻
- 典型影像学表现：超声检查显示增厚的肌层，动态观察发现胃排空受阻。上消化道造影显示少量钡剂通过幽门管，增厚的幽门肌层使管腔受压
- 典型的表现是 2～8 周大的婴儿伴有日益严重的喷射性呕吐
- 男性：女性＝（4～5）：1
- 有经验的医生做腹部触诊时 97％的病例可发现“橄榄样”的特殊表现

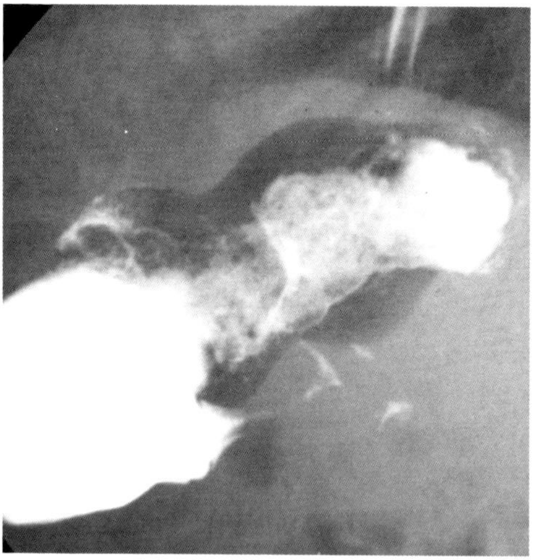

这是一个1个月大的婴儿伴有呕吐及体重减轻，右侧卧位钡剂检查显示胃蠕动增强，幽门管呈线样征。肥厚性幽门狭窄行幽门肌层切开术治疗

影像学表现

一般特点

- 最具诊断价值的影像学表现：由于增厚的幽门肌层而使胃排空几乎完全受阻

超声表现

- 增厚的幽门壁>3mm
- 幽门管长度>16mm
- 幽门直径>15mm
- 胃蠕动加强，动态检查未见幽门管腔
- 产生回声的黏膜内层过度增生，过多

透视表现

- 胃扩张明显
- 毛毛虫样胃——胃蠕动增强
- 幽门肌层肩样挤压远端管腔
- 钡剂进入幽门管呈乳头样或鸟嘴样
- 钡剂在狭窄的幽门管内呈双轨征或线样征

推荐的影像学检查方法

- 如果临床病史很相像，可选择做超声检查
- 如果病史不典型或有胆汁样呕吐，可做钡剂检查

鉴别诊断

幽门痉挛

- 特别见于有过敏的婴儿，会随着时间而缓解，等待并复查

胃食管反流

- 来做影像学检查的婴儿中有 2/3 是该原因引起的呕吐
- 如果超声检查结果正常，可怀疑此症

肠旋转不良伴有中肠扭转

- 若影像学检查证实，需做急诊手术
- 呕吐物呈典型的胆绿色
- 在透视下诊断最佳，可见“中肠扭转”表现

病理

概述

- 先天性幽门环肌层增厚
  - 肌层增厚日益加重，几周后出现呕吐
    - 此病有家族史者易发，但并不真正遗传

临床要点

临床表现

- 婴儿出生时有喂养困难，以后出现日益严重的呕吐

病程转归

- 患儿体重减轻，家长关心的问题集中体现在要求即刻做影像学检查

治疗

- 手术——幽门环肌切开术

预后

- 术后随访很好，特别是身体恢复迅速

参考文献

1. Cohen HL et al: Vomiting in infants up to 3 months of age. American College of Radiology Appropriateness Criteria. Radiology. 215 Suppl:779-86, 2000
2. Rohrschneider WK et al: Pyloric muscle in asymptomatic infants: sonographic evaluation and discrimination from idiopathic hypertrophic pyloric stenosis. Pediatr Radiol. 28:429-34, 1998
3. Hernanz-Schulman M et al: Hypertrophic pyloric stenosis in the infant without a palpable olive: accuracy of sonographic diagnosis. Radiology. 193:771-6, 1994

阑 尾 炎

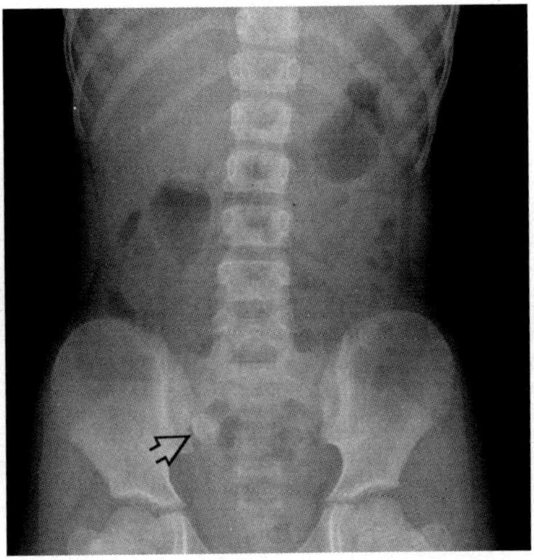

阑尾炎。X 线平片显示右下腹钙化的阑尾石（箭头）。肠管移位离开右下腹，可能伴有穿孔

要点

- 定义：阑尾腔急性梗阻导致阑尾扩张，继发感染、缺血、最后穿孔
- 典型影像学表现：阑尾石
- 儿童腹部手术的最常见病因
- 关于影像学推断阑尾炎有很多争议
- 首选的影像学检查：超声或 CT
- 关于合适的 CT 方案仍有争议：口服、灌肠、静脉注射造影剂或者不用造影剂
- 阑尾炎做影像学检查的目的
    - 降低阴性的剖腹探查率
    - 加快诊断的速度——降低穿孔率
    - 明确诊断

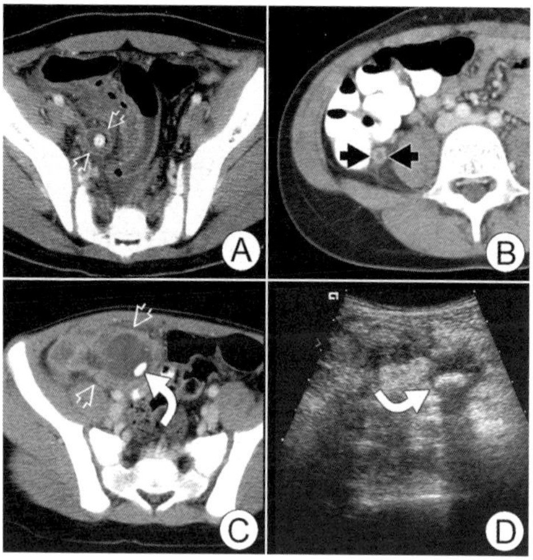

阑尾炎 CT、超声表现。(A) 未穿孔的扩张阑尾(箭头)内可见钙化的阑尾石。(B) 阑尾扩张伴强化(箭头),周围有炎症反应 。(C) 含阑尾石(弯箭头)的阑尾穿孔伴脓肿(箭头)形成 。(D) 超声显示阑尾石(箭头)

影像学表现

一般特点

- 最具诊断价值的影像学表现:阑尾石

X线表现

- 5%~10%的病人有阑尾石
- 右下腹肠管内气-液平面
- 夹板
- 右侧腰大肌区模糊
- 游离的腹膜腔气体并不常见
- 伴有肠穿孔
  - 小肠梗阻
  - 右下腹游离气体
  - 右下腹肠襻移位

CT 表现

- 阑尾石
- 阑尾周围软组织僵硬
- 盲肠或末端回肠壁增厚
- 右下腹淋巴结炎
- 伴有肠穿孔
  - 小肠梗阻
  - 脓液最常见于右下腹或盆腔（盲腔）

超声表现

- 用高频传感器及不同力度的压迫技术
- 可见阴影，高回声的阑尾石
- 质地硬，一端为盲端的管状结构，直径超过 6mm
- 右下腹积液，蜂窝织炎，脓肿

推荐的影像学检查方法

- 关于影像学诊断阑尾炎有很多争议
- 首选的影像学检查：超声或 CT
- 影响检查方式选择的因素
  - 身材较瘦的病人超声比较准确
  - 肥胖病人 CT 更准确
  - 在女孩中用超声检查可以发现卵巢病变
  - 巧克力囊肿
  - 卵巢扭转
  - 如果怀疑穿孔，CT 检查能更准确地发现积液
- 做 CT 的技术因素：口服并静脉注射造影剂，灌肠并静脉注射造影剂，只做造影剂灌肠，只做静脉注射造影剂，不用造影剂

鉴别诊断

肠系膜淋巴结炎

- 另一个引起右下腹痛的常见原因，症状相似
- 临床表现与肠系膜淋巴结的良性感染有关
- CT：肠系膜及右下腹的大量淋巴结增大

- 有时可见回肠壁增厚
- 有时只有在手术时才能与阑尾炎鉴别

女孩：右侧卵巢病变

- 巧克力囊肿
- 卵巢扭转

病理

概述

- 阑尾腔急性梗阻导致阑尾扩张，继发感染、缺血、最后穿孔

临床要点

临床表现

- 年龄较大一点的孩子发生不伴有穿孔的阑尾炎时症状典型
  - 开始时脐周疼痛
  - 疼痛转移至右下腹
  - McBurney 点触痛
- 食欲减退
- 恶心，呕吐，腹泻
- 发热
- 1/3 的病人无特殊表现
  - 通常诊断延误
  - 穿孔率较高
  - 对此类病人影像学诊断起重要作用
- 年龄较小的孩子通常症状不典型

治疗

- 如果症状典型，无需影像学检查立即手术
- 症状不典型——影像学检查提示阑尾炎——手术切除阑尾
  - 穿孔阑尾炎有时用抗生素治疗，经皮肤置入引流管引流腹腔积液，过几天再做阑尾切除术

参考文献

1. Garcia Pena BM et al: Ultrasonography and limited computed tomography in the diagnosis and management of appendicitis in children. JAMA 15:282:1041-6, 1999
2. Sivit CJ et al: Appendicitis: usefulness of US in diagnosis in a pediatric population. Radiology 185:549-52, 1992
3. Johnson JF et al: Plain film diagnosis of appendiceal perforation in children. Semin Ultrasound CT MR 10:306-13, 1989

肠 套 叠

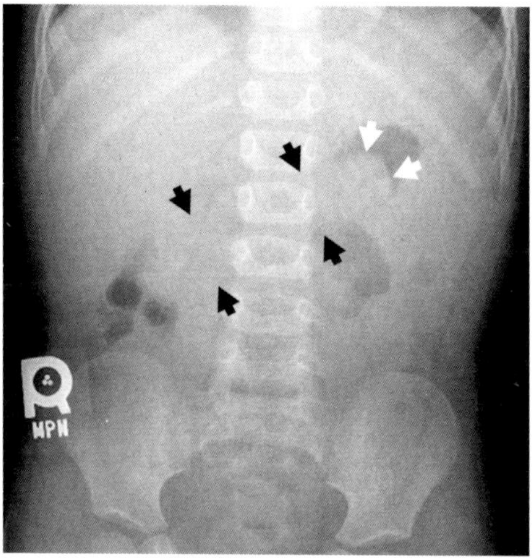

这是一个两岁女孩肠套叠图。X线平片显示右下腹少量气体。在左上腹横结肠水平（黑色箭头）可见一软组织肿块样突出（白色箭头），周围有新月形的气体包绕

要点

- 肠套叠：近端的肠管（肠套叠的套入部分）向前蠕动，像望远镜一样套入远端的肠腔（肠套叠的鞘部）
- 90%是特发性类型（继发于淋巴结增生）
- 90%是回结肠型
- 最多见于3个月至1岁大的孩子
- 是这个年龄组相对常见的引起腹痛的原因
- 透视引导下减压治疗可有80%～90%的成功率

影像学表现

X线表现

- 很少表现为完全正常
- 右下腹见少量气体

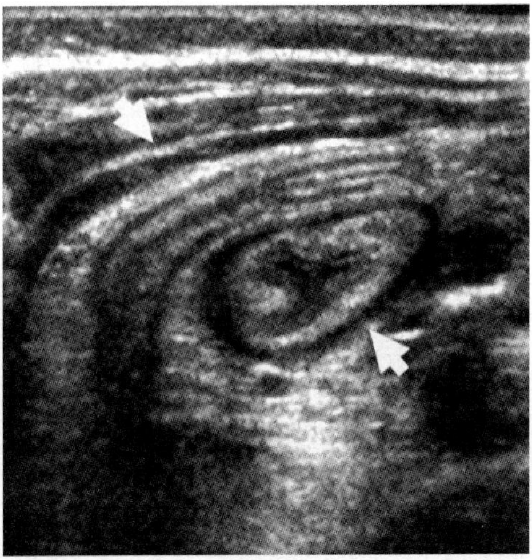

肠套叠的超声图。超声检查显示升结肠内高低回声交替的环状肿块（箭头），可作出特异性诊断

- 盲肠内无气体
- 左侧水平卧位有助于显示盲肠内无气体
- 充气的结肠内可见新月形包绕的软组织肿块
- 小肠梗阻

超声表现

- 可用于一些 X 线表现/病史不能确定的病例
- 可见高低回声双环状的肿块
- 纵向检查可见“假肾脏”样表现
- 如果肠套叠套入远端，右下腹可无异常

CT 表现

- 可见环状高低密度交替的结肠肿块
- 如果肠套叠套入远端，右下腹可无异常

鉴别诊断

阑尾炎

胃肠炎

病理

概述

- 大部分（90%）是特发性类型，被认为是继发于其他疾病所引起的淋巴结增大
- 如果发病者年龄>3 岁，要考虑病理性因素，如淋巴瘤，梅克尔憩室，Henoch-Schonlein 紫癜（肠壁血肿）

临床要点

临床表现

- 典型的发病年龄 3 个月至 1 岁，如果大于 3 岁：要考虑病理因素
- 女孩>男孩
- 季节性发病（冬，春），伴随病毒性疾病
- 腹部绞痛，血性腹泻（“果酱”），呕吐，可触及右腹部肿块

病程转归

- 紧迫的事情：是否能保留梗死的肠道

治疗及预后

- 透视引导下的压力复位治疗可作为一种治疗手段
- 如果压力复位失败需要手术复位
- 透视引导下的空气注入法是最常用的方法
- 其他方法包括透视或超声引导下注入液体复位
- 禁忌证：腹膜炎——检查，腹腔游离气体——X 线平片
- 小肠梗阻——成功率下降，但不是禁忌证
- 预防措施：适量的水，静脉开放，体检，儿科手术会诊（如果发生穿孔）
- 措施：堵住直肠，平静时最大压力可至 120mmHg，但当孩子哭吵时或做 Valsalva 检查时可用更高压力，特别是一次灌肠中做了 3 次尝试的，平静期过后可再做尝试
- 随着压力升高，肠套叠套入的圆形肿块样部分逆行移动
- 成功：可见小肠充气，软组织肿块消失
- 空气复位成功率达 80%～90%

- 肠穿孔率 0.5%
- 肠套叠复发率 5%～10%
- 大部分复发发生在第一个 72h 内
- 复发 3 次以内用灌肠复位治疗，3 次以上要考虑手术探查是否有潜在的病理因素

参考文献

1. Shiels WE II et al: Air enema for the diagnosis and reduction of intussusception: clinical experience and pressure correlates. Radiology 181:169-72, 1991
2. Eklof O et al: Reliability of the abdominal plain film diagnosis in pediatric patients with suspected intussusception. Pediatr Radiol 9:199-206, 1980

梅克尔憩室

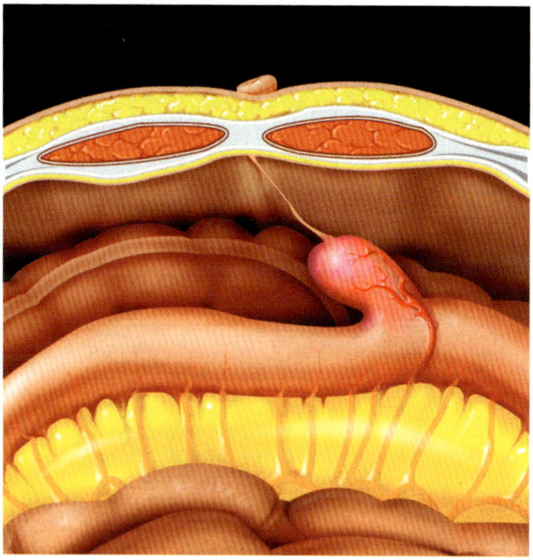

这幅插图是发炎红肿的梅克尔憩室突出小肠系膜前端与脐肠系膜管残留部分相连

要点

- 定义：脐肠系膜管的残留部分，当内含异位的胃黏膜时可引起出血、肠套叠、肠梗阻或穿孔
- 典型影像学表现：高锝酸盐的放射性核素扫描可见右下腹有与胃放射性浓聚强度相当的异常浓聚灶，随时间延长越来越清晰
- 梅克尔憩室发病率为 2%，病灶距回盲瓣 60.96cm（2 英尺）以内，大多在 2 岁前出现临床症状
- 男孩发病率高于女孩
- 常见症状为溃疡，出血或局部肿块

影像学表现

一般特点

- 可出现间歇性腹痛，大便隐血，便血，小肠梗阻，肠套叠或穿孔

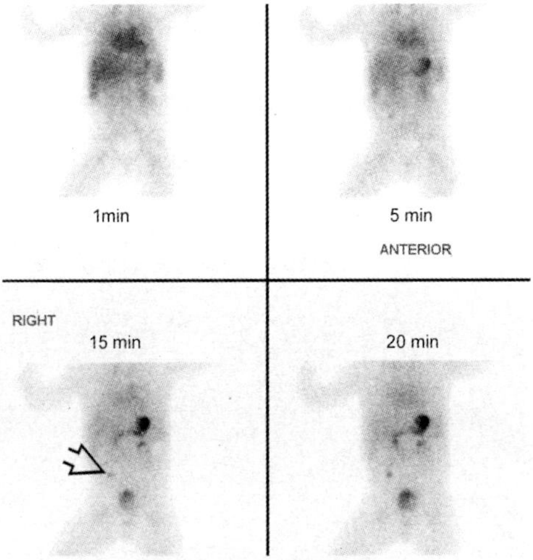

Tc-99m 高锝酸盐扫描的前位图，14 月龄便血患儿的右下腹膀胱顶的上外侧见异常放射性浓聚灶，提示梅克尔憩室（箭头）内存在异位胃黏膜

X 线表现

- 腹部平片可正常或表现为右下腹肿块、小肠襻异位或肠梗阻

核医学表现

- 梅克尔憩室最特异性的检查是 Tc-99m 高锝酸盐扫描，准确率 >90%。在酸性环境中胃黏液细胞摄取高锝酸盐，梅克尔憩室中的异位胃黏膜也能摄取高锝酸盐而显像。憩室一般不与肠腔相通，除非有活动性出血，示踪剂通常不会进入肠管
- 对检查结果呈阴性的病例，有人提议皮下注射五肽胃泌素，或口服西米替丁，或肌肉注射胰高血糖素可提高阳性检出率
- 临床上高度怀疑梅克尔憩室的病人要行随访检查
- 假阴性可由以下原因引起
    - 憩室内无异位的胃黏膜或数量太少，以致不能有效地积聚放射性示踪剂
    - 由于肠扭转或肠套叠导致的继发性出血

超声表现

- 右下腹异常的回声结构肿块，可类似于阑尾炎

推荐的影像学检查方法

- 核素的闪烁扫描法非常准确，X线平片、超声、CT扫描及钡剂检查显示非特异的右下腹炎症表现

鉴别诊断

小肠重复畸形伴有异位胃黏膜

- 同样常见于右下腹，也需要手术切除

血管瘤

- 血管瘤亦可导致出血、肠梗阻、肠套叠

小肠感染性疾病

- 充血可导致高锝酸盐轻度积聚

病理

概述

- 一般病理特点
  - 尸体解剖中2%的病例发现有脐肠系膜管的残留
  - 只有25%～50%的梅克尔憩室病例出现症状，通常是由于异位胃黏膜的存在
  - 另外，有极少的病例憩室内含有胰腺组织
- 胚胎学-解剖学
  - 脐肠系膜管在胚胎早期连接卵黄囊及原始消化道

大体病理及手术学特点

- 通常长约5～6cm，位于距离回盲瓣60.96cm（2英尺）以内的近端肠道，肠壁结构除含有异位的胃或胰腺组织外与附近小肠一致

临床要点

临床表现

- 胃肠道出血，腹痛，肠梗阻，肠穿孔或肠套叠

病程转归

- 大多2岁前出现症状

治疗

- 手术切除，经常附带把阑尾也切除

预后

- 很好

参考文献

1. O'Hara SM: Pediatric gastrointestinal nuclear imaging. Radiol Clin North Am 34(4):845-62, 1996
2. Wilton G et al: The "false-negative" Meckel's scan. Clin Nuc Med 7:441, 1982
3. Sfakianakas GN et al: Detection of ectopic gastric mucosa in Meckel's diverticulum and in other aberrations by scintigraphy.I Pathophysiology and 10-year clinical experience. J Nucl Med 22:647-52, 1981

胆管闭锁

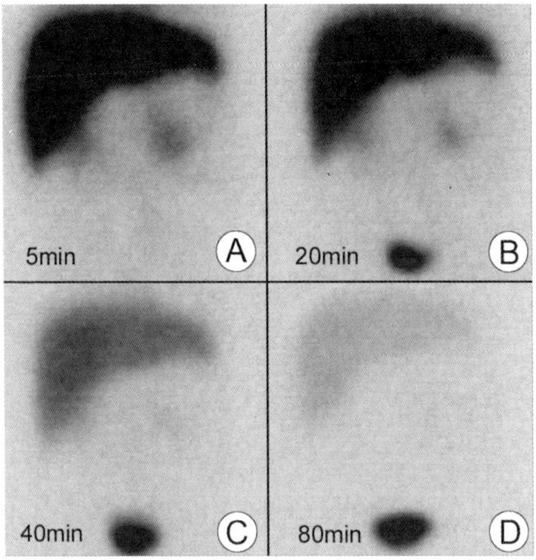

Tc-99m-DISIDA 扫描的前位图。7 周龄胆管闭锁患儿的肝脏放射性摄取好，但 24h 后示踪剂仍未排入胆管及肠管，另外可见通过肾脏及输尿管排泄的示踪剂增加

要点

- 定义：肝外胆管缺如或极少量
- 典型影像学表现：肝胆扫描显示无放射性示踪剂排入小肠，起初肝细胞功能正常，但长期的症状使得肝细胞功能减退
- 其他关键因素：及时的诊断对于手术的成功至关重要
- 经常与新生儿肝炎，一种无需手术治疗的疾病相混淆
- 25％的病例存在胆囊

影像学表现

一般特点

- 最具诊断价值的影像学表现：无放射性示踪剂进入小肠

肝胆放射性核素扫描表现

- DISIDA（Tc-99m disofenin）与 BRIDA（mebrofenin）在 IDA

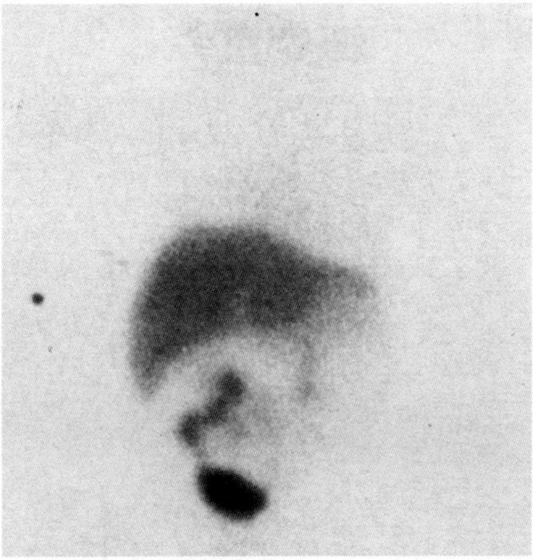

同一个病人成功施行 Kasai 手术后做 DISIDA 扫描可见胆汁排入近端小肠，注意肾的摄取功能下降至正常的 5%～15%

放射性示踪剂中肝吸收率最高，排泄时间最短

- 先给予一种镇静药苯巴比妥口服〔5mg/（kg·d），连用 5 天〕，以提高扫描的准确性
- 肝细胞从血液内摄取排泄放射性示踪剂的功能在出生 2～3 个月内通常是正常的，以后逐渐减退
- 24h 延迟扫描未排入小肠的高度怀疑胆管闭锁或其他肝外胆管闭塞
- 胆囊显影无意义——约 1/4 的病例可见
- 造影剂排入小肠可有效排除胆管闭锁

超声表现

- 肝的超声表现除体积增大外通常正常，25%的病例可见胆囊
- 胆管闭锁的病例无肝外胆管可见——被一根高回声的三角形的索带所取代——胆管的纤维性残留物

推荐的影像学检查方法

- 通常，检查引起黄疸的其他原因时超声为首选，如果胆囊存在，外科医生会在术中做胆管造影，若胆管未显示则手术纠

治。苯巴比妥连用 5 天后做肝胆扫描大多很准确

鉴别诊断

新生儿肝炎

- 非常多见，通常是自限性疾病，虽然也可以由甲肝、乙肝、巨细胞病毒、风疹、弓形虫病、α1-抗胰蛋白酶缺乏、家族性胆汁淤积症或其他代谢功能紊乱

胆汁淤积综合征

- 归因于囊性纤维化、脱水、脓毒病、溶血性疾病或全胃肠外营养

胆管发育不全或 Alagille 综合征

- 极少量的肝内胆管，肝外胆管发育不全

胆总管畸形

- 5 种类型的肝外胆管局部扩张

病理

概述

- 一般病理特点
    - 发生在围生期的肝外胆管发育不全、闭锁或纤维化；约 12%的病例有近端管道，可做简单的再吻合术，88%的病例需行 Kasai 术做小肠与肝门的吻合
- 遗传学
    - 伴有多脾综合征的有隐性遗传
- 胚胎学-解剖学
    - 伴有十二指肠前门静脉、下腔静脉中断、先天性心脏病及多脾

大体病理及手术学特点

- 肝外胆管缺如，如果诊断延误可导致肝硬化

镜下特点

- 肝外胆管缺如，肝内多核巨细胞缺如，肝门周围纤维化，肝内小胆管增生

临床要点

临床表现

- 新生儿期结合胆红素增多
- 胆管闭锁时是结合胆红素增多，而在溶血性功能紊乱、脓毒病、肝炎及其他肝细胞疾病时是非结合胆红素增多

治疗

- 手术——Kasai 肝门肠吻合术
- 将小肠与切开表面的肝门吻合

预后

- 出生后 2 个月内手术者 90%有效，生后 3 个月以后手术者有效率下降至 50%以下
- 大部分病人在十几岁或青年期需要做肝移植手术

参考文献

1. Tan Kendrick AP et al: Making the diagnosis of biliary atresia using the triangular cord sign and gallbladder length. Pediatr Radiol 30(2):69-73, 2000
2. O'Hara SM: Pediatric gastrointestinal nuclear imaging. Radiol Clin North Am 34(4):845-62, 1996
3. Kasai M et al: Technique and results of operative management of biliary atresia. World J Surg 2:571-9, 1978

肝母细胞瘤

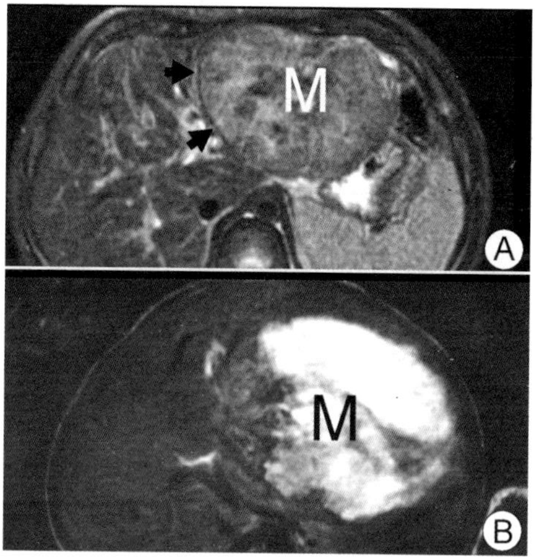

T2WI显示肝母细胞瘤的多种表现。(A) 边界清楚的肿块 (M) 使镰状韧带移位 (箭头)，可为不均匀的、轻微的高信号肿块。(B) 另一例肝母细胞瘤 (M) 显示很强的高信号

要点

- 小儿最常见的肝恶性肿瘤
- 婴幼儿最常见
- 典型影像学表现：婴幼儿肝内巨大的、边界清楚的异样肿块
- 血清甲胎蛋白阳性
- 男孩多见
- 致病条件：Beckwith-Wiedemann综合征，偏身肥大，家族性结肠息肉，Gardner综合征，肾母细胞瘤，胆管闭锁
- 通常无潜在的肝病史

影像学表现

一般特点

- 最具诊断价值的影像学表现：婴幼儿肝内边界清晰的肿块

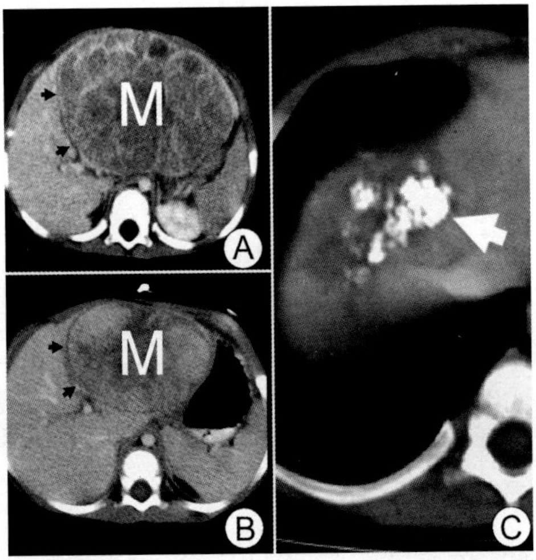

肝母细胞瘤的 CT 表现。(A) 肝母细胞瘤 (M) 表现为巨大、单一、边界清晰的肿块 (箭头)。(B) 质地均一的肿块推移而非浸润镰状韧带 (箭头)。(C) 肝母细胞瘤内可见不规则的钙化 (箭头)

- 肿块边界清晰
- 周围的肝结构受压移位，而非受浸润，如镰状韧带
- 通常是单一的肿块
- 很少多发，可以是肝内多发转移瘤
- 可以因出血或坏死而见不同的成分
- 出现症状时通常肿块已经很大 (10～12cm)
- 当肿瘤非常大时，可很难看到正常的肝组织
- 约有半数的病人可出现钙化

CT 表现

- 肿块通常边界清晰，单发
- 强化程度略低于正常的肝组织

MR 表现

- T2WI 通常是高信号，也可因出血坏死而表现为多种信号

超声表现

- 多普勒超声可见肿块血供丰富

- 因出血/坏死而有多种回声

推荐的影像学检查方法

- 婴幼儿伴有腹部肿块通常首选超声检查
  - 如有肿块，测量大小
  - 是否是实质性肿块或者是其他原因如肾盂积水
- 能够确诊的影像学检查方法是 MR 还是 CT 仍有争议
- 肝恶性肿瘤通常无特定的特征
- 影像学检查的主要目的是确定肿瘤的解剖范围，术前决定与肝叶切除的关系/化疗的监测指标

鉴别诊断

血管内皮瘤

- 伴有充血性心力衰竭或血小板减少症
- 血管结构丰富
- 血清甲胎蛋白阴性

神经纤维瘤转移

- 通常肿块多发或表现为不同成分的肝内转移
- 通常伴有肾上腺肿瘤

间叶细胞错构瘤

- 边界清晰、多小叶的囊性肿块

肝细胞癌

- 5 岁以上的孩子最常见的肝恶性肿瘤
- 3 岁以下很少见

病理

概述

- 一般病理特点
  - 肿瘤通常只有上皮细胞构成
  - 形成边界清晰的假包膜
- 流行病学
  - 肝肿瘤占小儿腹部肿瘤的 5%～6%
  - 原发性肝肿瘤占小儿恶性肿瘤的 0.5%～2%

  - 原发性肝肿瘤在最常见的腹部恶性肿瘤中排第三位
  - 肝母细胞瘤是小儿最常见的原发性肝肿瘤（占肝肿瘤的43％）

临床要点

临床表现

- 无痛性腹部肿块是最常见的症状
- 通常在婴儿期出现症状——3岁以下最常见
- 也可出生时就发现
- 男孩多见
- 致病条件：Beckwith-Wiedemann综合征，偏身肥大，家族性结肠息肉，Gardner综合征，Wilms瘤，胆管闭锁
- 通常无潜在的肝病史
- 90％以上的病人血清甲胎蛋白升高

治疗

- 化疗
- 手术切除
- 肿瘤不能切除者做肝移植

预后

- 全部生存率为63％～67％

参考文献

1. Donnelly LF et al: Pediatric liver imaging. Radiol Clin North Am 36:413-27, 1998
2. Boechat MI et al: Primary liver tumors in children: comparison of CT and MR imaging. Radiology 169:727-32, 1998
3. Powers C et al: Primary liver neoplasms: MR imaging with pathologic correlation. RadioGraphics 14:459-482, 1994

血管内皮瘤

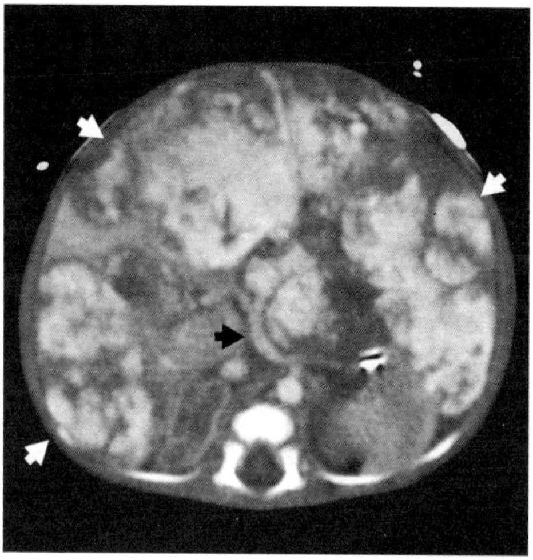

血管内皮瘤的 CT 表现。CT 显示扩散的、不同程度强化的肿块几乎替代了整个肝（白色箭头）。肝增大。肝动脉显著增粗（黑色箭头）

要点

- 同义词：婴儿型血管内皮瘤，婴儿型多房型血管瘤
- 定义：婴幼儿肝内血管性肿瘤
- 典型影像学表现：质地不均、血供丰富的肝肿瘤
- 可伴有高输出性充血性心力衰竭或消耗性凝血病
- 85％的病例在 6 个月大以前出现症状
- 女孩的发病率是男孩的 2 倍
- 约一半的病例伴有皮肤血管瘤

影像学表现

一般特点

- 最具诊断价值的影像学表现：质地不均、血供丰富的肝肿瘤
- 多种体征
- 边界清晰或弥漫浸润

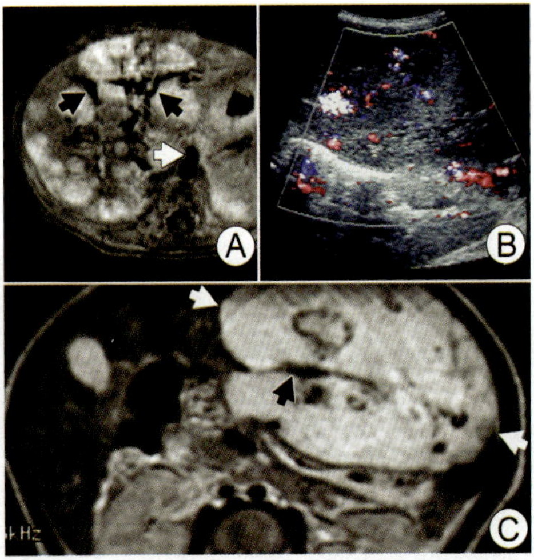

血管内皮瘤。(A) T2WI：多灶性、高信号肿块伴有粗大的血管及流空表现(箭头)。(B) 多普勒超声：质地均匀的肿块伴有大量粗大的血管样结构。(C) T2WI：边界清晰的实质性肿块(白色箭头)伴有粗大的血管样结构(黑色箭头)

- 单发或多发
- 大部分肿块成分不一
- 病灶内可见粗大的血管
- 造影显示降主动脉在腹腔干水平以上粗大，腹腔干水平以下相对细小
  - 这种表现，有时候在正常的小儿中也可见

CT 表现

- 无造影剂的图像意义不大
- 早期外围强化，随着时间推移造影剂逐渐进入中心部分

MR 表现

- T2WI 通常为高信号
- T1WI 为低信号
- 肿块的内部及外围可见粗大的滋养/引流血管流空表现
- 增强图像与 CT 相似

超声表现

- 明显的高回声肿块
- 质地不均匀
- 粗大的流速快的血管结构
- 超声随访
  - 肿块明显减小
  - 可发生钙化

血管造影表现

- 肝动脉扩张、扭曲
- 早期肝静脉显影
- 病灶部位造影剂异常聚积

鉴别诊断

肝母细胞瘤

- 通常是边界清晰的实质性肿块
- 也可以像血管内皮瘤一样血供丰富
- 甲胎蛋白阳性

神经母细胞瘤转移

- 通常是多发性肿块或肝内不同类型的扩散
- 通常伴有肾上腺肿瘤

间叶细胞错构瘤

- 边界清晰、多小叶的、囊性肿块

肝细胞癌

- 5 岁以上的孩子最常见的肝恶性肿瘤

病理

概述

- 一般病理特点
  - 因为伴有其他血管畸形，很难命名
  - 在增殖期，真性肿瘤以细胞过度增生为特征，内皮细胞增生
  - 显著的动静脉瘘能导致高输出性衰竭或血小板过度消耗

- 退化期的特征是血管腔扩大（多腔性表现）
- 流行病学
  - 肝肿瘤只占小儿腹部肿瘤的5％～6％

临床要点

临床表现

- 新生儿期最常见的能引起症状的血管性病变之一
- 85％的病例在6个月之前出现症状
- 女孩的发病率是男孩的2倍
- 约有一半的婴幼儿伴有皮肤血管瘤
- 最多见于婴幼儿
  - 可触及的腹部肿块伴有杂音
  - 高输出性充血性心力衰竭
  - Kasabach-Merritt综合征-消耗性凝血病（血小板减少症）
- 出血、休克

病程转归

- 经过几个月或者几年有无需治疗自然消退的可能
- 经常通过超声检查来随访

治疗

- 有严重症状的病人需要治疗
- 高剂量的类固醇
- α干扰素（抗血管生成）
- 危及生命的病例
  - 经血管栓塞
  - 手术切除

预后

- 无症状的病例预后良好

参考文献

1. Donnelly LF et al: Pediatric liver imaging. Radiol Clin North Am 36:413-27, 1998
2. Paltiel JH et al: Infantile hepatic hemangioma: Doppler ultrasound. Radiology 182:735-43, 1992
3. Boechat MI et al: Primary liver tumors in children: comparison of CT and MR imaging. Radiology 169:727-32, 1988

低灌注症

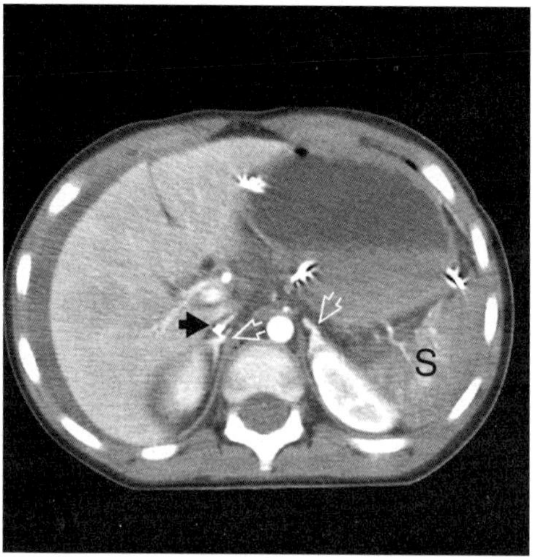

这是一个挤压伤后发生血流灌注不足的孩子。CT显示脾破裂（S）。下腔静脉细小强化明显（黑色箭头）。肾上腺显示显著异常强化（开口箭头）。肝周围积液。主动脉强化明显

要点

- 同义词：肠休克
- 小儿的失血性休克症状，因外周血管痉挛及心动过速，故相对于成人更加易于掩盖
- CT表现提示低灌注症
- 典型影像学表现：弥漫的肠壁强化、增厚，伴有实质器官的异常强化，及小血管的异常强化
- 伴有较高的死亡率
- 可发生心血管衰竭

影像学表现

CT表现

- 最具诊断价值的影像学表现：弥漫性的肠壁强化、增厚，伴

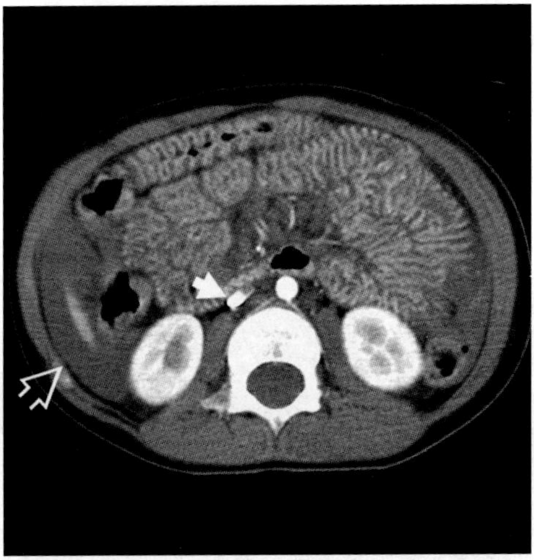

这是一个挤压伤的孩子发生低灌注症。CT 显示弥漫增厚的肠壁，黏膜强化。下腔静脉（箭头）及主动脉显著强化。肝脏周围积液（开口箭头）。肠系膜可见软组织样密度

有实质器官的异常强化及小血管的异常强化

- 下列部位异常强化
  - 肠壁
  - 肠系膜
  - 肾上腺
  - 肝脏
  - 肾脏
  - 胰腺
- 明显强化、管径减小
  - 下腔静脉
  - 主动脉
- 弥漫性肠壁增厚
- 弥漫性肠扩张
- 临床休克出现之前 CT 可有阳性发现

推荐的影像学检查方法

- 立刻把小孩抱离 CT 机器，送至重症监护室或手术室

鉴别诊断

肠外伤

- 肠外伤伴有局部肠壁增厚，强化，肠扩张
- 弥漫性肠病变支持低灌注症诊断
- 肠外表现如肾上腺强化，细小的下腔静脉支持肠外伤导致的肠休克
- 可同时存在

移植及受体病变（GVHD）

- 在骨髓移植受体，GVHD 的肠道表现可与低灌注症相似

病理

概述

- 发生失血性休克的孩子，有显著的外周血管痉挛及心动过速的表现
- 休克的临床表现可以不明显
- 重要部位的血流再灌注：小肠，肾脏，肾上腺
- 血管痉挛
- 以上表现皆来自 CT 检查

临床要点

临床表现

- CT 表现常见于外伤病人
- 严重休克的表现通常先于临床诊断

治疗

- 密切监护
- 输液/血液容量补充
- 对于潜在的外伤，必要时手术处理

预后

- 伴有极高的死亡率

- 可出现心血管衰竭

参考文献

1. O'Hara SM et al: Intense contrast enhancement of the adrenal glands: another abdominal finding associated with hypoperfusion complex in children. AJR 173:995-7, 1999
2. Sivit CJ et al: Post traumatic shock in children: CT finding associated with hemodynamic instability. Radiology 182:723-6, 1992
3. Taylor GA et al: Hypovolemic shock in children: abdominal CT manifestations. Radiology 164:479-81, 1987

泌尿生殖系统

急性肾盂肾炎

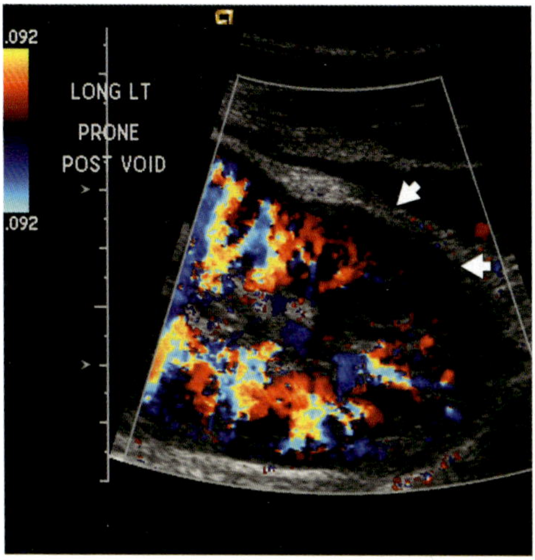

8 岁男孩患有膀胱输尿管反流。左肾超声纵切图像显示：在左肾下极急性肾盂肾炎病变区域可见彩色多普勒血流减少（箭头）

要点

- 同义词：急性叶性肾炎，局灶性细菌性肾炎
- 定义：急性肾实质感染，往往与下尿路感染或膀胱炎区别
- 典型影像学表现：通过放射性核素方法、超声表现、CT、MR 和 IVP 可以看到受累肾实质局部肿胀和血流灌注减少
- 大约 1/3 的病例合并膀胱输尿管反流
- 2 岁以下的儿童很可能并发永久肾瘢痕
- 病人可有不同的临床表现：发热、嗜睡、兴奋、呕吐、腹痛或腰痛、血尿或排尿困难

影像学表现

一般特点

- 最具诊断价值的影像学表现：放射性核素肾皮质扫描（DMSA）是诊断急性肾盂肾炎最敏感的检查方法

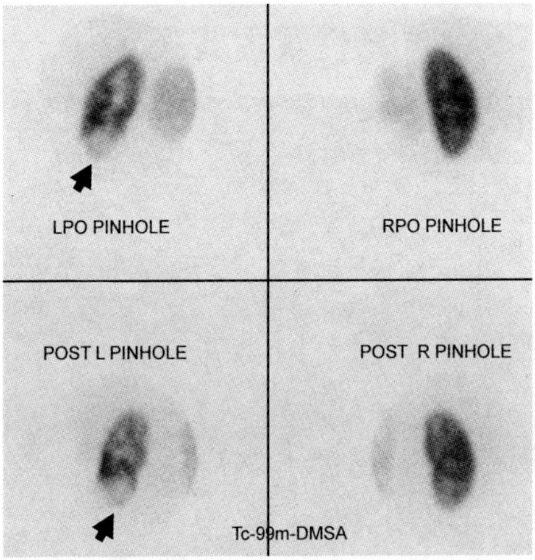

同一病人，高分辨率的后位图像显示楔形放射性稀疏区（箭头），提示左肾下极急性肾盂肾炎，上极病变较轻微，右肾正常

- 由炎症反应引起肾肿胀使造影剂不能有效地到达病变区，可导致放射性核素扫描有密度减低区，超声多普勒见血流减少。CT 和 IVP 上呈条纹状密度减低表现。MR 增强（钆剂）扫描时局部缺乏增强表现

超声表现

- 局部或全部肾肿大、肾皮质和髓质界限不清、回声增强或减弱、多普勒血流减少

核医学表现

- 肾皮质放射性摄取减少，可见典型的楔形放射性稀疏，尖端指向肾门
- 急性感染后这种表现可持续 6 周以上

CT 表现

- 典型的条纹状表现伴强化不足
- 肾周楔形低密度区
- 偶然可表现为一个圆形肿块
- 在 CT 上另外一种表现是肾周炎性线条状影

MR 表现

- 在反转恢复序列使用钆造影剂可表现为造影剂很少吸收，该区域显示信号明显减低

推荐的影像学检查方法

- 放射性核素扫描是最敏感的检查方法
- 超声是用得最多的检查方法，可用来检查有无伴随的并发症（脓肿，结石，瘢痕）、先天性畸形和肾积水等

鉴别诊断

肾梗死

- 肾血流灌注减少的楔形改变类似缺血性改变，但急性肾盂肾炎临床上表现为：发热、白细胞增多、腰痛和尿培养（+），这些有助于两者的区别

肾瘢痕

- 在放射性核素扫描中，肾瘢痕多位于肾皮质，而肾盂肾炎分布位置较深，多位于肾实质至肾门

肾脏肿块（Wilms 瘤）

- 急性肾盂肾炎可表现为肾皮质局灶性肿块样肿胀，在 5 岁以下儿童中可怀疑是否为肿瘤

病理

概述

- 一般病理特点
  - 斑片状间隙性化脓性感染和肾小管坏死
  - 感染发生往往由于上行性感染、膀胱输尿管反流、血源性播散或由于操作不当引起
- 病因-发病机理
  - 绝大多数细菌培养为革兰阴性菌生长，这是一种肠道的正常菌群（E. coli 是最常见的）
- 流行病学
  - 约 1/3 的病例与膀胱输尿管反流有关
  - 在尿路梗阻，重复肾和其他先天异常中发生率很高

大体病理表现

- 肾皮质表面可看到化脓性改变

镜下特点

- 在急性期丰富的中性粒细胞浸润、局部坏死、在肾皮质由纤维组织代替时形成瘢痕，并可见肾小管萎缩

临床要点

临床表现

- 大多为非特异性表现：不适、刺激性、发热、腹痛、排尿习惯改变/遗尿、腰痛、呕吐、血尿、尿痛
- 实验室结果：白细胞增多和尿培养细菌数>10^5 cfu/ml

并发症

- 肾周脓肿、坏死性乳头炎、肾盂积脓、肾皮质瘢痕
- 反复感染和随后形成的瘢痕导致晚期肾脏疾病，在儿童中尤为明显

治疗

- 抗菌治疗7～14天，刚开始时静脉用药，以后可改为口服
- 对于伴有膀胱输尿管反流和先天性畸形者需行影像学检查

预后

- 大多数预后良好，除非有并发症或反复感染

参考文献

1. Kraus SJ: Genitourinary imaging in children. Pediatr Clin North Am 48:1381-424, 2001
2. Majd M et al: Acute pyelonephritis: comparison of diagnosis with 99mTc-DMSA, SPECT, spiral CT, MR imaging, and power Doppler US in an experimental pig model. Radiology 218(1):101-8, 2001
3. Roberts KB: A synopsis of the American Academy of Pediatrics practice parameter on the diagnosis, treatment, and evaluation of the initial urinary tract infection in febrile infants and young children. Pediatr Rev 20(10):344-7, 1999

膀胱输尿管反流

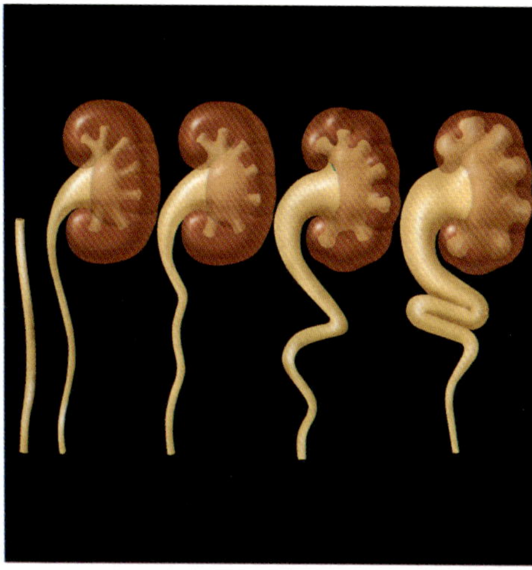

根据国际反流研究组进行膀胱输尿管反流的分级。从左到右为膀胱输尿管反流程度逐步加重，表现为扩张、肾盏变钝和肾内反流。从左到右依次为Ⅰ～Ⅴ度

要点

- 同义词：VUR
- 定义：从膀胱到肾脏尿液逆流
- 典型影像学表现：进入膀胱的造影剂可进入输尿管，有的可到达肾内集合系统，但往往是短暂的
- 伴有急性肾盂肾炎
- 可能与伴有肾瘢痕的无菌性反流有关
- 伴有反流的80%的儿童到青春发育期有好转
- 通过改变膀胱输尿管开口的角度使之产生高的喷射尿流来解决
- **分级系统**
  - Ⅰ度——反流至输尿管尚未到达肾盂
  - Ⅱ度——反流到达肾盂尚未到达肾盏

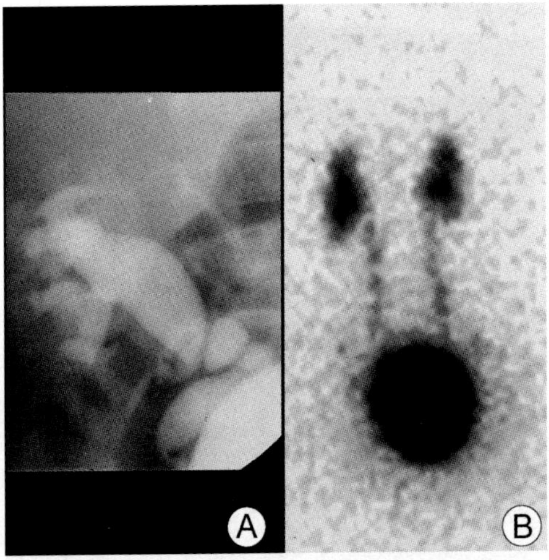

膀胱输尿管反流。（A）VCUG 显示右肾下极Ⅴ度膀胱输尿管反流。（B）RNC 显示双侧Ⅱ度膀胱输尿管反流

- ○ Ⅲ度——肾盏轻度变钝
- ○ Ⅳ度——进行性肾盏和输尿管扩张
- ○ Ⅴ度——集合系统明显扩张和迂曲伴肾内反流

影像学表现

一般特点

- 最具诊断价值的影像学表现：造影剂从膀胱向上逆流
- 膀胱逆行造影（VCUG）检查通过透视完成
- 利用γ照相机进行放射性核素膀胱显像（RNC）
- 通过膀胱插管，RNC 放射剂量很低

透视表现

- 碘酸盐类造影剂在输尿管和肾脏集合系统可看到

核医学表现

- 放射示踪剂从膀胱不同程度地向上逆行

超声表现

- 超声造影剂注入膀胱内通过超声膀胱显像图观察膀胱以外有

无微泡剂到达

推荐的影像学检查方法

- VCUG 不仅有利于了解上尿路的详细解剖结构，而且有利于在所有的病例中评价尿道的解剖情况
- RNC 不仅有利于了解解剖而且有利于随访研究

鉴别诊断

类似膀胱输尿管反流透视表现

- 正常肠道周围由气体包绕，肠道内造影剂或骨骼的髂耻线很像输尿管内充盈造影剂，但可通过倾斜角度来分辨

不透光结石或珊瑚样结石

- 在肾盂内密度与造影剂相似
- 观察定位图像或观察造影剂排出后的图像

病理

概述

- 一般病理特点
    - 在理论上膀胱输尿管变短或其开口角度异常可导致膀胱输尿管反流
    - 也许还可以由于尿道周围的憩室，输尿管囊肿，膀胱出口梗阻，排泄功能异常，或神经源性膀胱导致膀胱输尿管反流
- 胚胎学-解剖学
    - 绝大多数病孩患有膀胱输尿管反流，大概是由于膀胱输尿管连接处在生长发育时发生改变
- 流行病学
    - 女孩≫男孩
    - 非黑种人≫黑种人，(15～20)：1
    - 在 25%患有膀胱输尿管反流病人中，其兄弟姐妹有很高的发病率

大体病理及手术学特点

- 输尿管内膜的纵行肌缺失或发育不良

- 邻近膀胱异常的输尿管开口有扭曲

临床要点

临床表现

- 尿路感染是最常见的临床表现

病程转归

- 80％在青春期膀胱输尿管反流有好转

治疗

- 预防性抗感染治疗（药物疗法）
- 外科行输尿管再植术
- 内镜下尿道周围注射

预后

- 根据膀胱输尿管反流的严重程度，持续时间，尿路感染和有无瘢痕而论
- 在伴有高度膀胱输尿管反流，长期的膀胱输尿管反流，明显的尿路感染及随后产生的肾瘢痕时，肾发育不良的发生率、高血压和末期肾脏疾病发生率明显增加

参考文献

1. Kraus SJ: Genitourinary imaging in children. Pediatr Clin North Am 48:1381-424, 2001
2. Fernbach SK et al: Pediatric voiding cystourethrography: A pictorial guide. Radiographics 20:155-68, 2000
3. Smellie JM et al: Childhood reflux and urinary infection: a follow-up of 10-41 years in 226 adults. Pediatr Nephrol 12:727-36, 1998

肾盂输尿管连接处梗阻

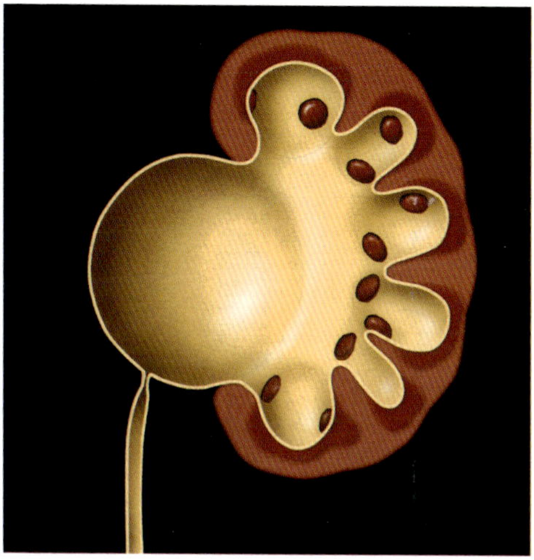

肾盂输尿管连接处梗阻。注意近端输尿管无扩张

要点

- 同义词：UPJ 梗阻，PUJO
- 定义：肾盂输尿管连接处不同程度的尿流梗阻
- 典型影像学表现：明显的肾积水在肾盂输尿管连接处突然中断，但往往伴有输尿管下端开口正常
- 梗阻往往是不完全性，并随时间而加重
- 随访研究可评估梗阻程度的变化，还可确定肾功能的恶化程度
- 病人根据超声或临床症状如尿路感染，间歇性腹痛，呕吐，血尿可以诊断。有一些病人因外伤而意外发现

影像学表现

一般特点

- 最具诊断价值的影像学表现：肾盂明显扩张和集合系统排泄功能差

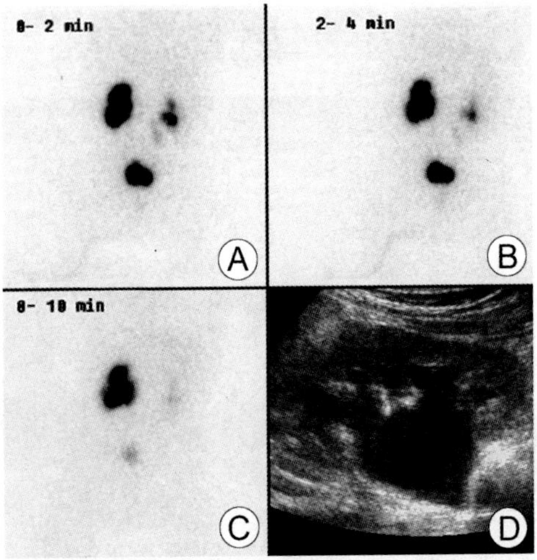

在（A～C）用 Tc-99m MAG3 显像扫描在膀胱输尿管连接处可显示从正常的右肾快速进行分泌和引流，但在肾集合系统和肾盂放射性药物慢慢积聚。（D）超声显示扩张的肾盂和集合系统

超声表现

- 不伴输尿管积水的中度至重度的肾盂积水

核医学表现

- 进行利尿肾动态显像：在给予水负荷和利尿剂后仍表现为排泄功能差的肾积水
  - 核医学检查多用于测量分肾功能，对肾功能进行定量并能显示梗阻程度
  - $T_{1/2}$（半排时间）是测量梗阻严重程度的一种方法：$T_{1/2}<$ 10min 是正常的，$T_{1/2}>$20min 有梗阻

IVP 表现

- 造影剂排出延迟，造影剂逐渐进入明显扩张的肾盂，并可看到突然变细的肾盂输尿管交界处

CT 或 MR 表现

- 与 IVP 相似，在扩张的集合系统造影剂分泌延缓，扩张的肾盂突然变细，没有输尿管积水

推荐的影像学检查方法

- 超声是根据临床症状进行的首选检查，其次肾显像用来评估梗阻的程度和确定是手术治疗还是做外引流治疗

鉴别诊断

其他原因引起的肾积水

- 可能与膀胱输尿管反流，肾盂输尿管连接处梗阻，输尿管囊肿等有关

巨肾盏或先天性巨肾盏

- 先天性肾盏扩张不伴有肾盂扩张
- 巨肾盏引流正常或轻微延缓

病理

概述

- 关于肾盂输尿管连接部梗阻的病因学的理论
    - 平滑肌细胞失去正常的排列引起狭窄
    - 输尿管近端神经支配异常，类似巨结肠
    - 在肾盂输尿管连接部有横位的血管或纤维增生形成瘢痕
- 病因-发病机理
    - 通过手术把扩张的肾盂大部分切除，并可见肾盂明显扭曲，可确定病因
- 流行病学
    - 肾盂输尿管连接部梗阻在多囊性肾发育不良中发生率很高
    - 这些病人需要尽快手术，因为多囊性肾发育不良是无功能的而肾盂输尿管连接处可以保留肾功能

大体病理及手术学特点

- 异常扩张的肾盂使得输尿管内径几乎近于正常，从肾盂向输尿管逐渐变细的肾盂成形术是最常用的纠正病变的方法

临床要点

临床表现

- 在产前超声中发现的大多数病人，在临床上可表现为泌尿道

感染，间歇性腹痛或腰痛，血尿

病程转归

- 可自行好转或恶化

治疗

- 肾盂成形术——在肾盂输尿管连接部的狭窄部分手术切除
- 内镜下切除——内镜下肾盂切除术
- 可做选择性的经皮肾外引流术，尤其是伴有感染的病人

预后

- 如肾功能没有因长期严重梗阻而受到影响，则预后好
- 在手术成功后进行超声检查可见肾盂肾盏扩张持续数年，肾显像显示肾发育好和引流顺畅是手术成功的标志

参考文献

1. Kraus SJ: Genitourinary imaging in children. Pediatr Clin North Am 48:1381-424, 2001
2. Amling CL et al: Ultrasound changes after pyeloplasty in children with ureteropelvic junction obstruction: long-term outcome in 47 renal units. J Urol 156:2020-4, 1996
3. Gordon et al: Antenatal diagnosis of pelvic hydronephrosis: assessment of renal function and drainage as a guide to management. J Nuc Med 32:1649-54, 1991

多囊性肾发育不良

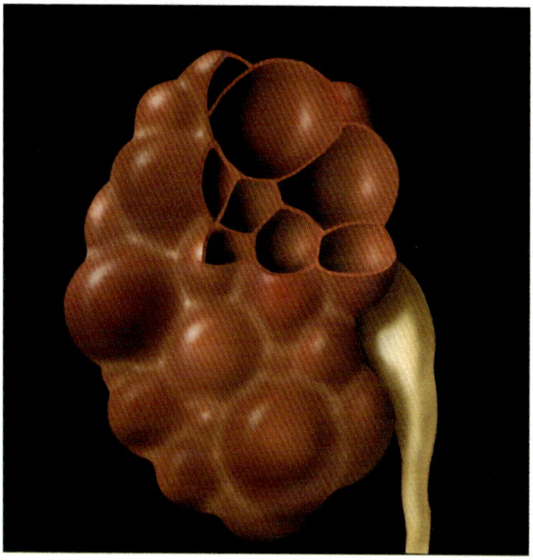

多囊性肾发育不良的图片可看到大小不一的多发囊肿，囊肿之间可伴有发育不良的组织。影像图上输尿管在肾门处可看到也可看不到

要点

- 同义词：MCDK
- 定义：无功能性肾脏，由多发囊肿和发育不良组织替代，大小从 10～15cm 到 1～2cm 不等
- 典型影像学表现：基本上被认为有两种类型
  - 肾盂漏斗性多囊性肾发育不良是较常见的类型，由输尿管或肾盂闭锁引起，囊肿是残余的扩张的肾盏
  - 积水型多囊性肾发育不良较少见，由部分输尿管闭锁引起，囊肿是整个肾盂肾盏系统
- 在尸解中发生率为 0.03%
- 是新生儿中腹部肿块的常见疾病，仅次于肾积水
- 随着时间的推移逐渐退化，囊肿萎缩和残余肾组织失去肾形，不做手术切除
- 在多囊性肾发育不良中并发 Wilms 瘤可能要改变治疗方法

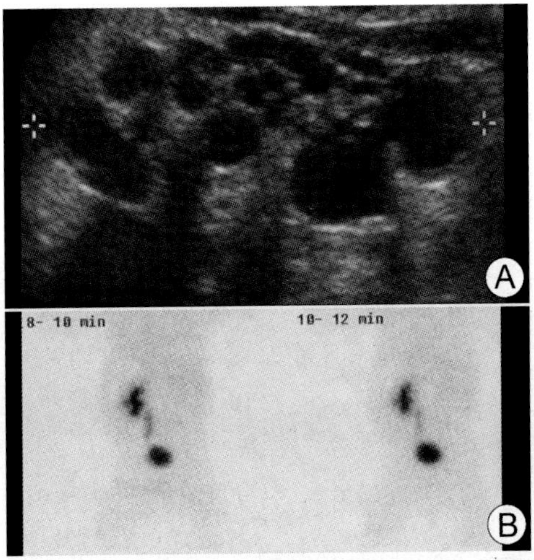

(A) 超声纵切图显示大小不一的囊肿，囊肿之间伴有有回声的纤维基质。(B) 一位右肾患有多囊性肾发育不良的幼儿：Tc-99m MAG3 扫描后位显像图可看到左肾引流正常和右肾丧失功能

- 患有多囊性肾发育不良的病人中 40%以上可有对侧肾脏异常——肾盂输尿管连接处梗阻和膀胱输尿管反流是常见的
- 在部分重复肾中可发生

影像学表现

一般特点

- 最具诊断价值的影像学表现：放射性核素显像显示肾功能丧失
- 如果尚有一些排泄功能存在，则考虑肾积水伴肾功能差

超声表现

- 大小不一的多发无回声囊肿，最大的囊肿往往不在中间，有回声的纤维组织形成间隔

核医学表现

- 多囊性肾发育不良在肾血流图中有灌注，但无明显排泄。因为存在肾小管，故肾实质有 Tc-99m DMSA 的摄取，但这不同

于真正的放射性示踪剂的排泄
- MAG3，DTPA，葡萄糖酸盐是较常用的示踪剂

CT 或 MR 表现
- 在 CT/MR 扫描中可以发现囊性肾脏部分中强化的部分可能是实质部分，但没有真正的造影剂排泄，肾皮质由囊肿替代

其他影像学表现
- 静脉肾盂造影还可以确认有无功能，但很少用于儿童
- 逆行输尿管造影可显示输尿管盲端，可根据输尿管管径的不同和有无与肾盏的交通情况，与肾盂输尿管连接处梗阻或其他原因引起的肾积水作鉴别

推荐的影像学检查方法
- 超声可明确囊肿的形态和排除肿块（如 Wilms 瘤的潜在存在）
- 放射性核素显像可明确肾脏无功能和证实对侧肾脏引流正常

鉴别诊断

肾积水
- 在肾积水中肾盏之间相互交通，通过超声可找到肾盏连接处

先天性中胚层肾瘤
- 婴儿的实质性肿瘤

Wilms 瘤
- 通过超声区别较为困难，关键是有无排泄功能丧失

病理

概述
- 一般病理特点
    - 在胎内后肾发展期可能由于输尿管或肾盂输尿管连接处闭锁引起本病
- 遗传学——没有遗传性
- 流行病学
    - 男女发病率基本相同

大体病理及手术学特点
- 囊肿壁厚度大小不一，纤维化发育不良组织替代正常肾基质，

肾脏外形变得很大而失去肾形

临床要点

临床表现

- 在婴儿中可触摸到明显的肿块
- 临床症状出现较晚，仅当对侧肾盂输尿管连接处梗阻出现症状时才被偶然发现

病程转归

- 随着时间的增加绝大多数恢复正常和失去临床症状
- 可能并发感染，肿块效应或高血压

治疗

- 出现局部增大（潜在性 Wilms 瘤），反复感染，肿块效应或高血压可行手术切除
- 否则，通过持续超声表现随访 3～5 年

预后

- 没有并发症预后良好
- 外科手术后预后尚可
- 如果对侧肾的肾盂输尿管连接处梗阻诊断延迟，则很可能出现肾功能不全

参考文献

1. Beckwith JB: Wilms' tumor in MCDK. Dialogues in Pediatric Urology 19:3-5, 1996
2. Strife JL et al: Muticystic dysplastic kidney in children: US follow up. Radiology 186:785-8, 1993
3. Slovis TL et al: Imaging of the Pediatric Urinary Tract. Philadelphia, WB Saunders. 69-162, 1989

输尿管囊肿

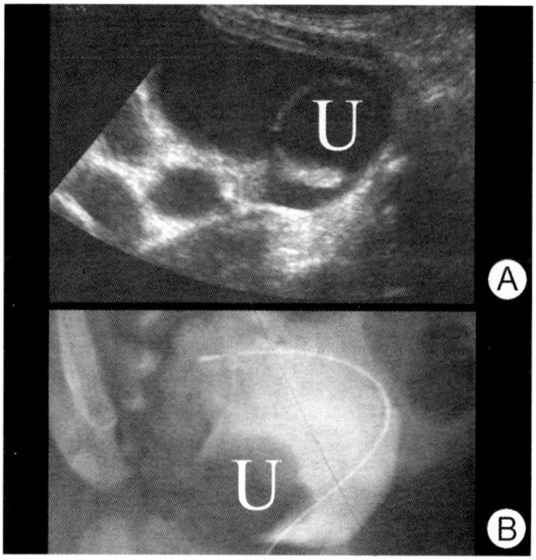

(A) 排尿后膀胱纵切图在左侧输尿管远端邻近膀胱内腔可显示一个小的残余的薄壁无回声的结构(U)。(B) 通过 VCUG 在斜位看到左侧输尿管基底部充盈缺损也可诊断输尿管囊肿

要点

- 同义词：单纯和异位输尿管囊肿
- 定义：先天性输尿管内膜的扩张
- 输尿管的类型
  - 单纯输尿管囊肿多位于膀胱三角区的正常位置
  - 异位输尿管囊肿绝大多数系重复肾所致，位于膀胱三角区的中间和前部，潜在可到达阴道，子宫，附睾或直接到达会阴
  - 盲肠型输尿管囊肿起源于尿道或在尿道形成疝，引起间歇性膀胱出口梗阻
- 典型影像学表现：在膀胱内可见充盈缺损
- 异位＞单纯（3∶1）
- 大多数异位输尿管囊肿可伴有膀胱输尿管反流

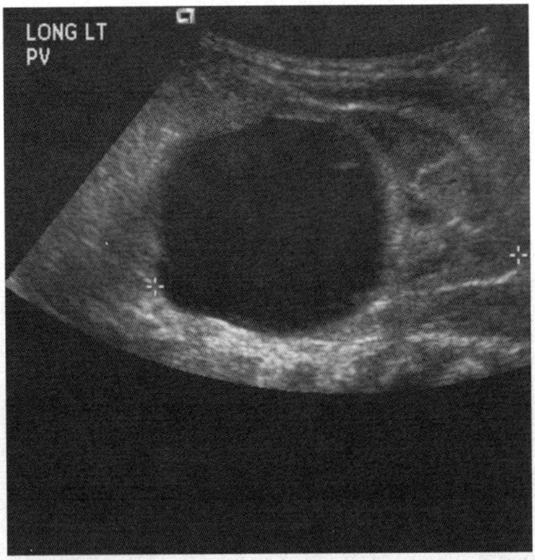

同一病人患有重复肾：超声纵切图可见上半肾明显肾积水和正常右肾下极，下半肾输尿管（未显示）开口正常，位于膀胱三角区

- 可脱出在膀胱内外
- 可形成梗阻和引起肾盂积水
- 按照Weigert-Meyer规则，来自重复肾上半肾的输尿管开口位置偏下和偏中，来自重复肾下半肾的输尿管正常开口于膀胱三角区

影像学表现

一般特点

- 最具诊断价值的影像学表现：影像检查可看到膀胱内的充盈缺损

VCUG表现

- 输尿管囊肿在膀胱充盈早期显示好，膀胱高度充盈或膀胱内压力压迫输尿管囊肿后显示差
- 膀胱导尿管有时会插入输尿管囊肿的开口

超声表现

- 膀胱内腔无回声的薄壁囊肿，可看到与远端输尿管的连接

IVP 表现

- 在造影剂充盈的膀胱内可见充盈缺损和上半肾排泄功能延缓

MR 表现

- MR 常常用于检查伴有隐匿异位输尿管开口的重复肾——MR 还有助于在 50%重复肾的妇女中发现相关的妇产科方面的异常

其他影像学表现

- 几乎所有的影像学检查都可看到充盈缺损

推荐的影像学检查方法

- VCUG 是评估输尿管囊肿动力学特征的最佳检查——反流，囊肿脱出，外翻引起的膀胱出口梗阻
- IVP 是寻找伴或不伴输尿管囊肿的输尿管异位开口位置的最佳方法

鉴别诊断

膀胱肿块——横纹肌肉瘤，血肿，真菌球菌等

- 远端输尿管交通不畅，而且更可能为实质性病变而不是单纯囊肿

来自乙状结肠的类似肿块

- 通过 VCUG 采用斜位可区分

膀胱的“Hutch”憩室

- 输尿管周围的憩室一般不突入膀胱内腔并和远端输尿管分离

病理

概述

- 一般病理特点
  - 在扩张的黏膜内可见正常的膀胱上皮
- 遗传学——没有遗传性
- 胚胎学-解剖学
  - 被认为在胚胎发生期间由于 Chawalle 内膜管发育延迟引起
- 流行病学
  - 异位输尿管囊肿的发生率与重复肾的发生率相当

- ○ 重复肾的发生率为1/150——虽然部分重复肾伴有单根输尿管，更少见的伴有输尿管囊肿

临床要点

临床表现

- 单纯输尿管囊肿可以到成人才被诊断
- 异位输尿管囊肿常常在婴儿期就被诊断或在排尿训练时被发现，临床表现为血尿，泌尿道感染，肾积水，尿潴留

病程转归

- 女孩中位于括约肌以下的异位输尿管开口的典型病史：无法上厕所或内裤总是湿的
- 男孩中异位输尿管的开口位于附睾，输精管或精索并引起附睾炎或其他阴囊疾病

治疗

- 内镜下切除术，尤其是当新生儿出现感染或梗阻时
  - ○ 注意内镜下切除的输尿管囊肿壁很厚，不规则，甚至类似肿块
  - ○ 内镜下切除后可出现梗阻的输尿管囊肿转变成反流的输尿管囊肿
- 输尿管再植术：输尿管-输尿管吻合术，肾盂-输尿管吻合术
- 如果上半肾排泄功能差可行半肾输尿管切除术

预后

- 若没有梗阻和反流则预后好
- 长期的梗阻或高度反流可影响肾功能

参考文献

1. Kraus SJ et al: Genitourinary Imaging in Children. Pediatr Clin North Am 48:1381-424, 2001
2. Staatz G et al: Magnetic resonance urography in children: evaluation of suspected ureteral ectopia in duplex systems. J Urol 166(6): 2346-50, 2001
3. Keesling CA et al: Sonographic appearance of the bladder after endoscopic incision of ureteroceles AJR 170:759-63, 1998

异位肾和融合肾

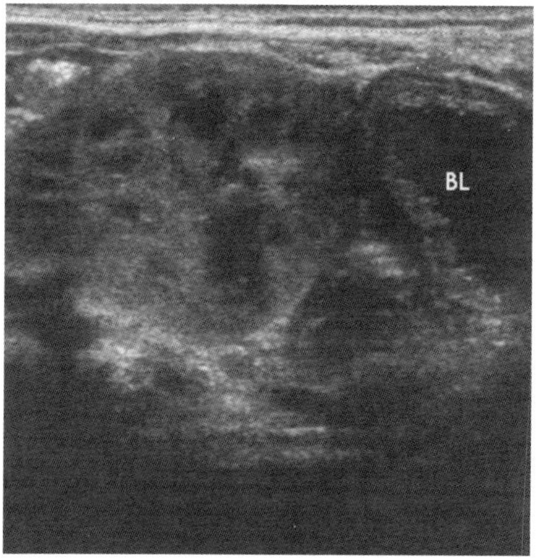

超声纵切图可见肾盂正好位于膀胱的头侧，标记为“BL”，可看到低回声的肾锥和有回声的肾皮质，这在新生儿期是正常的肾脏超声表现

要点

- 同义词：根据不同的位置有不同的命名——盆腔肾，低位肾，胸腔肾或旋转不良肾，还有交叉融合异位肾，马蹄肾或烙饼肾
- 定义：正常的肾组织位于其他异常部位
- 典型影像学表现：在正常肾窝以外的位置有正常的肾实质组织
- 原因是由于胎儿期肾脏的上升和旋转发生异常
- 在骶椎水平肾脏开始形成，随后上升至 L1，肾盂开始时位于前方而后旋转上升 90°位于中间
- 异位肾更容易出现外伤，医源性损伤，梗阻，感染和结石
- 马蹄肾中间连接的峡部可为保留了正常肾功能的肾组织或为纤维化的无功能的肾组织
- 异常和多发肾动脉和肾静脉发生率很高

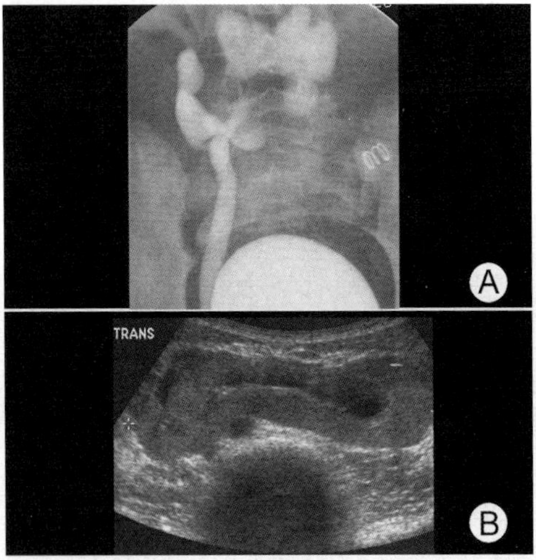

(A) 膀胱造影显示膀胱输尿管反流至马蹄肾，左侧输尿管没有显影，虽然反流是双侧性的。(B) 下腹部超声横切图可见在脊柱前方肾组织跨越中线形成马蹄肾

影像学表现

一般特点

- 最具诊断价值的影像学表现：异位的正常肾实质，肾轴或肾盂的位置

超声表现

- 在异常位置可探到正常实质回声的肾组织
- 由于与肠腔气体较接近，分辨肾盂有一定的困难
- 结肠进入空肾窝

IVP 表现

- 异位的有功能的肾实质，肾积水较常见
- 肠腔进入空肾窝
- 异位肾尤其是胸腔肾和马蹄肾的形状初看很像肿块
- 输尿管异常也是常见的，根据其在膀胱的开口位置可以找到肾脏，如交叉融合异位肾的输尿管下端开口位于对侧膀胱三角区

CT 表现

- 可以显示异位，旋转，肾轴和输尿管的全程情况

MR 表现

- 与其他检查一样，也可以显示肾脏的异常位置，肾轴情况，有无旋转

其他影像学表现

- 由于肠腔气体而不能很好地用超声显示的肾盂位置可以通过放射性核素显像检查来显示
- 可以看到正常的放射性药物的吸收伴有不同程度的肾积水

推荐的影像学检查方法

- 超声是显示异位肾和融合肾的有效方法
- 增强检查（放射性核素，IVP，CT 或 MR）用来评估肾积水的排泄情况，诊断肾石病和显示异常肾动脉和肾静脉的位置

鉴别诊断

异位的其他肿块型——大网膜饼，纤维瘤等

- 其他位置见到特征性的功能性肾组织和肾窝内没有肾有助于确诊

肠套叠或结肠性假肾

- 结肠袋，尤其肠套叠时，其超声回声类似肾回声

病理

概述

- 一般病理特点
  - 肾实质部分在病理上是正常组织，但梗阻，瘢痕，肾石病继发改变是很常见的
- 遗传学
  - 马蹄肾常伴有遗传性疾病，VATER，Turner 综合征及其他综合征
  - 很少伴有其他异常
- 胚胎学-解剖学
  - 由于输尿管胚芽的引导，后肾胚基的上升和旋转发生异常

    - 多发血供和输尿管引流是较常见的
- 流行病学
    - 马蹄肾的发生率在新生儿中是1/400，融合肾较常见
    - 交叉融合异位肾少见
    - 异位的所有类型中男孩比女孩多见

临床要点

临床表现

- 产前超声可以怀疑本病
- 出生后在临床上可触摸到肿块或伴有泌尿道感染或出现梗阻症状

病程转归

- 除了梗阻、结石、泌尿道感染和损伤，大多数肾功能正常
- 早期注意就可以在常规手术尤其是腹腔镜手术时避免对肾实质和血供的医源性损伤

治疗

- 仅并发症如梗阻，反流和结石需要治疗

预后

- 通常预后好

参考文献

1. Shalaby-Rana E et al: Imaging in Pediatric Urology. Pediatr Clin North Am 44:1065-89, 1997
2. Decter RM et al: Renal duplications and fusion anomalies. Pediatr Clin North Am 44:1323-41, 1997
3. Slovis TL et al: Imaging of the Pediatric Urinary Tract. Philadelphia, WB Saunders. 69-162, 1989

后尿道瓣膜

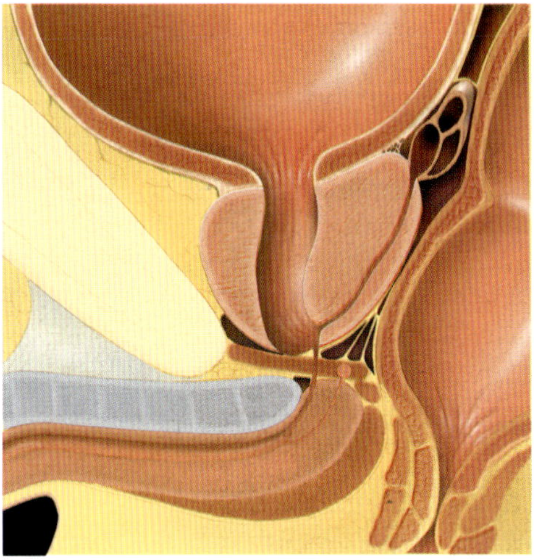

后尿道瓣膜的纵切图显示前列腺部尿道扩张和精阜远端尿道突然变细

要点

- 同义词：PUV，瓣膜
- 定义：由于精阜皱襞的融合和突起引起不同程度的慢性尿路梗阻，属于正常的同心尿道皱襞
- 典型影像学表现：从 VCUG 上可以看到在瓣膜水平以上后尿道扩张，前尿道尿流突然变细，实际上瓣膜影看不到
- 仅发生于男孩
- 80%的病人合并膀胱输尿管反流
- 后尿道瓣膜可分 3 型：
    - Ⅰ型：最常见，精阜皱襞前部融合
    - Ⅱ型：最罕见，黏膜皱襞从精阜延伸至膀胱颈部
    - Ⅲ型：罕见，在精阜远端的皱襞呈盘状或风帆状

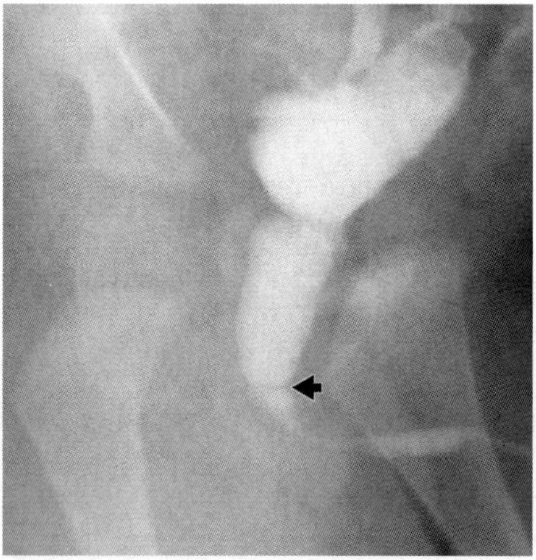

斜位观察 VCUG 排尿期可见膀胱小梁形成，单侧膀胱输尿管反流，后尿道扩张，瓣膜造成尿道充盈缺损

影像学表现

一般特点

- 最具诊断价值的影像学表现：在瓣膜水平以上后尿道明显扩张

VCUG 表现

- 从 VCUG 上可以看到在瓣膜水平以上后尿道扩张，前尿道尿流突然变细，实际上瓣膜影看不到
- 可合并膀胱壁的小梁形成/黏膜肥厚，膀胱输尿管反流，尿性腹水和肾发育不良

超声表现

- 产前超声表现可见膀胱扩大和膀胱壁肥厚，还可看到在膀胱颈部后尿道呈“锁孔”样扩张
- 还可看到合并有膀胱输尿管反流，尿性腹水和肾发育不良

其他影像学表现

- 直接膀胱造影可见瓣膜呈半透明，被尿流推至尿道的外侧壁
- 放射性核素肾图检查可用于评价由于慢性尿路梗阻和膀胱输尿管反流引起的肾发育不良

推荐的影像学检查方法

- 由于逆行尿路造影不能显示排尿时的尿道动力学变化，故VCUG是常用的检查方法

鉴别诊断

前尿道瓣膜

- 突起的半月形黏膜皱襞位于精阜更远端

排尿功能异常

- 短暂的逼尿肌外部括约肌不协调，但不能显示尿道的长期失调

盲肠型输尿管囊肿

- 输尿管囊肿脱垂至后尿道而引起尿路梗阻

病理

概述

- 一般病理特点
  - 尿道瓣膜皱襞肥厚和（或）融合
- 流行病学
  - 仅发生于男孩

大体病理及手术学特点

- 瓣膜变薄，形状似“风帆样”，使排尿时几乎完全梗阻

分期或分级标准

- 后尿道瓣膜的分型在“要点”部分已描述

临床要点

临床表现

- 梗阻程度决定临床表现和出现临床症状的年龄
- 在每个年龄段约1/3的病人有临床表现
  - 新生儿：膀胱尿潴留，肾积水，尿性囊肿，尿性腹水，在子宫内羊水过少和肺发育不良
  - 婴幼儿：泌尿道感染，败血症，肾功能不全/衰竭，呕吐，生长发育迟滞，黄疸，可摸到盆腔肿块（胀大的膀胱）

  - 儿童：排尿方式异常，排尿踌躇，排尿紧张，尿流变细，残余尿增加，肾功能不全/衰竭

治疗

- 内镜下瓣膜切除术
- 对于严重的羊水过少有时可行胎儿外科手术——经皮膀胱羊膜腔分流术

预后

- 对于由于慢性尿路梗阻和膀胱输尿管反流引起的不同程度的肾发育不良，有时甚至需要肾移植
- 单侧膀胱输尿管反流可能有助于保护对侧肾
- 也会出现长期膀胱顺应性减弱，膀胱容量减少和排尿功能差

参考文献

1. Kraus SJ et al: Genitourinary Imaging in Children. Pediatr Clin North Am 48:1381-424, 2001
2. Fernbach SK et al: Pediatric voiding cystourethrography: A pictorial guide. Radiographics 20:155-68, 2000
3. Slovis TL et al: Imaging of the Pediatric Urinary Tract. Philadelphia, WB Saunders. 69-162, 1989

子宫阴道积液

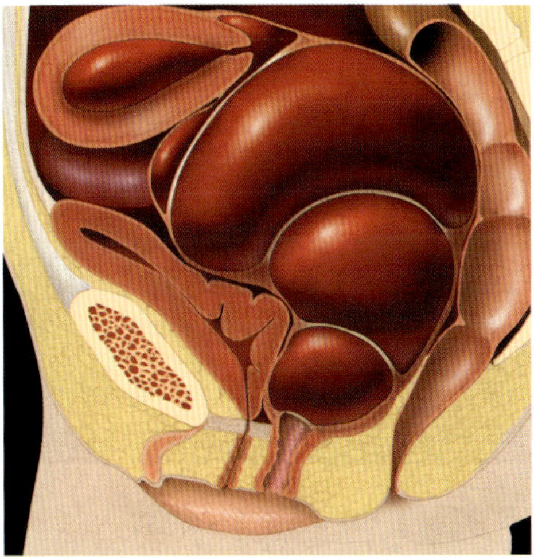

矢状位图示阴道隔膜引起梗阻和子宫阴道积液。可看到阴道扩大，里面充满分泌液和血液，在一定程度上超过子宫

要点

- 同义词：hematometrocolpos，子宫积液（hydrometra）
- 定义：子宫扩大或由于宫颈狭窄，闭锁，阴道横隔或无孔处女膜引起的继发性子宫和阴道扩大
    - 前缀：hydro 意思是积水，hemato 意思是出血
    - 后缀：metro 意思是子宫腔扩大
    - 后缀：metrocolpos 意思是子宫和阴道扩大
- 典型影像学表现：阴道和子宫内积液的回声表现为盆腔囊性肿块
- 可能与管融合发生异常有关，尤其在双子宫中
- 还可能伴有肛门闭锁，泄殖腔异常，泌尿系异常（孤立肾），脊柱和心脏异常
- 在新生儿时期表现为盆腔肿块或败血症，由于新生儿期受母体激素的影响而导致子宫和阴道积液

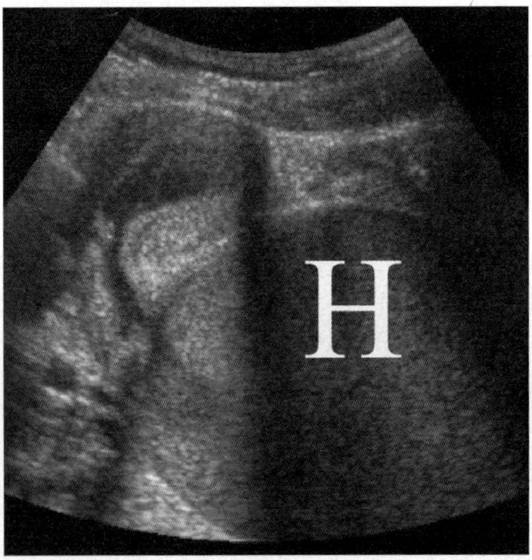

盆腔超声纵切图可看到扩大的阴道（H）和极小的子宫内积液的回声。伴有子宫内膜异位症的青春期女孩，其子宫颈是开放的并充满积液，周期性下腹痛是由于阴道闭锁

- 青春期女孩月经初潮延迟，闭经，周期性下腹痛

影像学表现

一般特点

- 最具诊断价值的影像学表现：盆腔内囊性肿块，与膀胱和直肠边界清晰，能引起继发性肾积水

超声表现

- 在膀胱和直肠之间可见边界清晰的囊性回声
- 通常可以看到子宫内充满分泌液且子宫形态异常
- 也可以出现双侧肾脏异常的临床表现和继发性肾积水

X 线表现

- 盆腔囊性肿块代替肠段

CT 表现

- 可见盆腔深部囊腔壁强化，取代膀胱和直肠的位置，强化的子宫被推至上方

MR 表现

- 与 CT 表现相似，经血的特征性信号表现

推荐的影像学检查方法

- 超声是常用检查，MR 仅用于发现复杂的泌尿生殖系统异常

鉴别诊断

盆腔脓肿

- 在新生儿期子宫阴道积液多见，而在青春期则考虑盆腔感染和性传播疾病

卵巢肿瘤，扭转或卵巢水肿

- 可以找到分离的卵巢，确定子宫与肿块相邻关系

盆腔横纹肌肉瘤

- 子宫积液类似阴道横纹肌肉瘤，病史有助于鉴别

病理

概述

- 一般病理特点
  - 梗阻的部位可能在无孔处女膜，阴道狭窄或闭锁，宫颈狭窄或闭锁，子宫和阴道的重复畸形形成的类似肿块或阴道横隔
  - 阴道横隔的常见位置多在阴道的中间和上 1/3。这些病人虽然生育能力受到影响，但其子宫是正常的
- 遗传学
  - 常伴有肛门，肾脏，脊柱和心脏的异常
- 胚胎学-解剖学
  - 管腔形成不良，沿着内腔发生狭窄或闭锁
- 流行病学
  - 仅发生于女性
  - 发生率情况
    - 阴道横膈发生率约 1/80 000
    - 无孔处女膜较常见

大体病理及手术学特点

- 在前部切除尽量少的组织将积液引流

- 狭窄和局部闭锁需要早期吻合术，手术后的支架扩张术

临床要点

临床表现

- 新生儿可表现为腹部肿块，败血症或泌尿系统感染
- 青少年典型症状为闭经，隐性月经，周期性下腹痛或盆腔肿块

病程转归

- 可能影响生育能力和出现子宫内膜异位症，为长期并发症

治疗

- 从阴道行引流或外科切除

预后

- 短期预后是好的
- 有些病人可能出现长期并发症如影响生育能力和子宫内膜异位症

参考文献

1. Seigel MJ et al: in 3rd edition Pediatric Sonography. Lippincott, Williams & Wilkins, Philadelphia:558-64, 2002
2. Martensson O et al: Translabial sonography in evaluation of the lower female urogenital tract. AJR 166:1327-31, 1996
3. Blask ARN et al: Obstructed urovaginal anomalies: demonstration with sonography. Part I: neonates and infants. Radiology 179:79-83, 1991

Wilms 瘤

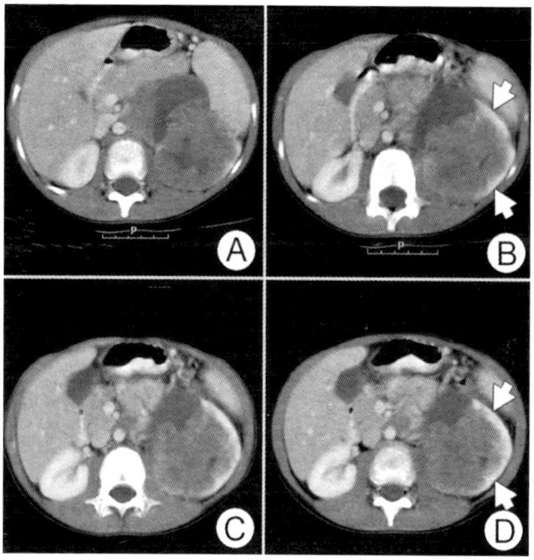

口服和静脉注射造影剂后的 CT 横断面扫描图可见左肾大部分被强化不明显的肿块取代。可看到肿块前部的囊性和坏死成分以及外侧少量强化的呈新月形的正常组织（箭头）

要点

- 同义词：恶性肾母细胞瘤
- 定义：原发于后肾胚基的恶性肿瘤
- 典型影像学表现：在肾脏位置有一巨大、不均质肿块，推移邻近器官和常常侵犯肾静脉和下腔静脉
- 1～8 岁儿童多表现为腹部肿块
- 是继白血病和中枢神经系统肿瘤后儿童恶性肿瘤的第三位
- 80％患病儿童小于 5 岁，平均年龄为 3.6 岁
- 5％～10％的病例是双侧的，可合并肾母细胞瘤病
- 与染色体异常有关（11p13 和 WT1）
- 大多数 Wilms 瘤是散发的，不到 2％有家族性
- 伴有严重的综合征如虹膜缺如，偏身肥大，Drash 综合征
- 4％～10％的 Wilms 瘤患者预后差

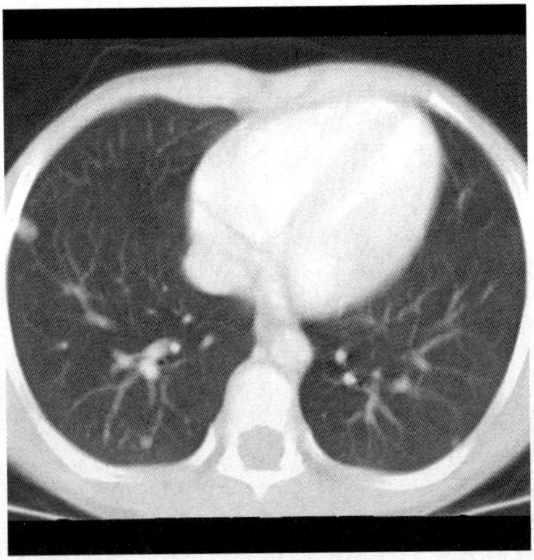

刚诊断为 Wilms 瘤患儿的胸部 CT 扫描图像可见肺部多发结节符合肿瘤转移，转移多发生在肺，肝，脑和骨

- Wilms 瘤中钙化比神经母细胞瘤少见
  - 在 X 线中钙化约 9%，在 CT 中约 15%

影像学表现

一般特点

- 最具诊断价值的影像学表现：在肾脏位置有一巨大，密度不均匀肿块，侵犯肾静脉和下腔静脉

CT 表现

- 表现为强化不等，密度不均匀，边界清晰或假包膜，局部侵犯肾周脂肪和淋巴结
- 在诊断时就有 20%的病人发生肺部转移

MR 表现

- 与 CT 表现相似，典型者为 T1 低信号和 T2 高信号，信号不均匀和常常影响血管
- MR 血管造影有助于在术前确定血行播散情况

超声表现

- 如不扩大视野超声显示整个肿块比较困难
- 多普勒有助于确定肿块周围受压静脉有无瘤栓

其他影像学表现

- IVP 是以前的常用方法，现在很少用

推荐的影像学检查方法

- 超声是临床的首选检查方法
- 在每个国家的记录中 CT 或 MR 表现是超声的补充
- 胸部 X 线或胸部 CT 表现可用于分期（胸部 CT 对 NWTS-5 尤为重要）
- 对于双侧性肿瘤应仔细观察对侧肾脏

鉴别诊断

神经母细胞瘤

- Wilms 瘤与神经母细胞瘤相比，很少侵犯后腹膜大血管
- 神经母细胞瘤钙化更常见，起源于肾上腺或脊柱旁神经组织

多房性囊性肿瘤

- 发病年龄相似，与囊性 Wilms 瘤很难区分

透明细胞肉瘤和肾横纹肌样瘤

- 曾被认为是 Wilms 瘤的有侵袭性的形式，影像学表现一致
- 肾横纹肌样瘤在婴幼儿期就被诊断（小于 1 岁）

病理

概述

- 一般病理特点
  - 肿瘤内含有原始后肾胚基成分
- 遗传学
  - 染色体 11 缺失
  - 在 11p13 的 Wilms 瘤受体也被认为是重要的基因
  - 其他尚在研究中：16q，1p，*p*53
  - 约有 2%的 Wilms 瘤有家族性
- 胚胎学-解剖学

 - 通常后肾胚基在 34 周完全分化
 - 后肾胚基长期存在即称为肾母细胞瘤病
 - 肾母细胞瘤病的患者发展成肾母细胞瘤的危险性很高
 - 30%～44%的肾母细胞瘤病患者会发展成肾母细胞瘤
 - 生肾组织的残余在婴幼儿尸解中占 1%，在多囊性肾发育不良中占 4%
- 流行病学
 - 伴有畸形：泌尿生殖系统异常，生长过度综合征（Beckwith-Wiedemann 和单侧肢体肥大），散发性虹膜缺如，18 三体综合征，Perlmann 综合征，Sotos 综合征，Bloom 综合征和 Denys-Drash 综合征
 - 当伴有综合征时，肿瘤发生的年龄更小
 - 散发性虹膜缺如病人中有 1/3 患有 Wilms 瘤，但仅 1%的 Wilms 瘤病人伴发虹膜缺如

镜下特点

- 4%～10%的病人属预后差的组织结构型——发生间变和肉瘤样改变

分期或分级标准

- Ⅰ：肿瘤限于肾内，可完整切除
- Ⅱ：局限性扩散，可完整切除
- Ⅲ：肿瘤未能完整切除。但没有远处转移
- Ⅳ：可远处转移至肺，肝，脑或骨
- Ⅴ：双侧肾母细胞瘤

临床要点

临床表现

- 无症状腰部肿块，血尿，呕吐，生长发育迟滞

治疗

- 对于非常大且不能完整切除的肿瘤，双侧肿瘤，瘤栓扩散至肝静脉水平以上的病人在术前需行化疗
- 外科手术切除
- 术后放疗和化疗

- 骨髓移植可预防复发

预后

- 根据肿瘤分期和组织学结构而决定
- Wilms 瘤在 1920 年治愈率不到 10%，而通过现在的治疗方法治愈率超过 90%

参考文献

1. O'Hara SM: Tumors of the Pediatric Genitourinary System. In Oncologic Imaging 2nd edition. Bragg, Rubin, Hricak editors:chapter 36, 779-811, W B Saunders, Philadelphia, 2002
2. Lonergan GL et al: Nephrogenic rests, nephroblastomatosis, and associated lesions of the kidney. Radiographics 18:947-68, 1998
3. Wiener JS et al: Current concepts in the biology and management of Wilms tumor. J Urol 159:1316-25, 1988

神经母细胞瘤

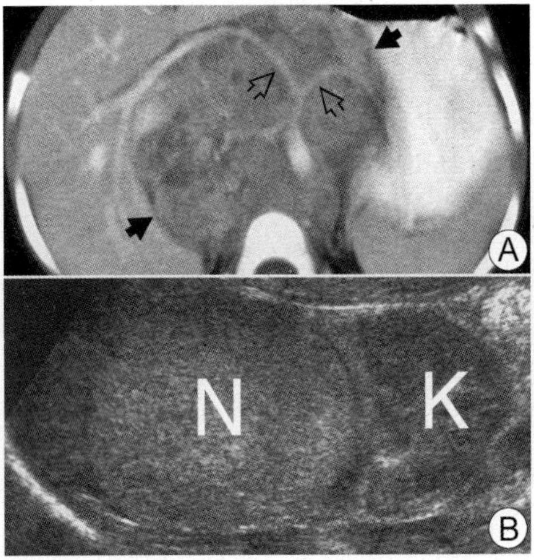

神经母细胞瘤（NBT）。（A）可见后腹膜巨大实质性肿块（实心箭头），包绕大动脉，腹腔干及其分支（空心箭头）。（B）超声纵切图可见在右肾的上方均匀性肿块（N）推移右肾（K）

要点

- 定义：原发于神经嵴细胞的恶性肿瘤
- 典型影像学表现：表现为伴有钙化的侵犯肾上腺的肿块
- 最常见于 2 岁以前儿童
- 特殊分期：4S —— 预后良好
- 儿童最常见的颅外实体肿瘤
- 在儿童恶性肿瘤中占第 3 位（第 1 位是中枢神经系统肿瘤，第 2 位是白血病）
- 不到 1 岁的患儿大多预后好

影像学表现

一般特点

- 最具诊断价值的影像学表现：表现为伴有钙化的侵犯肾上腺

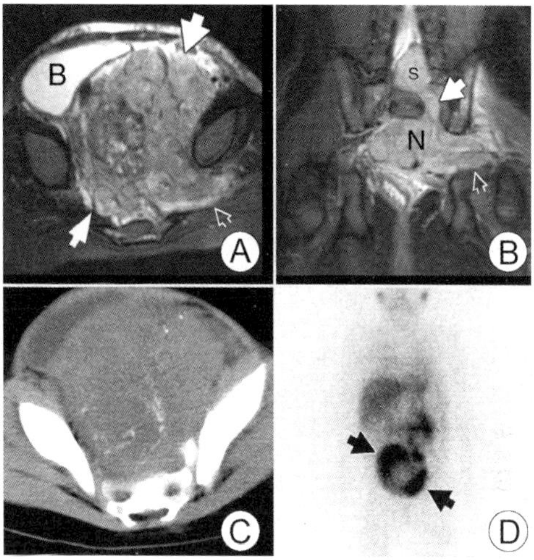

(A) T2WI 横断面：不均匀性盆腔肿块（实心箭头）推移膀胱（B）并侵犯骶髂关节（空心箭头）。(B) 冠状面 T2WI：肿块（N）侵犯骶髂关节（实心箭头）和侵入椎管腔。(C) CT：肿块内见钙化。(D) MIBG：肿块有浓聚灶（箭头）

的肿块

- 大多数起源于肾上腺，但也可起源于颈部至盆腔的交感神经链的任何位置
- 侵袭性肿瘤有侵犯邻近器官的倾向
- 包绕和推移周围大血管如腹腔干，肠系膜动脉和主动脉
- 沿神经孔蔓延侵入椎管
  - 这对于手术方案的确定很重要
- 常常转移至肝和骨
  - 可见低密度的肝病灶或弥漫性肝病灶，不规则肝肿大
  - 破坏性骨改变
- 预后和分期与年龄有关
  - ＜1 岁：预后好，侵犯肝和皮肤
  - ＞1 岁：预后差，侵犯骨

X 线表现

- 非特异性软组织肿块
- 后纵隔脊柱旁软组织增宽
- 钙化
- 骨转移

CT 表现

- 由于坏死、出血，表现为肿块密度不均匀
- 85%以上 CT 可看到钙化
- 侵袭性生长方式，浸润包绕而不是推移大血管

MR 表现

- T2WI 表现为高信号
- MR 有利于发现肿瘤侵入椎管内的情况

超声表现

- 典型者表现为强回声
- 由于坏死/出血表现为不均质回声
- 彩色多普勒血管回声增强
- 肿瘤起源于肾上腺而非肾

MIBG 表现

- NB 能摄取 MIBG，故此检查可了解病变范围

推荐的影像学检查方法

- 往往通过超声或 X 线表现首次发现
- CT 或 MR（对于尚有争议的病例）有助于确定肿瘤范围
- MIBG 和骨扫描有助于确定肿瘤远处转移情况

鉴别诊断

Wilms 瘤

- 平均年龄＝3 岁（NBT＜2 岁）
- 钙化不常见（NBT 常见）
- 呈球形生长——推移血管（NBT 包绕血管）
- 起源于肾脏——肾组织包绕肿块（NBT 推移肾）
- 约 20%的病人肺部转移（NBT 肺部转移不常见）
- 容易侵犯肾静脉和下腔静脉（NBT 不常发生）

新生儿肾上腺出血

- US：低回声（NBT 强回声），可行一系列超声表现
- US：未见血管回声（NBT 有血管回声）
- MR：对于有疑问的病例可行 MR，T2 表现为低信号（NBT T2 为高信号）

少见的肾上腺肿瘤

- 嗜铬细胞瘤，肾上腺癌

病理

概述

- 原发于神经嵴细胞的恶性肿瘤
- 大多数起源于肾上腺，但也可起源于颈部至盆腔的交感神经链的任何位置
- 与之相似的其他良性程度更高的肿瘤：神经节细胞瘤和神经节神经母细胞瘤（根据细胞分化程度的不同）

分期或分级标准

- Evans 解剖分期（预后-存活率%）
  - 1：肿瘤限于原发器官（90%）
  - 2：肿瘤在原发器官附近扩散，但不超越中线（75%）
  - 3：肿瘤超越中线（30%）
  - 4：肿瘤远处转移（10%）
  - 4S：患儿在 1 岁以内，远处转移至皮肤，肝脏和骨髓（接近 100%）

临床要点

临床表现

- 通常表现为无痛性腹部肿块
- 有些可表现为骨骼转移和脊髓压迫，副肿瘤综合征，皮肤转移，肌阵挛等症状
- 儿童颅外最常见的实体瘤
- 在儿童恶性肿瘤中占第 3 位（中枢神经系统占第 1 位，白血病占第 2 位）

- 大约95％的神经母细胞瘤病人尿中儿茶酚胺水平（VMA）升高

治疗

- 根据不同的分期有不同的治疗方案
- 治疗方案：化疗，外科切除，骨髓移植
- 对4S期：不需治疗能自行消失

预后

- 以下特征有较好的预后：
  - 年龄在1岁以下
  - 组织分化（Shimmada系统）
  - *n-myc* 复制水平下降（基因复制的拷贝数）
  - 解剖分期
  - 4S期——存活率接近100％
  - 原发于胸部

参考文献

1. Brodeur GM et al: Neuroblastoma. In: Pizzo PA, Poplack DG, eds. Principles and practice of pediatric oncology. 3rd ed. Philadelphia: Lippincott-Raven, 761-97, 1997
2. Parisi MT et al: Efficacy of metaiodobenzylguanidine as a scintigraphic agent for the detection of neuroblastoma. Invest Radiol 27:768-73, 1992
3. Forman HP et al: Congenital neuroblastoma: evaluation with multimodality imaging. Radiology 175:365-8, 1990

新生儿肾上腺出血

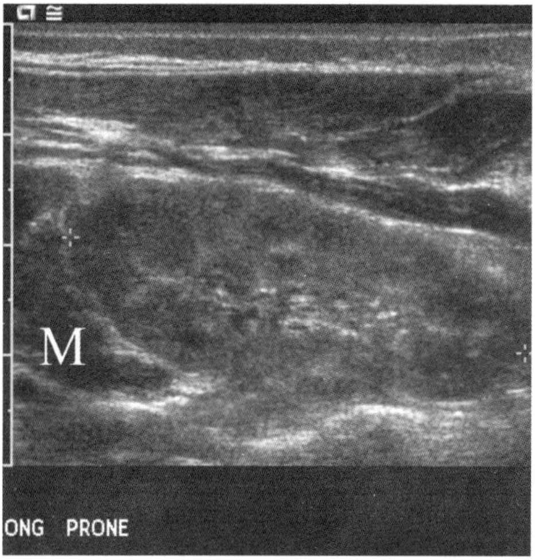

用新生儿探头行左侧腹部纵切超声在肾上腺区可见新月形的混合性实质性肿块（M）回声，符合亚急性肾上腺出血。在1～2周内，血肿将开始机化和病变区成为低回声或无回声的囊性变

要点

- 同义词：肾上腺出血
- 定义：新生儿在围生期的正常肾上腺内的出血
- 不同的出血时期超声有不同的典型影像学表现
  - 急性肾上腺出血表现为有回声和类似肿块
  - 亚急性血肿开始液化和缩小，表现为混合性实质性肿块回声
  - 慢性肾上腺出血肾上腺开始恢复原来的大小并发生钙化
- 可能与围生期窘迫有关：窒息，败血症，产伤
- 多发生于足月儿和过期产儿
- 双侧性约10%
- 新生儿表现为贫血，血细胞比容降低，黄疸或肾上腺功能不全

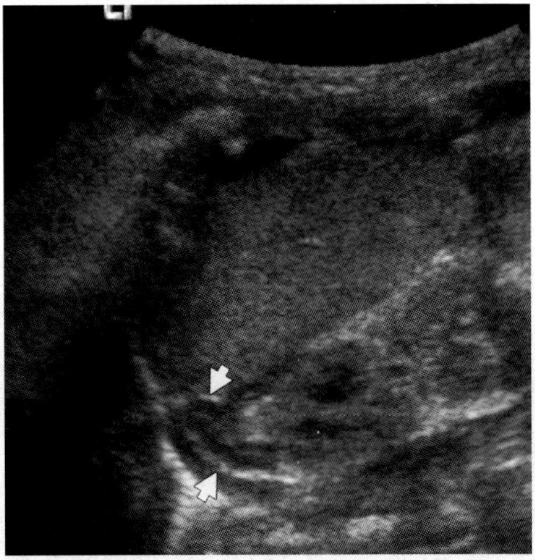

作为比较，这是一幅正常新生儿肾上腺的超声纵切图像。可看到在肾上腺髓质位于中心的条纹状的回声带和包绕肾上腺皮质的低回声带。肾上腺呈典型的“Y”形（箭头）和“V”形，位于肾脏的上极

- 右侧多于左侧

影像学表现

一般特点

- 最具诊断价值的影像学表现：在新生儿肾上腺区可见有回声的肿块或肾上腺区范围增大

超声表现

- 多普勒有助于显示肿块的血管特点，与神经母细胞瘤的丰富血管不同

MR 表现

- 仅当临床上对新生儿肾上腺出血有疑问时才行 MR
- MR 上可看到典型血肿不同时期的信号变化

其他影像学表现

- 在对其他疾病进行 CT 检查时偶然发现新生儿肾上腺出血，CT 往往不是首选检查

推荐的影像学检查方法

- 超声是新生儿肾上腺出血的初步诊断和随访的主要检查。若病变随着时间逐渐增大，则需要行 MR 检查，可明确不同时期血肿的特征性的信号变化

鉴别诊断

神经母细胞瘤

- 在围生期非常少见
- 多普勒超声有助于显示肾上腺出血的无血管情况和显示血肿的大小变化和囊变情况

先天性肾上腺皮质增生

- 常表现为双侧性腺体增生和肾上腺呈脑回样外形

Wolman 病

- 脂类代谢的异常引起双侧肾上腺的钙化

膈下肺隔离症

- 可找到系统供血的均匀的实质性回声肿块

病理

概述

- 一般病理特点
  - 发生肾上腺出血可能是由于存在胎儿肾上腺皮质组织
- 遗传学
  - 没有遗传性
- 胚胎学-解剖学
  - 在子宫内胎儿肾上腺皮质有功能，可产生皮质类固醇，出生时皮质明显增厚并形成隆起的边缘。位于中间的髓质部分与皮质相比呈强回声。出生后皮质和腺体变小，到 6 个月时几乎变得不明显
- 病因-发病机理
  - 几种假设的机制
    - 在出生时胎儿受压引起静脉压力增高和小静脉破裂
    - 暂时的缺血或低血压引起出血

  - 胎儿皮质增加导致出血
- 流行病学
  - 过期产儿，和胎龄长的婴儿更倾向于出血

大体病理及手术学特点

- 出血随时间延长可进入其他组织

临床要点

临床表现

- 在围生期表现为贫血，血细胞比容降低，黄疸或肾上腺功能不全
- 在产前进行肾积水检查时偶尔被发现

病程转归

- 可发生血肿缩小和液化，营养不良性钙化，肾上腺功能不受影响，尤其在单侧病例中

治疗

- 进行临床观察
- 偶尔对于肾上腺功能不全进行短期的药物治疗

预后

- 预后良好

参考文献

1. Seigel MJ et al: in 3rd edition Pediatric Sonography. Lippincott Williams & Wilkins. Vol:486-90, 2002
2. Westra SJ et al: Imaging of the adrenal gland in children. Radiographics 14:1323-40, 1994
3. Gotoh T et al: Adrenal hemorrhage in the newborn with evidence of bleeding in utero. J Urol 141:1145-7, 1989

盆腔横纹肌肉瘤

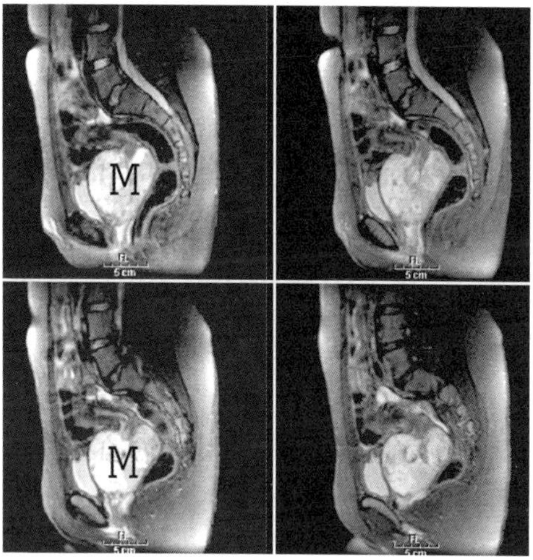

一例阴道横纹肌肉瘤矢状位 FSE 显示混杂信号肿块（M）在膀胱的后方和直肠前方。正常的子宫被推至肿块的上方，正常卵巢在其他影像图上也可找到

要点

- 同义词：泌尿生殖系统的横纹肌肉瘤，葡萄簇状肿瘤，葡萄串状肉瘤
- 定义：横纹肌肉瘤原发于盆腔的任何器官
- 典型影像学表现：葡萄簇状肿瘤类似于一串葡萄，大多数肿瘤属于不均质实质性胚芽型肿瘤
- 横纹肌肉瘤最常见的部位为头颈部，泌尿生殖系统为第二位
- 对于泌尿生殖系统的横纹肌肉瘤男女比例为 1.3∶1
- 肿瘤可原发于膀胱，阴道，宫颈，子宫，盆腔壁，前列腺和睾丸周围组织
- 发病高峰在 2～6 岁
- 肿瘤播散可通过局部扩散，淋巴结转移和血行转移至肺，肝和骨

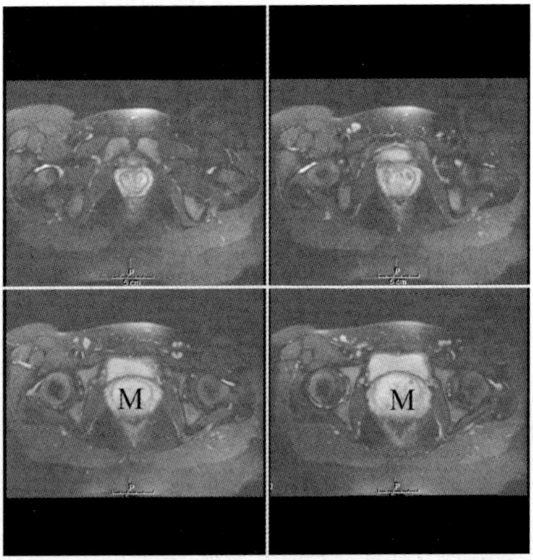

同一病人的横断面 FSE 显示局限于阴道和混杂信号肿块（M）。盆腔肿瘤局部扩散很常见，尽管此例病人较局限

影像学表现

一般特点

- 最具诊断价值的影像学表现：肿瘤可以是囊性或实质性，肿瘤很大引起明显的肿块效应，常继发引起尿路梗阻

超声表现

- 超声是用来评估尿路症状的首选的检查方法
- 肿瘤往往很大，若是实质性则表现为不均匀，若是囊性表现为分叶状
- 寻找继发尿路梗阻的依据

VCUG 表现

- 膀胱肿瘤可与大的复杂输尿管囊肿或膀胱息肉相似，局部膀胱壁增厚也可能发生

CT 表现

- 不均匀强化的肿块，很难确定肿瘤的来源器官

MR 表现

- 与 CT 表现相似，信号强度位于肌肉与脂肪之间，有强化

其他影像学表现

- 骨扫描可用于评估骨转移性疾病

推荐的影像学检查方法

- 泌尿道症状先通过超声检查，而后行 CT 或 MR 断层成像及骨扫描进行定期

鉴别诊断

复杂的输尿管囊肿

- 寻找远端输尿管交通情况或输尿管连接口

卵巢肿瘤

- 鉴别比较困难，尝试确定原发器官

盆腔神经母细胞瘤

- 在神经母细胞瘤中的钙化比肉瘤中的钙化常见

病理

概述

- 一般病理特点
  - 横纹肌肉瘤几乎可发生于身体任何部位
  - 2/3 的横纹肌肉瘤属于胚芽细胞型，余下的属于分裂型，在小泡型和“非特异型”之间
  - 葡萄簇状细胞型占所有肿瘤的 6%——绝大多数位于膀胱，阴道和鼻咽部
  - 起源于前列腺，大多数发生于男孩
  - 睾丸周围和血管的横纹肌肉瘤预后最好
- 遗传学
  - 没有遗传性或伴有综合征
- 流行病学
  - 男女比例为 1.3∶1

大体病理及手术学特点

- 葡萄簇状囊肿内充满黏液血样液体，在大体病理标本上可看到透明凝胶状改变

分期或分级标准

- 基于肿瘤侵犯，肿瘤大小，淋巴结情况和转移情况

- 1*期 = T1 或 T2，T 大小 a 或 b，淋巴结 N0，N1 或 Nx 和 M0
- 2 期 = T1 或 T2，T 大小 a，淋巴结 N0 或 Nx 和 M0
- 3 期 = T1 或 T2，T 大小 a，淋巴结 N1 和 M0
- 4 期 = T1 或 T2，T 大小 a 或 b，淋巴结 N0 或 N1 和 M1
  - *泌尿生殖系统部位超出膀胱和前列腺
  - T（肿瘤）：T1 —— 局限于原发器官，T2—— 局部扩散
  - T 大小：a 直径≤ 5cm，b 直径＞5cm
  - N（局部淋巴结）：N0——临床没有浸润，N1—— 有浸润，Nx——未知
  - M（转移）：M0——没有远处转移，M1——远处转移

临床要点

临床表现

- 临床上可表现为盆腔巨大肿瘤，伴有继发性尿路症状如排尿困难，尿频，尿潴留，阴道形状改变或便秘

治疗

- 外科手术，化疗和放疗

预后

- 根据分期不同其预后也不同
- 1 期 5 年存活率 93%；2 期存活率 81%；3 期和 4 期存活率更低

参考文献

1. Donaldson SS et al: Factors that influence treatment decisions in childhood rhabdomyosarcoma. Radiology 203:17-22, 1997
2. Seigel MJ: Pelvic tumors in childhood. Radiol Clin North Am 35:1455-75, 1997
3. Breen JL et al: Genital tract tumors in children. Pediatr Clin North Am 28:355-67, 1981

骶尾部畸胎瘤

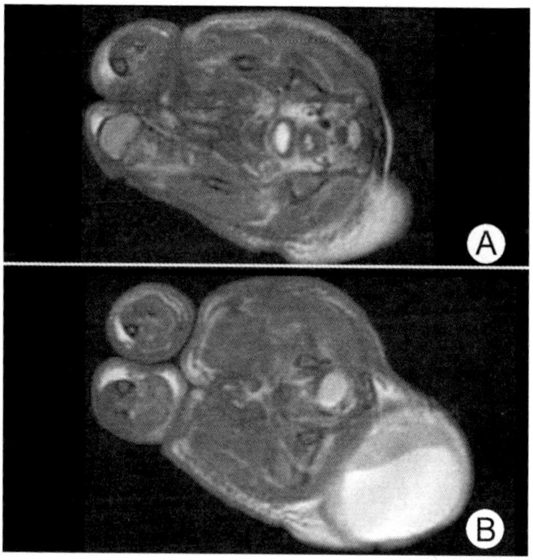

横断面 FSE 影像图显示尾骨（A）和更偏向尾侧（B）水平的新生儿从臀部扩展而来的肉瘤状肿块。注意此例骶尾部畸胎瘤中可看到病变区不均匀的信号强度，液-液平面和向尾骨周围扩散的异常信号

要点

- 同义词：畸胎瘤，尾部胚胎细胞肿瘤
- 定义：肿瘤内含有头发，牙齿，软骨和脂肪，从尾骨向内外生长
- 典型影像学表现：钙化，囊、实性混合的肿块，脂肪液面，骨，头发和软骨
- 仅 17%的畸胎瘤属恶性
- 流行性：1/40 000～1/35 000
- 男女比例为 1∶3 或 1∶4
- 大多数肿瘤在出生数天内就被诊断
- 诊断时年龄越大恶性肿瘤的特征越多：外科分型（Ⅳ型是最差的），男孩，表现为坏死或出血
- 外科分型

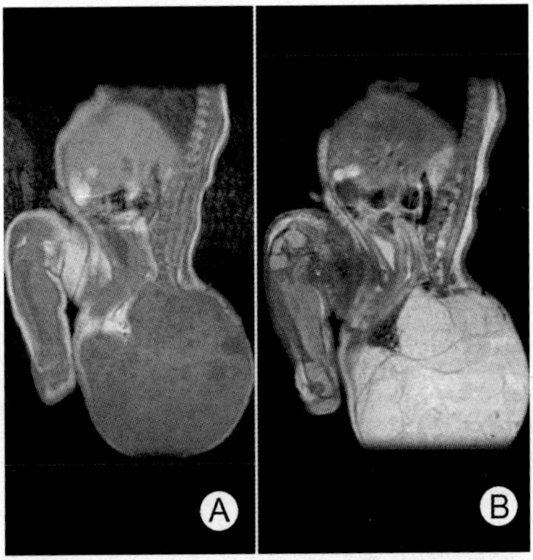

同一个病人 T1 矢状位（A）和 FSE 序列（B）可看到肿块信号不均匀，最初肿块位于盆腔外面，含有很少的骶前组织——属肿瘤Ⅰ型

- Ⅰ型位于外侧部 ——47%
- Ⅱ型呈哑铃状，内外成分相等——34%
- Ⅲ型主要位于腹部/盆腔——9%
- Ⅳ全部位于内部，没有外生性肿瘤 ——10%

影像学表现

一般特点

- 最具诊断价值的影像学表现：含有多种组织成分—— 头发，钙化，骨，脂肪，液平面和尾骨受累

CT 表现

- 可看到脂肪成分，钙化和液平面

MR 表现

- 与 CT 表现类似，信号混杂，在脂肪层表面漂浮化学纤维样物体

其他影像学表现

- 由于肿瘤巨大和钙化及骨成分阴影的存在，使超声检查受限

推荐的影像学检查方法

- CT或MR可以明确肿块的范围和有助于外科制定手术方案

鉴别诊断

外生性横纹肌肉瘤

- 表现为钙化，骨骼和头发提示畸胎瘤

脊髓脊膜膨出

- 在影像学上大多表现为神经组织和脑脊液

病理

概述

- 一般病理特点
  - 在脊索/脊柱尾侧可能起源于剩余多功能细胞
  - 外科手术切除必须包括尾骨否则会增加复发机会
- 遗传学
  - 没有遗传性
- 流行病学
  - 在女孩中更常见

大体病理及手术学特点

- 所有畸胎瘤的典型特点——含有多种组织成分，依组织成熟程度和分类的不同而分期不同

分期或分级标准

- 参见“要点”

临床要点

临床表现

- 外生性肿块很容易诊断
- 完全内生性肿瘤有时会延误诊断，可表现为尿路症状，尿潴留或便秘
- 肿瘤多在1岁以内被诊断，内生性肿瘤预后差
- 血清甲胎蛋白在手术后可作为肿瘤标志

治疗

- 包括尾骨在内的完全手术切除

- 良性肿瘤不需附加切除
- 恶性肿瘤需要化疗和放疗

预后

- 良性肿瘤预后良好
- 恶性肿瘤预后差别较大

参考文献

1. O'Hara SM: Tumors of the Pediatric Genitourinary System. In Oncologic Imaging 2nd edition. Bragg, Rubin, Hricak editors:chapter 36, W B Saunders, Philadelphia, 779-811, 2002
2. Wells RG et al: Imaging of sacrococcygeal germ cell tumors. Radiographics 10:701-13, 1990
3. Altman RP et al: Sacrococcygeal teratoma: American Academy of Pediatrics surgical section survey-1973. J Pediatr Surg 9:389-98, 1973

睾丸扭转

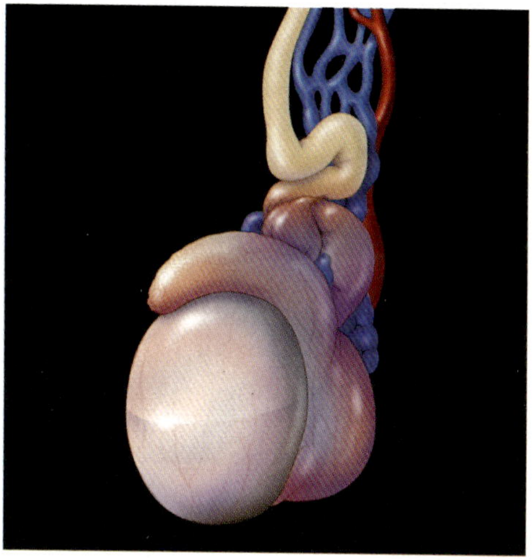

睾丸扭转图示可看到睾丸和附睾的缺血性表现。可看到精索扭转，血管颜色发生变化和睾丸上方充血

要点

- 同义词：扭转，晚期或漏诊的扭转，阴囊急症
- 定义：睾丸和精索自发或外伤性扭转，导致血管闭塞和梗死
- 典型影像学表现：超声和放射性核素表现都能看到睾丸血流灌注减少和缺失
- 扭转是一种外科急症，睾丸存活率有赖于扭转程度（$>540°$存活率差），需要外科迅速手术解决
- 婴幼儿和青少年男孩更容易发生
- 右侧比左侧更容易发生

影像学表现

一般特点

- 最具诊断价值的影像学表现：有症状的睾丸血流减少或缺失，继发水肿，周围充血和肿胀

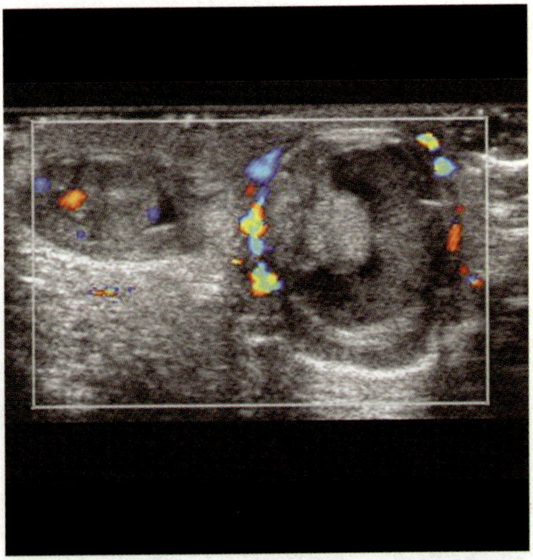

阴囊彩色超声纵切图可看到右侧睾丸有正常回声和血流，左侧睾丸血流减少伴睾丸增大和回声不均匀。可看到在左侧阴囊壁周围组织充血和阴囊稍水肿

超声表现

- 灰阶影像可显示睾丸肿大，伴不均匀性回声和继发水肿。若诊断延误，睾丸内发生坏死，出血或破裂
- 多普勒超声的特殊病症——血流减少或缺失

核医学表现

- 常用于针孔样准直器行 Tc-99m 高锝酸盐扫描
- 病变侧睾丸无放射性示踪剂摄取或减少
- 周围组织充血——呈“面包圈”征

其他影像学表现

- 延误诊断的病例在 CT 或 MR 上偶尔可看到睾丸萎缩，钙化

推荐的影像学检查方法

- 高频直线探头超声表现是诊断金标准
- 多普勒和探头的先进技术使对睾丸扭转诊断的敏感性和特异性几乎达到 100%

鉴别诊断

睾丸附件和附睾附件扭转

- 典型者可看到反应性水肿和正常睾丸血流

自发不完全性扭转

- 在影像检查中自发或人为操作引起
- 这些病人需要外科探查术和睾丸固定术

睾丸附睾炎，阴囊蜂窝织炎，Henoch-Schonlein 紫癜等

- 这些急性炎症感染都能显示睾丸血流正常或减少

病理

概述

- 一般病理特点
  - 睾丸缺血坏死和纤维化的程度取决于症状持续的时间
- 胚胎学-解剖学
  - 固定睾丸的被膜和引带松弛
  - 睾丸在阴囊内旋转和精索扭转
- 病因-发病机理
  - 大多数睾丸扭转自发产生，但也有外伤性扭转的报道
- 流行病学
  - 2 岁高峰期——婴幼儿和青少年

大体病理及手术学特点

- 当人为解除扭转，紫色、水肿、缺血的睾丸很快进行再灌注
- 如果可行，行双侧睾丸固定术，因为对侧睾丸扭转的发生率很高

分期或分级标准

- 以前根据症状持续时间可分为急性，亚急性，或被延误，但往往很难得到确切的病史
- 睾丸扭转的所有病例都应该按外科急症处理，仅精索轻度扭转时可允许处理时间延长

临床要点

临床表现

- 阴囊急症或腹股沟痛，往往痛醒
- 半侧阴囊肿胀，红肿，否认外伤史

病程转归

- 若没有及时的诊断和治疗睾丸会发生梗死

治疗

- 如果可行，行外科探查，解除扭转和睾丸固定术
- 由于对侧睾丸扭转发生率很高，往往对侧睾丸也需要行睾丸固定术
- 若睾丸无法行固定术，则常常需要切除——抗精液抗体理论

预后

- 有赖于症状持续时间和外科手术时睾丸的生存能力
- 单侧睾丸切除不会导致生育问题

参考文献

1. Kraus SJ et al: Genitourinary Imaging in Children. Pediatr Clin North Am 48:1381-424, 2001
2. O'Hara SM et al: Ultrasound Findings as Predictors of Clinical Outcomes in the Acute Scrotum (Abstract). Radiology 221 (suppl):621, 2001
3. Ben-Sira L et al: Severe scrotal pain in boys with Henoch-Schonlein purpura: incidence and sonography. Pediatr Radiol 30:125-8, 2000

附睾炎和睾丸附睾炎

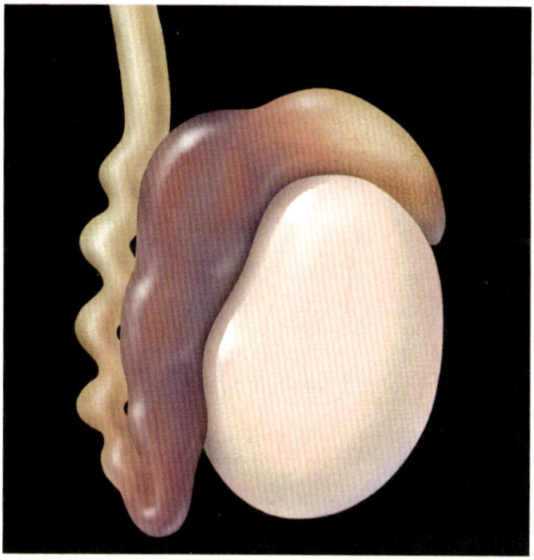

附睾炎的缺血示意图可见红肿充血的附睾体部侧附在正常的睾丸上。在睾丸附睾炎中，睾丸也表现为红肿。轻微反应性水肿（未显示）在这两种病情中的任何一种都常伴随出现

要点

- 同义词：阴囊急症，附睾炎，睾丸炎，睾丸附睾炎
- 定义：感染的附睾或睾丸，或两者同时存在
- 典型影像学表现：受累组织的肿大伴有血流增加和轻微反应性水肿
- 大多数是由于葡萄球菌，大肠杆菌，病毒或腮腺炎引起的
- 发病高峰在性欲活跃的青少年中，但有时也发生在婴幼儿和儿童中
- 当在婴幼儿和儿童中出现时，就要寻找泌尿生殖系统异常的诱因（异位输尿管开口于脉管或精囊，排泄功能异常）
- 好发者可能导致生育问题

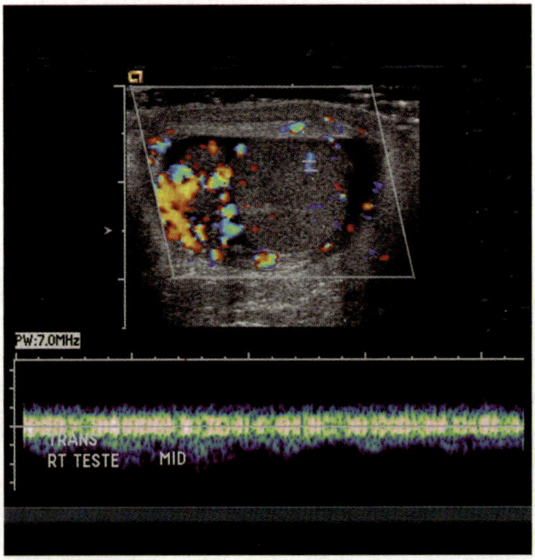

右侧阴囊的彩色多普勒超声可见肿大充血的附睾在超声图的左侧边，正常大小的睾丸在右侧边，其血流正常。睾丸内的有回声的水平带是睾丸纵隔，在阴囊超声中是有助于诊断的标记

影像学表现

一般特点

- 最具诊断价值的影像学表现：肿大充血的附睾，睾丸或两者同时存在

超声表现

- 受感染的器官与对侧相比表现为增大，实质性回声减弱或增强，多普勒血流显著增加，阴囊壁也会感染

核医学表现

- 目前很少应用——有报道可表现为充血，显示放射性药物积聚，肿大，周边呈冷区

VCUG 表现

- 对于新生儿和未开始性发育的男孩行 VCUG 以排除泌尿生殖系统异常
- 查找异位输尿管及异常的伴反流的尿道排泄影像或排泄功能不全的征象（高压力排泄）

其他影像学表现

- 若怀疑有复杂的泌尿生殖系统异常或通过超声和 VCUG 不能完全发现的可行 MR 检查

推荐的影像学检查方法

- 多普勒超声——高频率的线性传感器最佳

鉴别诊断

附睾炎、睾丸炎和睾丸附睾炎

- 决定阴囊内哪些器官受影响

睾丸扭转

- 若流至睾丸的血流减少或缺失可确定睾丸扭转
- 睾丸扭转是外科急症

外伤性睾丸破裂或阴囊出血

- 在水肿区可看到有回声的血块或碎片，大致可看到睾丸轮廓

病理

概述

- 一般病理特点
  - 感染炎性反应
  - 若不处理可导致脓肿形成
- 病因-发病机理
  - 泌尿生殖系统异常的病例可由细菌直接引起，没有泌尿生殖系统异常的病例可能由血源性原因引起
- 流行病学
  - 大多发生于刚开始性发育的青少年
  - 也可发生于新生儿和儿童

临床要点

临床表现

- 急性阴囊疼痛，肿胀，红斑，发热，恶心，呕吐，排尿困难，遗尿，尿频

预后

- 抗感染，若症状不改善可行扫描检查以排除脓肿

- 在婴幼儿中伴泌尿生殖系统异常和反复发作的病例需行手术

预后

- 大多预后良好
- 反复发作的病例可导致生育问题

参考文献

1. Kraus SJ et al: Genitourinary Imaging in Children. Pediatr Clin North Am 48:1381-424, 2001
2. Munden MM et al: Scrotal pathology in pediatrics with sonographic imaging. Curr Probl Diagn Radiol 29(6):185-205, 2000
3. Bukowski TP et al: Epididymitis in older boys: dysfunctional voiding as an etiology. J Urol 154:762-5, 1995

肌肉骨骼系统

不完全骨折

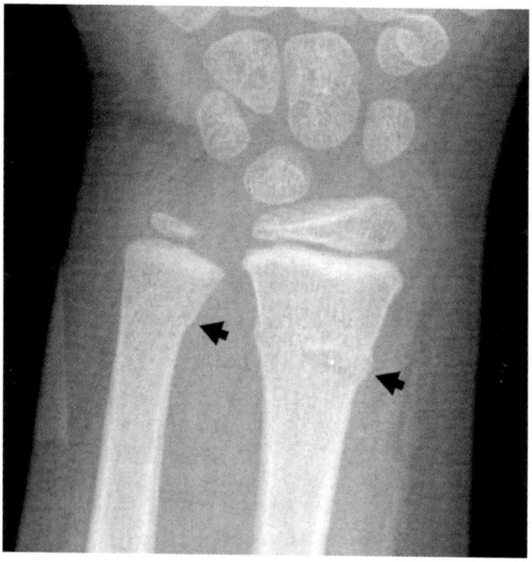

X线片显示桡、尺骨的弯曲骨折（箭头）。见于桡骨两侧及尺骨一侧，尺骨的骨干与干骺端成角更锐利

要点

- 同义词：弯曲骨折，隆起型骨折，青枝骨折，塑形弯曲
- 定义
  - **不完全骨折**：与成人相比，儿童骨骼有较多的骨孔，故在发生完全断裂前有很大的可塑性
  - **塑形弯曲**：仅有骨骼的外伤性弯曲而没有骨折线或骨皮质变形
  - **弯曲骨折**：骨皮质变形，但无断裂
  - **隆起型骨折**：在弯曲骨骼的凹边骨皮质隆起
  - **青枝骨折**：如同断裂的嫩枝，弯曲骨骼的凸边发生断裂
- 最具诊断价值的影像学表现：取决于以上分型

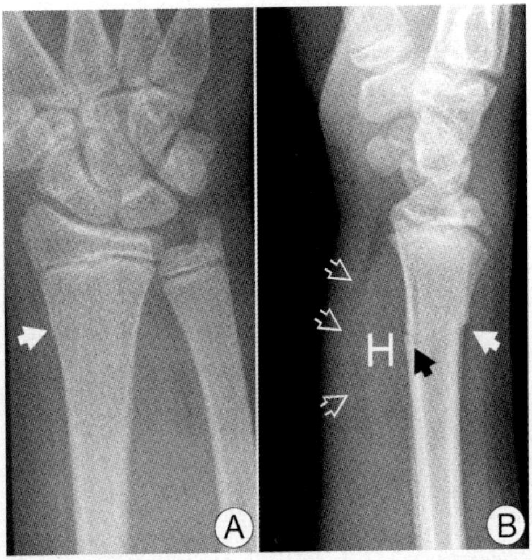

（A）桡骨远侧干骺端的弯曲骨折（箭头），远侧尺骨干骺端的皮质轻度弯曲。（B）远侧桡骨的不完全骨折，背侧皮质弯曲（白色箭头）及腹侧皮质（黑色箭头）的骨折线。注意旋前肌脂肪垫（开口箭头）中的血肿（H）

影像学表现

一般特点

- 认识不完全骨折比确定分型更重要
- 了解分型是为了更好地认识不完全骨折
- 不完全骨折的各种命名并无特别的医学意义
- 不完全骨折大多发生在上肢的指骨及桡、尺骨的中远端
- 识别骨折是否累及长骨骺板很重要

X线表现

- 弯曲骨折
  - 骨皮质的变形或弯曲
  - 可能不明显
  - 骨干与干骺端成角较正常时锐利
- 塑形弯曲
  - 好发于骨干中段

  - 桡、尺骨最常见
  - 骨骼轻度弯曲
  - 可不明显，加摄对侧骨骼平片，可能有助于诊断
- 青枝骨折
  - 弯曲骨骼的凸边骨皮质断裂
- 隆起型骨折
  - 受累骨骼的凹边骨皮质弯曲

推荐的影像学检查方法

- 对难确诊的病例可加摄对侧部位
- 常规检查并不要求对侧部位摄片

鉴别诊断

正常变异

- 在诊断不完全骨折时首先要鉴别的是非典型弯曲骨折与儿童时期骨骼的生理性变化
- 必须熟悉各年龄段非成熟骨骼的不同特征

病理

概述

- 与成人相比，儿童骨骼含较多的骨孔，因此更易变形，而非断裂
- 长轴上的压力如不至于大到引起完全骨折，则会使骨骼变形

临床要点

临床表现

- 疼痛，运动范围受限
- 受伤部位有压痛、肿胀

病程转归

- 不完全骨折原则上都能完全愈合

治疗

- 石膏制动
- 大部分不完全骨折不需要内固定

预后

- 不累及骺板的不完全骨折预后很好
- 骨骼重新塑形及骨痂形成很快，不完全愈合少见

参考文献

1. Rogers LF et al: Imaging of epiphyseal injuries. Radiology 191:297-308, 1994
2. Rang M: Children's fractures. 2nd ed. Philadelphia: JB Lippincott, 1983
3. Borden SW: Roentgen recognition of acute plastic bowing of the forearm in children. AJR 125:524-30, 1975

Salter 骨折

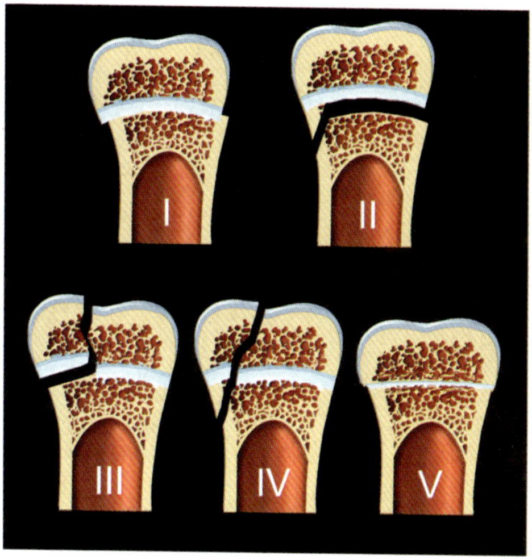

Ⅰ～Ⅴ型 Salter-Harris 骨折

要点

- 同义词：Salter-Harris 骨折，骺板骨折
- 定义：儿童未愈合骨骺的骨折
- 典型影像学表现：骨折线延伸至骺板
- 分级取决于 X 线所示的骨折是否累及骺板、骨骺及干骺端
- 骺板是否受累

影像学表现

一般特点

- 评价骨折时
  - 判断骺板是否受累很重要
  - 如骺板没有骨折，要了解骺板分离的程度
- Salter-Harris 分级系统
  - Ⅰ型：骨折仅累及骺板
  - Ⅱ型：骨折累及骺板和干骺端
  - Ⅲ型：骨折累及骺板和骨骺

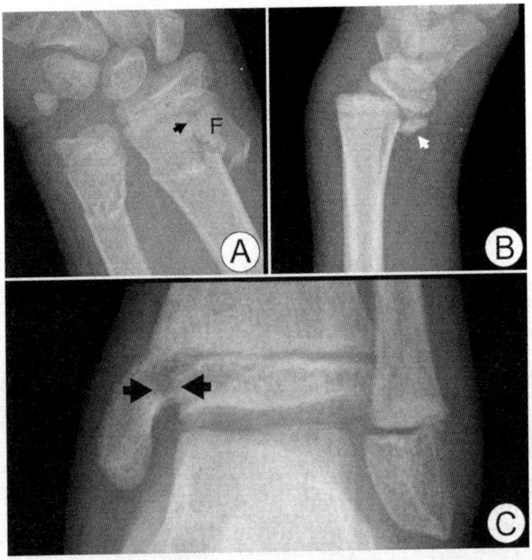

(A) Salter Ⅱ型骨折累及干骺端并延伸（箭头）至骺板。干骺端骨片移位（F）。(B) 侧位片干骺端骨片（箭头）及相对于干骺端移位的骨骺。(C) Salter Ⅲ型骨折（箭头），累及骨骺并延伸至骺板

- ○ Ⅳ型：骨折累及骺板、干骺端及骨骺
- ○ Ⅴ型：骺板部分或全部受累的挤压性骨折
- ○ 另外还有不常见的 Salter 骨折，编序至Ⅸ型

X 线表现

- Ⅰ型：5 岁以下儿童较多见
  - 骨骺相对于干骺端移位
  - 能自行复位，且对位正常
    - 骺板附近的软组织肿胀，可能是 X 线的惟一阳性表现
- Ⅱ型：是 Salter 骨折的最常见类型，约占 75%
  - 通常可见到附于骺板和骨骺的三角形骨片
- Ⅲ型：有生长停止的倾向
  - 可见到附于骺板与干骺端的三角形骨片
- Ⅳ型：有生长停止的倾向
  - 可见到通过干骺端、骺板及骨骺的透亮线
- Ⅴ型：累及骺板、骨骺及干骺端全部或部分的联合型骨折

CT 表现

- CT 检查并不常规用于诊断骺板骨折，而是评估骺板骨折的解剖学范围和移位程度
- 常用于诊断远端腓骨的三维骨折

MR 表现

- 不用于诊断常规骺板骨折
- 可用于诊断因运动性损伤或疼痛引起的骺板骨折
- 骨折在 T1WI 上表现为延伸至骺板的线样低信号影
- T2WI 可见到骨髓和软组织的高信号水肿影
- MR 也可作为外伤后的随访，检测骺板过早闭合
  - 可见到穿过骺板的骨桥形成

推荐的影像学检查方法

- 当骨折邻近骺板，又无法确定骺板是否受累时，侧位摄片有所帮助
- 当是否实施内固定术取决于骨折的范围及骺板移位的程度时，CT 可提供帮助

鉴别诊断

不累及骺板的骨折

- 主要鉴别骨折是否累及骺板

病理

概述

- 与成人骨折不同，生长期儿童的骺板容易受损
- 18%的儿童长骨骨折累及骺板
- 儿童关节囊和韧带结构牢固程度强于骺板
  - 外伤可使成人的韧带拉伤，而儿童则导致骺板骨折
- 骺板受损可使患肢生长停止，常需要内固定

临床要点

临床表现

- 外伤后感觉疼痛

- 运动受限
- 触痛或骺板区局限性软组织肿胀
- 最常见于 10～16 岁少年
- 骺板骨折的好发部位
  - 尺骨：28%
  - 手指：26%
  - 远端腓骨：10%
- 各型 Salter 骨折的发生率
  - Ⅰ型：6%
  - Ⅱ型：75%
  - Ⅲ型：8%
  - Ⅳ型：10%
  - Ⅴ型：＜1%

病程转归

- 累及骺板的骨折，生长停止发生率较高
- 可导致两侧肢体长短不一

治疗

- Ⅰ～Ⅱ型骨折：制动
- Ⅲ～Ⅴ型：需切开复位和实施内固定

预后

- 30%的骺板骨折伴有生长停止
- 预后取决于分型
  - Ⅰ、Ⅱ型预后好
- Ⅲ～Ⅴ型生长停止发生率较高

参考文献

1. Mizuta T et al: Statistical analysis of the incidence of physeal injuries. J Pediatr Orthop 7:518-23, 1987
2. Ogden JA: Injury to the growth mechanisms of the immature skeleton. Skeletal Radiol 6:237-53, 1981
3. Salter RB et al: Injuries involving the epiphyseal plate. J Bone Joint Surg Am 45:587-622, 1963

髁上骨折

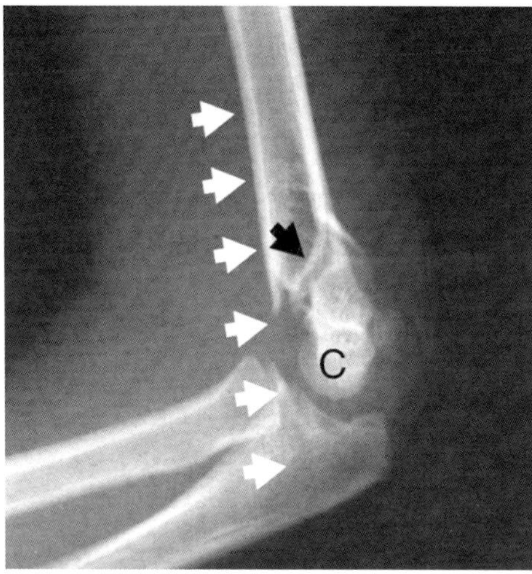

侧位片见延伸至前方皮质的髁上骨折（黑色箭头），肱骨小头（C）相对于肱骨前线（白色箭头）往后移位

要点

- 定义：通过肱骨髁上的骨折
- 典型影像学表现：侧位片上显示肘关节积液及延伸至前方皮质的髁上骨折线
- 和成人不同，儿童由于特殊原因使得肘部损伤有其独特性
- 在肘部损伤中，儿童的髁上骨折最常见，而在成人，桡骨头骨折最多见
- 占儿童肘部骨折的60%

影像学表现

一般特点

- 最具诊断价值的影像学表现：侧位片上表现为肘关节积液及延伸至前方皮质的髁上骨折线

X线表现

- 侧位片上最易显示累及前方骨皮质的骨折

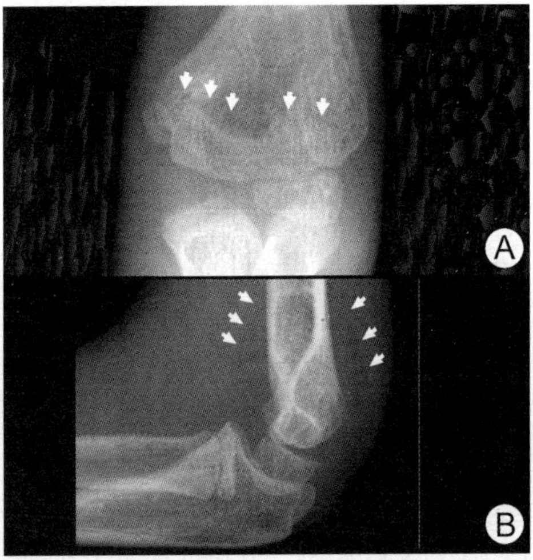

(A) 正位片显示髁上骨折骨小梁结构被打乱而呈水平排列（箭头）。(B) 侧位片：前脂肪垫前移，因肘关节积液（箭头）而显示的后脂肪垫，骨折线不明显

- 约25％的髁上骨折为不完全骨折，在X线片上表现不典型
- 测量内翻畸形（如肘内翻）
  - 通过测量Bauman角：即肱骨小头与肱骨远侧干骺端间的骺线与肱骨长轴间的夹角
- 在正位片上可见到髁上区域骨小梁排列被破坏而呈水平分布
- 常伴有远端骨片向后移位
  - 确定有无向后移位很重要，因它关系到是否采取手术复位
  - 是否向后移位依肱骨前线而定
  - 肱骨前线：侧位片上沿着肱骨前方骨皮质的连线
  - 正常肱骨前线通过肱骨小头的中1/3处
  - 如有明显的向后移位，肱骨小头则位于肱骨前线后方
- 肘关节积液常有髁上骨折
  - 前后脂肪垫移位，前脂肪垫表现为前移，后脂肪垫在侧位片上显示
- 无明显骨折线时，肘关节积液对诊断有一定帮助
  - 无明显骨折线的关节肿胀，常说明存在隐匿性骨折

  - 从不同角度的 X 线片上寻找骨折，或行随访检查
  - 有资料表明，只有 16%的髁上骨折可见到骨折线（基于随访片中所显示的骨痂）
  - Moot 认为肘部损伤时，不管有无隐匿性骨折，都应行夹板固定
  - 多角度摄片只会增加对病人的辐射，而对治疗无意义

MR 表现

- 目前不用于常规诊断髁上骨折
- 肘部疼痛的 T2WI 可见到髁上区域骨髓的高信号水肿影
- T1WI 上可见到低信号的骨折线
- 快速 STIR 也能发现骨折线

推荐的影像学检查方法

- 当有肘关节积液时，不必为找到不典型的骨折线加摄 X 线片

鉴别诊断：儿童肘部外伤

桡骨头/颈骨折

- 成人最常见
- 年幼儿童少见

内上髁撕脱

- “小联赛肘”（7～15 岁）
- 占肘部外伤的 10%
- 内上髁可有移位
- 应掌握肘部骨化中心的骨化顺序，以避免将移位的骨片当成正常小骨
  - CRITOEcal（肱骨小头、桡骨头、内上髁、滑车、鹰嘴、外上髁）
- 次要诊断的一些特异性表现

外髁骨折

- 占儿童肘部损伤的 15%
- 多属 Salter Ⅳ型骨折
- 前臂的伸肌可将骨片向后及远处牵拉

另外 15%的肘部骨折

- 鹰嘴、冠状突、Monteggia 骨折、桡骨头/颈骨折

病理

概述

- 髁上骨折常发生在儿童摔倒时，手臂呈伸直位
- 占儿童肘部损伤的 60%
- 5～10 岁儿童多见
- 因为此年龄段髁上新生骨细弱，易受损
- 髁上骨折的 25%为不完全骨折

临床要点

临床表现

- 外伤后疼痛
- 活动受限
- 局部触痛或局限性软组织肿胀

病程转归

- 潜在并发症如下
  - 肘内翻可达 60%
  - 肱骨小头往后移位

治疗

- 石膏固定并制动
- 内固定

参考文献

1. Donnelly LF et al: Traumatic elbow effusions in pediatric patients: are fractures the rule? AJR 171:253-6, 1998
2. Rogers LF: Fractures and dislocations of the elbow. Semin Roentgenol 13:97-107, 1978
3. Rogers LF et al: Plastic bowing, torus, and greenstick supracondylar fractures of the humerus: radiographic clues to obscure fractures of the elbow in children. Radiology 128:145-50, 1978

幼儿骨折

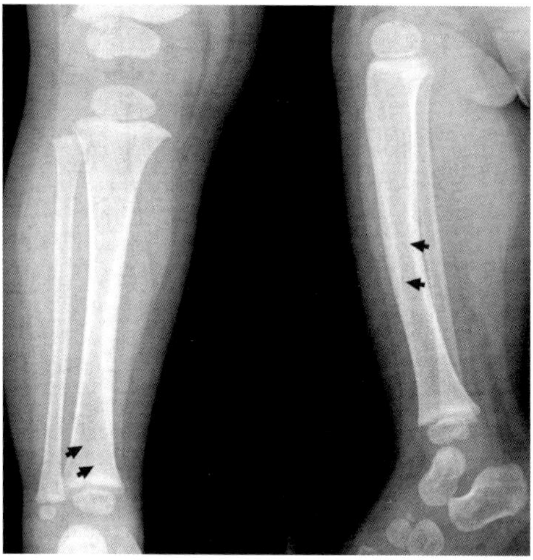

15个月龄男孩的幼儿骨折，正位片和侧位片上可见胫骨骨干的螺旋形非移位性骨折（箭头）

要点

- 定义：蹒跚学步的幼儿的胫骨骨干的中远端呈螺旋形或非移位的斜形骨折
- 典型影像学表现：通过胫骨骨干的斜形或螺旋形透亮线
- 因尝试一些以前未曾经历的动作（如幼儿刚学步或学跳跃），所用力量不当而引起
- 导致受力骨骼的骨折
- 较常见的表现是婴幼儿拒绝负重
- 幼儿骨折不视为受虐待的征兆
- 证实幼儿骨折不必要行进一步的检查

影像学表现

一般特点

- 最具诊断价值的影像学表现：通过胫骨骨干的斜形或螺旋形透亮线

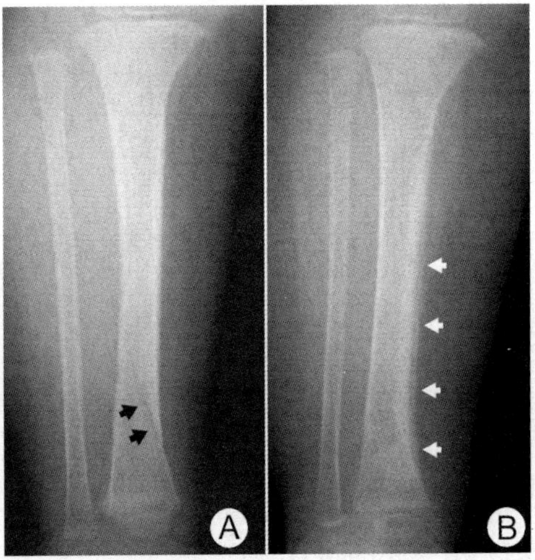

幼儿骨折。(A) 胫骨远端骨干的非移位性骨折（箭头）。(B) 2 周后 X 线片可见沿着胫骨骨干（白色箭头）有大量骨痂形成，说明处于愈合之中。原来骨折处形成硬化，但不明显

X 线表现

- 拒绝负重的幼儿如能诊断为幼儿骨折，可避免不必要的检查，因此确诊很重要
- 通过胫骨中远端骨干的非移位的线性骨折
- 相对于标准的正侧位片，斜位片可更好地显示骨折线
- 如在亚急性期摄片，可能见到硬化区或骨痂形成
- 随访中更易见到骨痂形成
- 初诊的 X 线片中可有软组织肿胀
- 幼儿骨折可不视为受虐待的征兆
- 除胫骨骨干外，幼儿骨折还可发生在
  - 跟骨
  - 骰骨
  - 胫骨的近端后部骨皮质
  - 腓骨

骨显像表现

- 可用于检查拒绝负重的儿童
- 胫骨中远端骨干的线性放射性浓聚灶
- 也可用于检查其他部位的幼儿骨折

MR 表现

- 不用于幼儿骨折的常规诊断
- 可检查有疼痛或局部肿胀的病例
- 骨折线在 T1WI 中表现为线性低信号
- 骨髓及周围软组织在 T2WI 上显示为高信号

推荐的影像学检查方法

- 临床如考虑幼儿骨折，而 X 线正侧位片正常，需加摄斜位片，可能有所帮助
- 如高度怀疑幼儿骨折，而 X 线片正常，需在 10～14 天后复查，了解是否有骨痂形成
- 如考虑存在其他疾病，需行骨显像进一步检查

鉴别诊断：拒绝负重的儿童

受虐待或其他类型的骨折

化脓性关节炎

- 最好发于髋部
- 婴儿期为高峰发病年龄

中毒性滑膜炎

- 最多见于 10 岁以下儿童

骨髓炎

- 骨盆较好发
- 主要发生在 5 岁以下儿童

小儿风湿性关节炎

- 发病高峰年龄为 1～3 岁
- 常侵犯膝关节和髋关节

朗汉斯细胞组织细胞增生症

- 多累及骨盆
- 骨盆病变多见于 5 岁以下

病理

概述

- 因尝试一些以前未曾经历的动作（如幼儿刚学步或学跳跃），所用力量不当而引起
- 导致受力骨骼的骨折
- 胫骨最常受累，因为行走时胫骨承受大部分体重

临床要点

临床表现

- 多数患儿为蹒跚学步的幼儿（8个月～3岁）
- 患肢拒绝行走或负重
- 可伴有轻度外伤史，也可没有

治疗

- 制动

预后

- 很好

参考文献

1. Donnelly LF: Toddler's fracture of the fibula. AJR 175:922, 2000
2. Blumberg K et al: The toddler's cuboid fracture. Radiology 179:93-4, 1991
3. Dunbar JS et al: Obscure tibial fractures of infants – the toddler's fracture. J Can Assoc Radiol 15:136-44, 1964

干骺角骨折

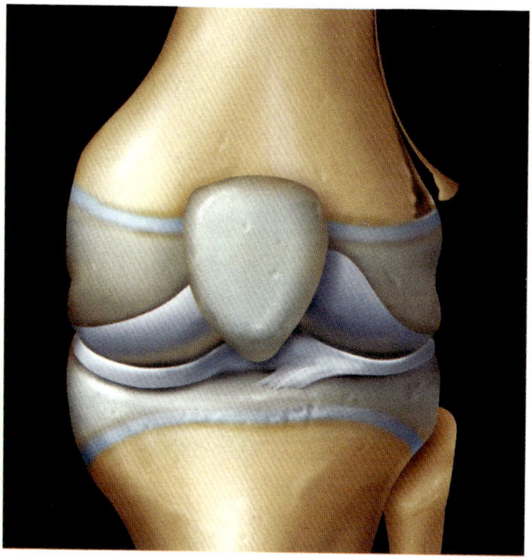

干骺角骨折。骨折线到达干骺端远端，根据读片角度，骨折可表现为一小弯角（如图），或像木桶把手

要点

- 同义词：儿童受虐症，非偶然性损伤，被殴儿童综合征
- 定义：儿童受虐症——对儿童生理或心理上的有意迫害或漠视
- 典型影像学表现：弯角骨折（三角形骨片）或木桶把手骨折（新月形骨片）
- 这类骨折并不少见
- 仅在美国每年约有超过 100 万的儿童因被虐待而受重伤，死亡者高达 5000 人
- 虐待导致的骨折占婴儿骨折的 30%
- 干骺角骨折是儿童受虐待最特异性的表现
- 干骺角骨折：90%的长骨骨折发生在因受虐而死亡的儿童中

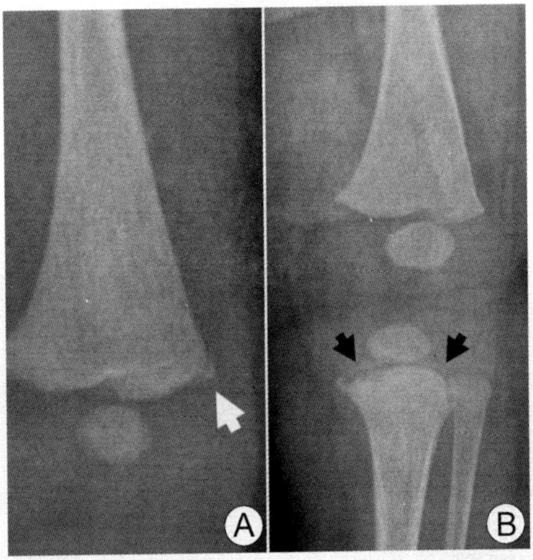

干骺角骨折的不同表现。(A) 骨折线(箭头)穿过干骺角。(B) 斜位片显示骨折线呈木桶把手形(箭头)

影像学表现

X 线表现

- 干骺角骨折是儿童受虐待的非常特异性的表现
  - 骨折穿过干骺端的初级骨松质
  - 干骺端边缘断裂
  - X 线表现取决于骨折边缘的显示角度
  - 从切线位看
    - 表现为转角处骨折
    - 骨片呈三角形
  - 从侧位看
    - 呈木桶把手样骨折
    - 骨片呈新月形
  - 常见于股骨、肱骨和胫骨
  - 骨痂形成前表现可不明显
- 其他表现
  - 后肋骨折是儿童受虐待的特异性表现

- 肩胛骨骨折极有可能说明患儿受到虐待
- 尚不会行走的婴儿的长骨螺旋形骨折提示可能受虐待
- 各年龄段儿童的多处骨折亦是遭受虐待的特异性表现
- 椎体棘突骨折极有可能说明患儿受到虐待
- 胸骨骨折亦有可能说明患儿受到虐待
- 骨骼系统外的一些征象

骨显像表现

- 受伤部位有放射性浓聚
- 因为正常儿童的骺板放射性分布较高，故骺板处是否受伤较难诊断

CT 表现

- 肋骨-椎关节处的后肋骨折
- 肺挫伤
- 十二指肠血肿
- 腹腔实质性脏器撕裂伤
- 胰腺炎

MR 表现（头颅）

- 急性或慢性硬膜下血肿
- 脑水肿或梗死（窒息）
- 脑实质内血肿

推荐的影像学检查方法

- 如怀疑儿童受到虐待，骨骼检查结果有受虐证据时，应将儿童带离施虐者
- 必须确认和汇报受虐者的影像检查结果
  - 假阳性会导致并未受虐待的儿童被迫离开他们的家
  - 假阴性则会将这些不幸的儿童重新推入有生命危险的环境
- 其他一些有助于证明受虐待的检查方法
  - 2 周后重复骨骼检查（了解曾发生隐匿性骨折的愈合情况）
  - 骨显像
  - 腹部 CT
  - 头颅 MR

鉴别诊断

与多发性骨折有关的一些病变

- 成骨不全和 Menkes 综合征
- 以上两项加上以下病变
  - 过度的缝间骨形成（沿着颅缝）
  - 骨质稀少

病理

概述

- 干骺角骨折
  - 穿过干骺端的初级骨松质
  - 骨骼最脆弱的部位，最易发生骨折
  - 由过度牵拉肢体所致
  - 骨折的周边与干骺边缘的形态相似，X 线表现取决于读片的角度
- 流行病学
  - 这类骨折并不少见
  - 仅在美国每年约有超过 100 万的儿童因被虐待而受重伤，死亡者高达 5 000 人
  - 虐待导致的骨折占婴儿骨折的 30%
  - 干骺角骨折：90%的长骨骨折发生在因受虐而死亡的儿童中

临床要点

临床表现

- 就诊儿童大多小于 1 岁
- 绝大部分儿童小于 6 岁

治疗

- 确认有无受到虐待
- 对虐待事件进行备案记录
- 将儿童带离不友善的环境

参考文献

1. Kleinman PK et al: Relationship of the subperiosteal bone to collar to metaphyseal lesions in abused infants. J Bone Joint Surg Am 77:1471-6, 1995
2. Kleinman PK: Diagnostic imaging in infant abuse. AJR 155:703-12, 1990
3. Kleinman PK et al: The metaphyseal lesion in abused infants: a radiologic-histopathologic study. AJR 146:895-905, 1986

胫骨粗隆骨软骨病

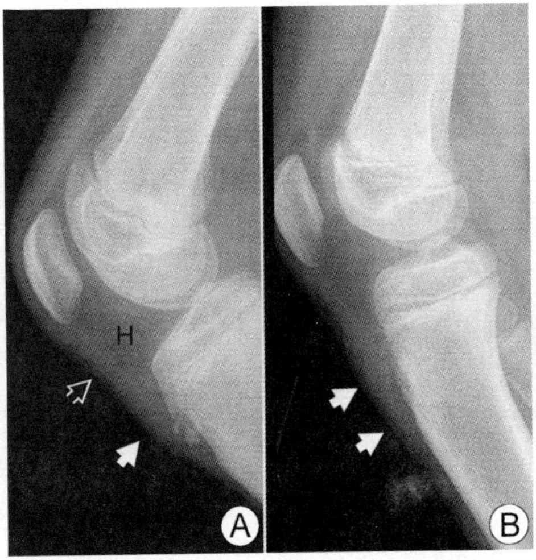

（A）胫骨粗隆形态不规则，有碎片及邻近软组织肿胀（实心箭头），髌骨肌腱增厚、模糊（空心箭头），Hoffa 脂肪垫（H）呈软组织密度。（B）胫骨粗隆形态不规则伴表面软组织肿胀（箭头）

要点

- 同义词：Osgood-Schlatter 病，胫骨粗隆撕脱、骨软骨炎
- 定义：胫骨粗隆处疼痛，X 线证实有胫骨粗隆的碎片伴周围软组织肿胀
- 典型影像学表现：胫骨粗隆的碎片及其表面的软组织肿胀
- 诊断需结合临床资料和影像学表现
- 最好发于好动的男性青少年

影像学表现

一般特点

- 最具诊断价值的影像学表现：胫骨粗隆的碎片及其表面的软组织肿胀

X 线表现

- 胫骨粗隆碎片或形态不规则

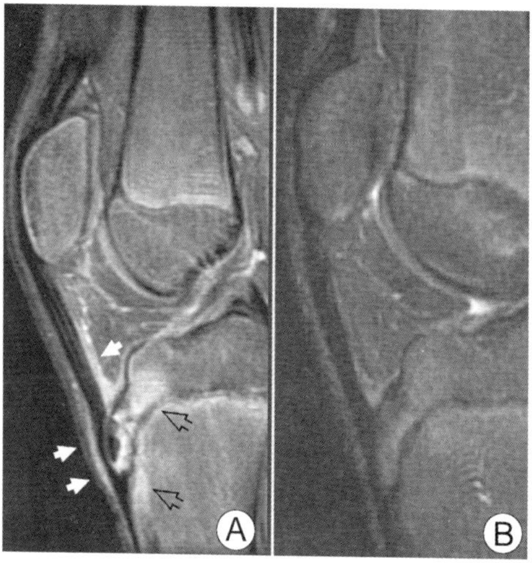

Osgood-Schlatter 病。(A) T2WI 矢状位：髌骨肌腱附着处（箭头）、胫骨粗隆及周围骨髓（空心箭头）高信号影。(B) 休息一段时间后复查可见异常信号消失

- 伴有胫骨粗隆表面软组织肿胀
- 皮下脂肪垫被软组织密度替代
- 髌骨肌腱变厚、模糊
- Hoffa 脂肪垫密度增高
- 需注意：正常胫骨粗隆变异较大
  - 正常时可见到胫骨粗隆呈碎片状
  - 如诊断此病，必须见到其表面的软组织肿胀

MR 表现

- MR 不常规用于诊断此病
- 因膝部疼痛行 MR 检查时可发现此病
- T2WI 见到胫骨粗隆和邻近胫骨骨骺、干骺端的骨髓呈高信号水肿影
- 髌骨肌腱及其邻近软组织在 T2WI 上亦呈高信号影

鉴别诊断

胫骨粗隆的正常变异

- 呈碎片状改变而无表面软组织肿胀
- 胫骨粗隆处无局灶性压痛

Sinding-Larsen-Johansson 综合征

- 髌骨肌腱另一端（近端附着处）的慢性撕脱
- 髌骨下方的局限性疼痛及触痛
- 髌骨下缘的不规则骨片
- 邻近软组织肿胀
- 近端髌骨肌腱增厚、结构模糊

病理

概述

- 属于真性撕脱性损伤抑或缺血性改变，仍有争论
  - 大多数观点倾向于前者
- 撕脱性损伤是一种由作用于骨骼肌肉系统的牵拉力量所引起的骨骼在肌腱附着处的结构异常
- 青少年经常用力过度，坚持超强度的运动以及尚未完全成熟的骨突，故较易发生撕脱性损伤
- 生长中的骨突较邻近肌腱更易受损伤
- 承受较大力量的肌肉附着点更易受伤
- 膝关节的伸直结构组织包括了股四头肌、股四头肌肌腱、髌骨、髌骨肌腱及附着于胫骨粗隆的髌骨肌腱
- 伸直组织的任一结构都可成像
  - 到目前为止最常见的是附着于胫骨粗隆的髌骨肌腱病变，称 Osgood-Schlatter 病
  - 也可发生于近端髌骨肌腱，称 Sinding-Larsen-Johansson 综合征

临床要点

临床表现

- 常有异常表现

- 最常见于 10～15 岁青春期男孩
- 多见于好运动的男性青少年
- 胫骨粗隆处的疼痛肿胀
- 33％表现为双侧病变
- 如临床能明确诊断，不需摄片

治疗

- 休息

预后

- 随时间延长症状逐渐消失

参考文献

1. Donnelly LF et al: Chronic avulsive injuries of childhood. Skeletal Radiology 78:138-44, 1999
2. Rosenberg ZS et al: Osgood-Schlatter lesion: fracture or tendonitis? Scintigraphic, CT and MR imaging features. Radiology 185:853-8, 1992
3. Scotti DM et al: Osgood-Schlatter disease, an emphasis on soft tissue changes in roentgen diagnosis. Skeletal Radiol 4:21-5, 1979

朗汉斯细胞组织细胞增生症

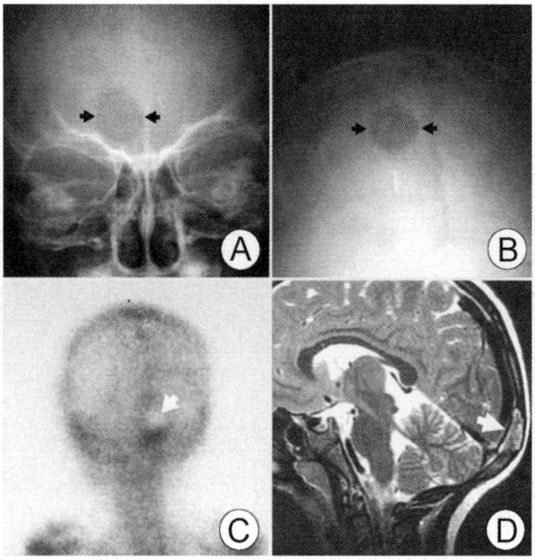

颅骨病变。(A，B)：X线片显示边缘呈双边征的溶骨性改变（箭头）。(C)：骨显像见有放射性摄取增高边缘的“冷”区（箭头）。(D) MR 的 T2WI 矢状位显示受损颅骨信号增高，内板破坏大于外板

要点

- 同义词：嗜酸性肉芽肿，组织细胞增生症 X
- 定义：特发性的表现为局部、局灶性或系统性的疾病
- 发病过程属炎症反应性抑或肿瘤样增生尚无定论
- 典型影像学表现：骨骼病变的多样性
- 占经活检证实的原发性骨骼病变的 1%以下
- 发病率：美国每年的儿童发病率为（0.5～5）/100 000

影像学表现

一般特点

- 单发病灶占 50%～75%
- 多发病灶占 10%～20%
- 发病率从高到低依次为颅骨、肋骨、股骨、骨盆、脊柱和下

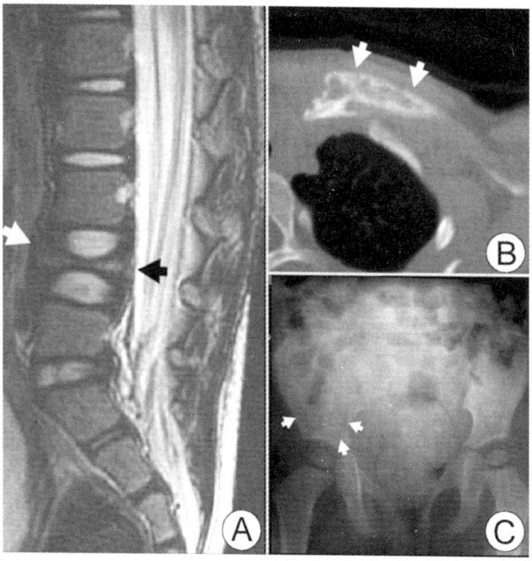

朗汉斯细胞组织细胞增生症。(A) T2WI 矢状位显示扁平椎(箭头)。(B) CT 锁骨中段虫蚀样改变(箭头)。(C) X 线片显示右侧髂骨大片地图状溶骨性改变

颌骨

- 朗汉斯细胞组织细胞增生症(LCH)受累骨骼的 X 线表现异常多样,可为透亮区、硬化区,穿透性、地图样,也可表现为边界清晰或模糊的硬化区

X 线表现

- 颅骨(占 50%)
  - 没有硬化环的境界清晰的溶骨样病变
  - 病灶边缘呈双边征,内板破坏大于外板
  - 愈合过程中可见硬化环
  - 病灶融合呈地图样改变
  - 钮扣状死骨
  - 破坏区伴软组织肿块
  - 下颌骨的牙槽部分病变常引起牙齿游离
- 四肢骨骼
  - 表现多样

    - 病变不累及关节及骺板
- 脊柱和骨盆（占 25%）
    - 扁平椎：椎体完全压缩
    - 年幼儿骨盆受累更多见

MR 表现

- T1WI：低信号
- T2WI：高信号
- 周围伴有因骨质破坏而形成的水肿环

骨显像表现

- 与其他疾病相比，LCH 的骨显像表现更多样化
- 可表现为放射性摄取减少（有时病灶周边可见浓聚）
    - 颅骨更多见
- 有些病灶仅见放射性摄取增加
- 不能仅靠骨显像诊断 LCH，常需结合 X 线片检测多发病灶

推荐的影像学检查方法

- X 线片常常检测到首发病灶
- X 线片单独或结合骨显像可发现其他病灶
- 胸片或 CT 检查可了解肺部有无病变
- MR 或 CT 检查可判断病变范围及特点

鉴别诊断

骨髓炎

- 虫蚀样破坏
- 骨膜反应

尤因肉瘤（病人年龄>7 岁）

- 穿透性骨质破坏
- 葱皮样骨膜反应
- 肿瘤演变（与朗汉斯细胞组织细胞增生症的鉴别诊断："暂时现象"——病变快速进展或消失）

病理

概述

- 病因-发病机理

- 发病过程属炎症反应性抑或肿瘤样增生尚无定论

- 由朗汉斯细胞组织细胞异常增生而累及网状内皮系统组织器官的一组疾病
  - Letterer-Siwe 病：急性弥漫型，约占 10%
    - 好发年龄<1 岁
    - 急性起病，伴肝脾大、皮疹、淋巴结肿大、骨髓造血功能衰竭及肺部浸润
    - 可无骨骼病变
  - Hand Schueller Christian 病：慢性弥漫型，约占 20%
    - 属系统性 LCH 的慢性病变
    - 大部分病例侵犯骨骼
    - 临床表现为肝脾大、尿崩症、突眼、皮炎、生长迟缓
    - 发病年龄为 3～6 岁
  - 嗜酸性肉芽肿（eosinophilic granuloma）：只侵犯骨骼或肺部，约占 70%
    - 单发病灶预后良好
    - 好发年龄 10～14 岁

大体病理及手术学特点

- 呈黄色、灰色或棕色，伴出血

镜下特点

- 朗汉斯细胞增生（所产生的前列腺素导致骨质吸收）
- 伴组织细胞、嗜酸性粒细胞、淋巴细胞、中性粒细胞及浆细胞浸润

临床要点

临床表现

- 发病年龄：2～30 岁，平均年龄：5～10 岁
- 男∶女=2∶1
- 白种人好发
- 局部疼痛、触痛
- 局部肿胀/软组织肿块
- 发热、血沉及白细胞升高

治疗及预后

- 观察
- 手术刮除
- 皮质激素类药物病灶内注射
- 放疗
- 部分嗜酸性肉芽肿能自愈

参考文献

1. Lieberman PH et al: Langerhans cell (eosinophilic) granulomatosis. A clinicopathologic study encompassing 50 years. Am J Surg Pathol. 20:519-52, 1996
2. Fisher AJ et al: Quantitative analysis of the plain radiographic appearance of eosinophilic granuloma. Invest Radiol. 30:466-73, 1995
3. Beltran J et al: Eosinophilic granuloma: MRI manifestations. Skeletal Radiol. 22:157-61, 1993

尤因肉瘤

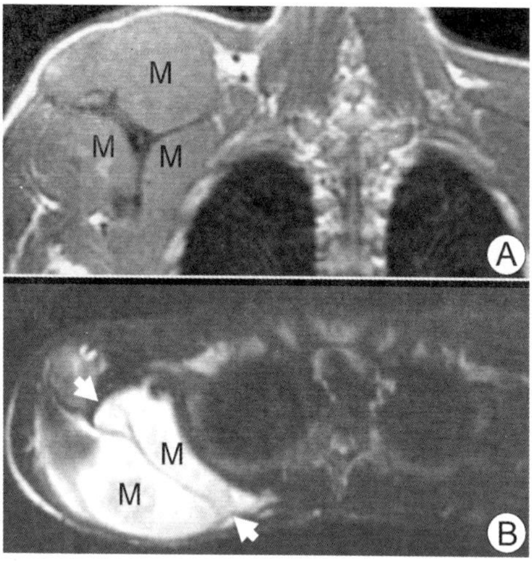

原发于肩胛骨的尤因肉瘤。(A) T1WI 冠状位，起源于并包绕肩胛骨的巨大软组织肿块（M）。(B) T2WI 横轴位，源于肩胛骨（箭头）的软组织（M）呈高信号，肩胛骨的骨髓均被高信号的肿瘤组织所代替

要点

- 同义词：与骨骼的原始神经外胚层肿瘤（PNET）类似
- 定义：具侵袭性的，由起源于骨骼的蓝色的小圆细胞构成的肿瘤
- 典型影像学表现：发生于 10 岁以上儿童扁骨及长骨骨干的侵袭性骨质破坏
- 发病年龄：10～20 岁最常见
- 5 岁之前发病极少见

影像学表现

一般特点

- 最具诊断价值的影像学表现：发生于 10 岁以上儿童扁骨及长

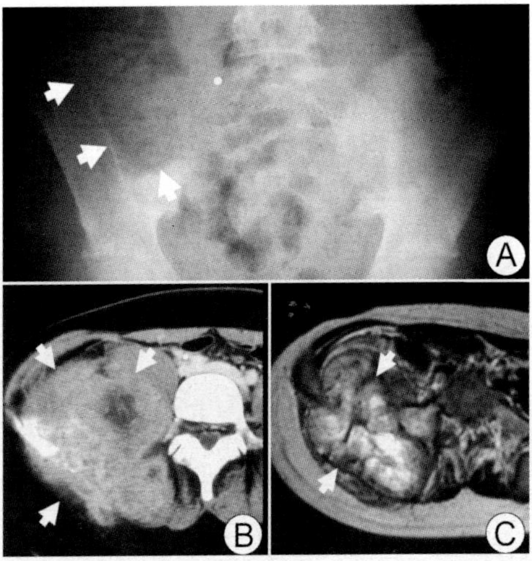

源于右髂嵴的尤因肉瘤。(A) X线片显示髂骨骨质破坏（箭头）。(B) CT显示源于髂骨并破坏髂骨的密度不均匀的肿块（箭头）。(C) T2WI横轴位，髂骨骨质破坏（箭头），肿块内见高信号

骨骨干的侵袭性骨质破坏

- 发病率从高到低依次为股骨、骨盆、胫骨、肱骨及肋骨
- 1/3的病例累及骨盆或股骨
- 源于骨干的病灶常位于髓腔中心，而源于干骺端的肿瘤则呈偏心生长
- 较其他恶性肿瘤更易侵犯肩胛骨、骨盆等扁骨
- 年长儿童的扁骨尤其容易受累
- X线表现多样化
- 病灶常累及中后方骨干
- 骨干受累较其他骨骼恶性肿瘤多见
- 易发生骨骼及肺部转移
- 偶有起源于软组织的骨外尤因肉瘤，为非特异性的软组织肿块

X线表现

- 具有高度侵袭性

  - 溶骨性破坏
  - 边界不清晰
  - 透过骨皮质
  - 过度的骨膜反应
    - 呈“放射状”
    - “洋葱皮样”
    - “Codman 三角”
  - 可伴有软组织肿块
- 约 15%的尤因肉瘤有反应性硬化
  - 当存在硬化时，硬化只局限于骨质，这与骨肉瘤不同

CT 表现

- CT 可证实局部骨质破坏，尤其对解剖结构较复杂的骨盆、头颅和颈部更有效
- 胸部 CT 有助于发现肺部转移灶

MR 表现

- 用于了解病灶范围
- 肿瘤在 T2WI 呈高信号，但非特异性
- 可见伴有典型软组织肿块的起源于骨髓的破坏性病灶
- MR 的动态增强检查有助于了解肿瘤对化疗的敏感度

骨显像表现

- 病灶部位放射性摄取增加
- 了解全身有无骨转移

鉴别诊断

骨髓炎

- 好发于 5 岁以下儿童
- 部分病例影像学表现很典型

骨肉瘤

- 骨外常见肿瘤骨形成

转移性神经母细胞瘤

- 多见于 3 岁以下儿童

朗汉斯细胞组织细胞增生症

- 也可表现为非常具有侵袭性的影像学改变

病理

概述

- 侵袭性的蓝色小圆细胞肿瘤
- 与原始神经外胚层肿瘤相似

大体病理及手术学特点

- 伴坏死、出血的灰白色肿瘤
- 沿着髓腔，穿过骨皮质至骨膜外的侵袭性生长

镜下特点

- 细胞密集，基质少
- 蓝色小圆细胞
- 电镜下显示没有神经分泌颗粒（PNET 含神经分泌颗粒）

临床要点

临床表现

- 居儿童原发性恶性骨肿瘤的第二位，仅次于骨肉瘤
- 最好发于 10～20 岁
- 5 岁以下发病极少见
- 表现为局部疼痛、肿胀
- 有压痛，可触及肿块
- 可伴有全身临床表现，如白细胞下降、发热、贫血、血沉升高

治疗

- 化疗
- 切除原发病灶
- 保肢治疗

预后

- 5 年存活率与初诊时临床分期有关
  - 无转移，约为 70%
  - 如伴转移，仅为 30%
- 病灶原发于肢体骨的预后较中轴骨好

参考文献

1. Eggli KD et al: Ewing's sarcoma. Radiol Clin North Am 31:325-37, 1993
2. Reinus WR et al: Prognostic features of Ewing sarcoma on plain radiograph and computed tomography scan after initial treatment. A Pediatric Oncology Groups study (8246). Cancer 72:2503-10, 1993
3. Reinus WR et al: Radiology of Ewing's sarcoma; intergroup Ewing's Sarcoma Study (IESS). RadioGraphics 4:929-44, 1984

骨 髓 炎

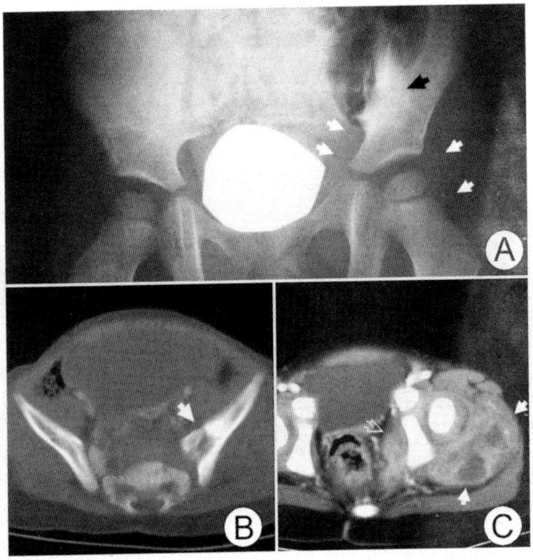

左髂骨骨髓炎伴软组织脓肿。(A) X线片显示左髂骨硬化(黑色箭头),脂肪垫移位(白色箭头)。(B) CT 硬化和透亮区并存的穿透骨皮质的窦道(箭头)。(C) CT 脓肿(箭头)和内收肌增厚(空心箭头)

要点

- 同义词:慢性骨髓炎又称 Brodie 脓肿
- 定义:骨骼的感染性病变
- 典型影像学表现:累及干骺端及 5 岁以下儿童与干骺端结构相似部位的骨质破坏性病变
- 骨髓炎是婴幼儿的常见病
  - 1/3 病例发生在 2 岁以前
  - 50%病例发生在 5 岁前

影像学表现

一般特点

- 最具诊断价值的影像学表现:累及干骺端及 5 岁以下儿童与干

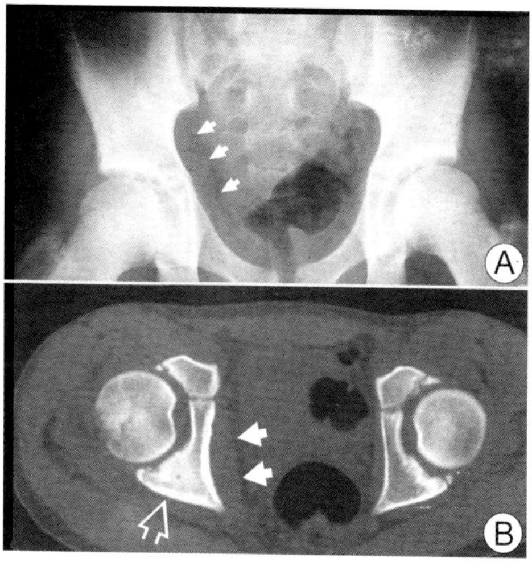

右侧骨盆骨髓炎。（A）X线片显示仅右内收脂肪垫（箭头）的移位。（B）CT：右侧坐骨硬化（空心箭头）及伴脂肪垫移位的右侧内收肌（箭头）增厚

骺端结构相似部位的骨质破坏性病变

- 好发于干骺端
- 75％的骨髓炎累及长骨的干骺端
  - 易发部位：股骨，胫骨和肱骨
- 25％发生在与干骺端结构相似的部位，如骨盆的扁骨

X线表现

- 无阳性X线改变也不能排除此病
- 早期可见邻近干骺端的软组织肿胀
  - 因脂肪层移位或消失更趋明显
  - 干骺端附近
- 发病10天内尚无骨质破坏
- 首先表现出的异常是干骺端透亮区变模糊
- 进行性的骨质破坏
- 7～10天后可见骨膜反应
- 如演变为慢性，则出现硬化区或硬化伴透亮区
- 可见穿透骨皮质的透亮带

- 死骨形成

CT 表现

- 骨质破坏或硬化
- 周围软组织肿胀
- CT 并不常规用于诊断骨髓炎，但对发热原因不明者（如骨盆骨髓炎），可行此检查协助诊断
- CT 能更好地了解骨骼病变
  - 穿透骨皮质的透亮带
  - 死骨的形成

MR 表现

- T2WI 干骺端信号增高
- 软组织/骨髓周围大量水肿影
- 界限清晰但无增强的病灶提示坏死或脓肿
- 影像诊断不明确的病灶或有脓肿形成时，需考虑外科手术

骨显像表现

- 局部放射性摄取增加
- 血流像、软组织像和骨骼像均可见到放射性分布增加
- 优点
  - 在 X 线发生改变前即有阳性表现
  - 可检查多部位骨骼
  - 当具体受累骨骼的解剖部位不明确时，可对所有肢体甚至全身进行检查

推荐的影像学检查方法

- 如局部症状和 X 线片都不能帮助确诊，可行 MR 检查
- 不能明确病变部位时可选择骨显像

鉴别诊断

5 岁以下儿童的骨骼穿透性病变见于

- 骨髓炎
- 朗汉斯细胞组织细胞增生症
- 神经母细胞瘤的骨转移

大于 5 岁儿童的骨骼穿透性病变见于

- 尤因肉瘤

- 淋巴瘤或白血病
- 骨髓炎
- 朗汉斯细胞组织细胞增生症

病理

概述

- 一般病理特点
  - 大部分病例是血源性的
  - 多数患儿不久前有呼吸道感染或中耳炎病史
  - 由穿通性外伤或窦道穿通引起的比较少见
  - 葡萄球菌是最常见的致病菌，约71%的病例由此引起
  - 好发于干骺端及与干骺端结构相似部位
    - 可能与这些部位血供较丰富但血流较慢有关
- 流行病学
  - 骨髓炎是儿童骨骼病变较常见的病因
  - 美国儿童发病率为1/5 000
  - 骨髓炎是婴幼儿的常见病
    - 1/3病例发生在2岁以前
    - 50%病例发生在5岁前

临床要点

临床表现

- 由于发病年龄较低且症状缺乏特异性，诊断常被延误
- 大部分病例血沉升高
- 可表现为不明原因的发热，败血症和烦躁不安

治疗

- 在影像学指导下行穿刺或手术切开活检，以便确诊
- 使用抗生素
- 脓肿引流

预后

- 仍是儿童主要致病因素之一

参考文献

1. Jaramillo D et al: Osteomyelitis and septic arthritis in children: appropriate use of imaging to guide treatment. AJR 165:399-403, 1995
2. Harcke HT: Role of imaging in musculoskeletal infections in children. J Pediatr Orthop 15:141-3, 1995
3. Hayden CK Jr. et al: Paraarticular soft-tissue changes in infections and trauma of the lower extremity in children. AJR 134:307-11, 1980

骨样骨瘤

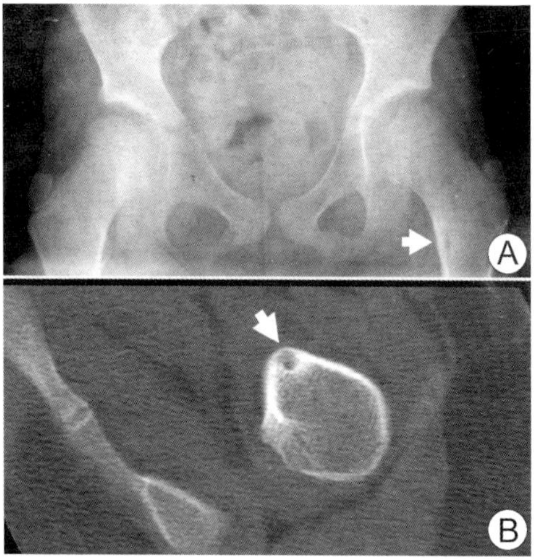

左侧股骨近端骨样骨瘤。(A) X线片显示有硬化边缘的透亮区（箭头）。(B) CT显示源于骨皮质的有硬化边缘（箭头）的透亮区

要点

- 定义：有疼痛感的骨良性病变，伴前列腺素E2升高
- 典型影像学表现：伴有硬化区的低密度瘤巢，有时瘤巢内可见钙化
- 占原发骨肿瘤的4%和良性骨肿瘤的12%
- 10～20岁好发

影像学表现

一般特点

- 65%发生在长骨骨干，53%在股骨和胫骨
- 指、趾骨占21%
- 脊柱9%
- 80%病灶位于骨皮质
- 髓内或关节腔（主要位于髋关节）内较少见

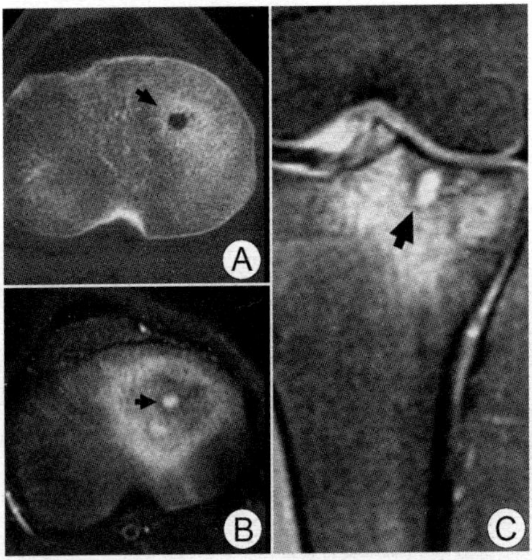

胫骨的骨样骨瘤。(A) CT 显示伴硬化边缘的低密度瘤巢（箭头）。(B) T2WI 横轴位和 (C) T2WI 冠状位显示瘤巢呈高信号。注意周围有大面积水肿

X 线表现

- 低密度瘤巢，<1.5cm，周围有硬化
- 典型病例可见透亮区内有点状钙化影（透亮区内的致密点状影，周围有硬化）
- 可有骨皮质增厚
- 可见骨膜反应
- 如病灶邻近骺板，可出现患侧肢体生长过长

CT 表现

- 用于明确瘤巢性质
- 边界清晰的小圆形或卵圆形瘤巢，周围伴硬化圈
- 病灶附近的髓质内亦可见到钙化
- CT 除了辨别瘤巢外，还对治疗起指导作用

MR 表现

- T1WI 瘤巢信号与肌肉相近
- 瘤巢周围常有骨髓水肿
- 关节内病灶可伴有关节积液和滑膜炎

骨显像表现

- 病灶放射性摄取增加
- 双密度征：中央为放射性摄取异常增高的瘤巢及其周围较低的放射性分布灶（反应性硬化）

鉴别诊断

慢性骨髓炎（Brodie 脓肿）

- 可见由脓腔延伸出的线性、弯曲形通道

应力性骨折

- 有垂直（而不是平行）于骨皮质的线性透亮线

骨岛

- 骨显像中无异常放射性摄取增加

病理

概述

- 病因-发病机理
  - 良性的富血供的成骨样增生
  - 瘤巢内前列腺素增高 100～1 000 倍（可能是引起疼痛和血管扩张的原因）
  - 病因尚不明确
  - 属炎性反应抑或肿瘤样增生尚存争议

大体病理及手术学特点

- 瘤巢最大径＜1cm
- 病灶呈红色或褐红色沙砾样骨性组织
- 很容易将病灶从周围反应骨中剥离出来

镜下特点

- 瘤巢由骨组织或矿化的、未成熟的网状骨组成
- 骨和类骨组织形成的骨小梁周边有丰富的血管、纤维基质及成骨细胞和破骨细胞包绕
- 病灶周围硬化带为致密化骨质

临床要点

临床表现

- 发病年龄：10～35 岁，男女比例约为 2∶1
- 大部分病例发生在 10～20 岁
- 夜间疼痛加剧
- 75%的病人在用了阿司匹林等水杨酸类药物后在 30 分钟内疼痛减轻
- 局部肿胀、触痛
- 发生在脊柱的骨样骨瘤常有疼痛性脊柱侧弯，凹面位于病灶处

治疗及预后

- 手术切除瘤巢
- 经皮射频瘤巢损毁术
  - 通常在 CT 引导下实施
- 无恶变倾向，但较少自愈

参考文献

1. Assoun J et al: Osteoid osteoma: MR imaging versus CT. Radiology. 191:217-23, 1994
2. Azouz EM et al: Osteoid osteoma and osteoblastoma of the spine in children. Report of 22 cases with brief literature review. Pediatr Radiol. 16:25-31, 1986
3. Cohen MD et al: Osteoid osteoma: 95 cases and a review of the literature. Semin Arthritis Rheum. 12:265-81, 1983

骨 肉 瘤

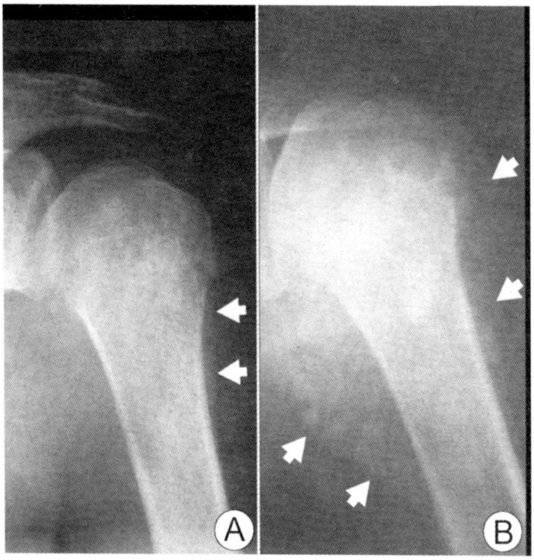

肱骨骨肉瘤。（A）干骺端较轻微的虫蚀样破坏及骨膜反应（箭头）。（B）延伸至肱骨外呈絮状的肿块（箭头），含有肿瘤骨成分

要点

- 同义词：成骨肉瘤
- 定义：瘤细胞直接生成骨样组织的恶性肿瘤
- 典型影像学表现：伴有新骨形成的侵袭性骨骼病变
- 是儿童和青少年期最常见的原发恶性骨肿瘤
- 发病率占原发恶性骨肿瘤的第二位
- 60％位于膝关节周围
- 90％有肿瘤骨形成

影像学表现

一般特点

- 最具诊断价值的影像学表现：伴有新骨形成的侵袭性骨骼病变
- 新骨形成：可见到正常骨组织外的絮状硬化骨形成

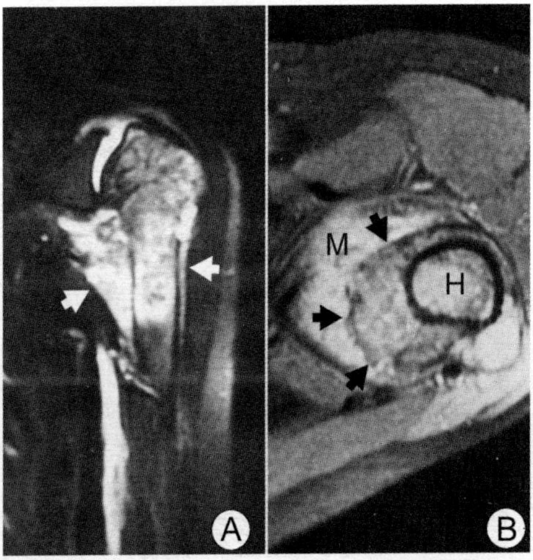

骨肉瘤。(A) T2WI 矢状位显示肱骨近侧干骺端的骨髓腔被高信号的软组织肿块（箭头）所取代。(B) T2WI 横轴位显示异常高信号影替代了肱骨骨髓腔（H），软组织肿块（M）侵及骨膜，产生骨膜反应（箭头）

- 见于 90%的病例
- 影像学表现取决于成骨和溶骨的程度
  - 溶骨型：呈边界不清的透亮区，伴骨皮质破坏和骨膜反应
  - 成骨型：可见硬化区
- 就诊时病灶已不小
- 80%发生在管状骨的干骺端
- 60%位于膝关节周围
- 20%发生在扁骨和椎体
- 75%可侵及骨骺

X线表现

- 原发性骨肉瘤占 95%
  - 典型骨肉瘤起源于髓腔
    - 边界不清可穿透骨皮质的髓内肿块
    - 虫蚀样骨质破坏

    - 呈 Codman 三角或放射状骨针样的骨膜反应
    - 过渡带宽阔，界限不清
  - 毛细血管扩张型骨肉瘤
    - 恶性程度高，预后差
    - 单纯溶骨性改变
    - 囊腔内含血液或坏死组织
    - 可见液-液面（与动脉瘤样骨囊肿相似）
  - 多中心骨肉瘤
    - 同时发生在多个部位的骨肉瘤
    - 只见于 5～10 岁儿童
    - 预后很差
- 骨皮质旁骨肉瘤
  - 骨膜型骨肉瘤
    - 发生于 20～50 岁人群的低度恶性骨肉瘤
    - 病灶常位于股骨远端后方
    - 基底附着于骨皮质
  - 骨旁性骨肉瘤（罕见）
    - 中度恶性骨肉瘤
    - 大部分位于骨干
    - 髓腔不受累
    - 可有骨皮质增厚
- 继发性骨肉瘤
  - 继发于原先病变，如畸形性骨炎（Paget 病）、局部放疗、分化差的软骨肉瘤或骨梗死

MR 表现

- 确定骨髓和软组织内肿瘤的范围，及其与血管和神经的关系
- 对整个患肢进行检查，了解有无跳跃式转移
- T1WI 骨化的瘤体呈低信号，实质性或非骨化瘤体呈中-低信号
- T2WI 骨化的瘤体仍呈低信号，非骨化瘤体或软组织肿块呈高信号

骨显像表现

- 用于决定分期，发现有无跳跃式转移和其他部位的转移

鉴别诊断

尤因肉瘤

- 好发于长骨骨干，伴较大的软组织肿块

应力性骨折

慢性骨髓炎

骨化性肌炎

- 有钙化，亚急性或慢性血肿
- 与骨肉瘤的病灶内钙化不同，其钙化位于病灶周边

病理

概述

- 病因-发病机理
  - 瘤细胞能直接生成骨样组织的恶性肿瘤

大体病理及手术学特点

- 病灶呈白褐色，质硬，沙砾样肿块，伴出血、坏死
- 破坏骨皮质，伴软组织肿块
- 病灶周边的新骨可见到葱皮样骨膜增生

镜下特点

- 瘤细胞形态各异，纺锤形的肿瘤细胞可产生不同形状的骨样组织
- 按肿瘤成分不同，骨肉瘤分为成骨细胞型，成软骨细胞型和成纤维细胞型

临床要点

临床表现

- 发病年龄：10～30 岁，男性多于女性
- 10～15 岁青少年发病最常见
- 患者平时常较健康
- 有遗传性视网膜母细胞瘤及放疗史的人群易患此病
- 常见临床症状是疼痛、局部软组织肿胀或肿块及发热
- 易发生肺部转移，可引起气胸（钙化）

治疗及预后

- 化疗和手术
- 保肢疗法（用于80%的病例）
- 目前5年存活率可达77%

参考文献

1. Rosenberg ZS et al: Osteosarcoma: Subtle, rare, and misleading plain film features. AJR Am J Roentgenol. 165:1209-14, 1995
2. Mervak TR et al: Telangiectatic osteosarcoma. Clin Orthop. 270:135-9, 1991
3. Sundaram M et al: Magnetic resonance imaging of osteosarcoma. Skeletal Radiol. 16:23-9, 1987

慢性异物植入

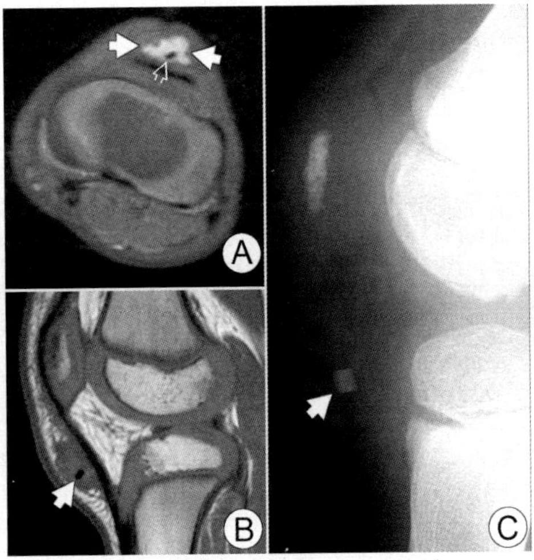

软组织肿块样的慢性异物植入。（A）T2WI 横轴位：中央低信号区（空心箭头），外周为高信号的肉芽组织。（B）T1WI 矢状位：中央低信号区（箭头）。（C）X 线片：透光性异物（箭头），是一玻璃碎片

要点

- 定义：因异物长期植入体内引起类似于软组织肿块的炎症或肉芽肿
- 典型影像学表现：MR 表现为中央低信号的软组织肿块
- 好发于经常与外界接触的部位
  - 足底
  - 膝盖及胫前
  - 手
  - 臀部

影像学表现

一般特点

- 最具诊断价值的影像学表现：MR 表现为中央呈低信号的软组

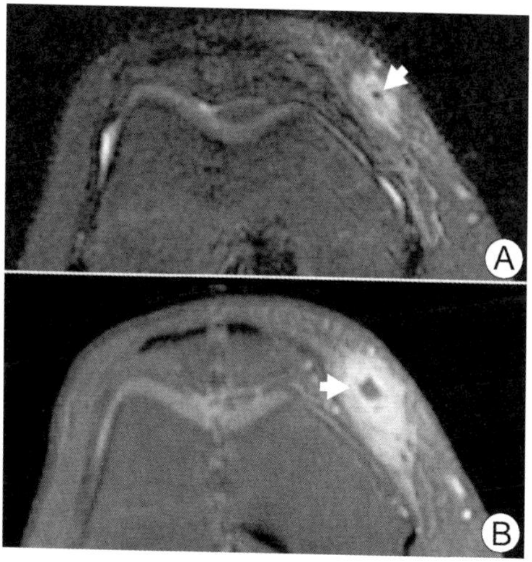

软组织肿块样的慢性异物植入。(A) T2WI 横轴位:中央低信号区(箭头),外周为高信号的肉芽组织。(B) 增强 T1WI 中央(箭头)仍为低信号,周围肉芽肿组织有强化。异物为塑料片

织肿块

- 好发于经常与外界接触的部位
  - 足底
  - 膝盖及胫前
  - 手
  - 臀部

X 线表现

- 大部分异物不透光,表现为非特异性软组织肿块
- 约有 3%的异物是透光的
- 可伴有骨髓炎

MR 表现

- T2WI 呈现高信号的非特异性软组织肿块
- 周围的炎性反应可呈弥漫性强化
- 附近软组织可见水肿,界限不清
- 以下几点提示异物存在可能

  - 软组织肿块中央为低信号
  - 大部分异物在所有序列中均呈低信号
    - 玻璃、塑料、金属和木片
  - 有时可见到金属伪影
  - 病灶具一定的物理形状（如方形、三角形），而非解剖形态
  - 可见到从体表至软组织部位的带状异常信号影
  - 病变部位为异物植入的好发部位

CT 表现

- CT 并不作为异物植入的常规检测手段
  - 眼眶例外

推荐的影像学检查方法

- MR 可用来检查软组织肿块
- 如 MR 怀疑有慢性异物存在，进一步行 X 线检查可发现不透光异物

鉴别诊断

恶性软组织肿块

- 局部无异物
- 常位于与易发生异物植入处不同的部位，如肢体的近端和中端
- 部分病例较难鉴别异物植入和恶性软组织肿块

病理

概述

- 异物植入一段时间后可引起炎性反应
- 肉芽肿形成后可表现为非特异性的软组织肿块

临床要点

临床表现

- 一般表现为无痛性的软组织肿块
- 有的外伤性异物植入后，临床表现可很典型
- 但外伤病史常常不典型，需细心回顾

- 偶可表现为炎性病变

治疗

- 手术去除异物

预后

- 很好

参考文献

1. Donnelly LF et al: The multiple presentations of foreign bodies in children. AJR 170:471-7, 1998
2. Korneich L et al: Preoperative localization of a foreign body by magnetic resonance imaging. Eur J Radiol 27:13-7, 1998
3. Oikarinen KS et al: Visibility of foreign bodies in soft tissue in plain radiography, computed tomography, magnetic resonance imaging, and ultrasound. An invitro study. Int J Oral Maxillofac Surg 22:119-24, 1993

髋关节发育不良

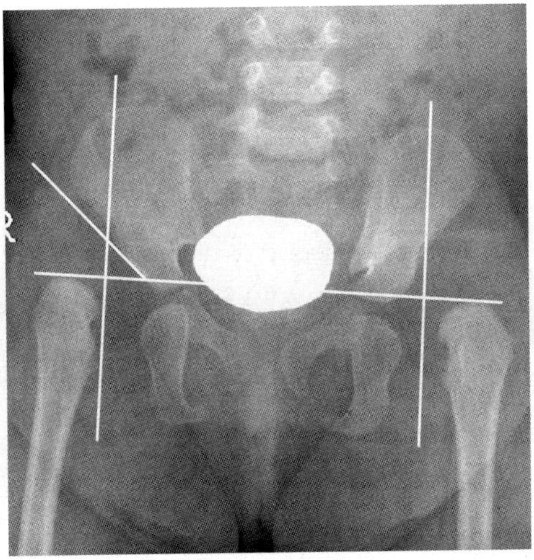

前后位X线片显示双侧髋关节脱位。股骨头虽未骨化，但可见一位于股骨颈上端的圆形结构。正常股骨头应位于髋臼Y形软骨的中央。图中可见H线、Perkins线和髋臼指数

要点

- 同义词：先天性髋关节脱位
- 定义：因股骨头与髋臼对位不良而导致两者发育异常
- 典型影像学表现：X线和超声均表现为股骨向外上方移位
- 新生儿发病率为1/200
- 臀位产及羊水过少的婴儿较好发
- 黑种人发病率低
- 女孩发病率高，男女比例约为1∶（5～8）
- 髋关节韧带松弛是髋关节发育不良的主要病因

影像学表现

一般特点

- 最具诊断价值的影像学表现：股骨头位置或形态异常，骨化

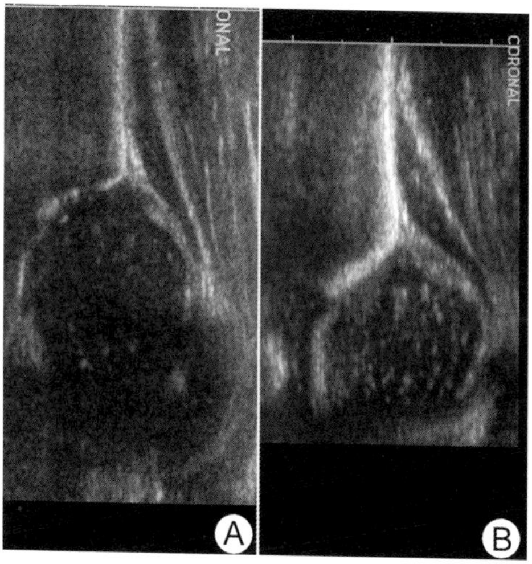

（A）超声纵轴显示正常婴儿的股骨头完全被髋臼包绕。（B）髋关节脱位患儿的超声纵轴显示只有50%以下的股骨头被髋臼包绕，呈现半脱位

延迟

超声表现

- 超声因能测及软骨，故可确定股骨头位置和髋臼深度，并动态地了解髋关节不稳
- Graf、Harke髋关节超声法可测量髋臼形态、髋臼指数、髋臼对股骨头的覆盖情况及应力作用下的半脱位

X线表现

- 用数条不同的线来表示髋关节的位置和髋臼形态
- 两侧髋臼Y形软骨连线为Hilgenreiner线
- 从髋臼外缘向H线做一垂直线，称Perkins线
- 相交Hilgenreiner线和Perkins线将髋关节分为四部分，股骨头应位于内下象限。股骨头通常在2～3个月龄时骨化
- 髋臼指数亦可作为测量指标，正常新生儿小于30°，随年龄增长角度逐渐变小
- 股骨颈内侧弧形线与闭孔上缘弧线的连线，称Shenton线

其他影像学表现

- CT 和 MR 偶可用于检查术后固定患者的髋关节位置
- 有时术中可行关节造影

推荐的影像学检查方法

- 4 个月以下的婴儿建议用髋关节超声检查
- 4 个月以后因股骨头骨化，超声检查不适宜，应选择 X 线检查

鉴别诊断

脑瘫、髋外翻、神经肌源性疾病

- 这些疾病是由于肌张力异常而引起半脱位或对位异常，而非韧带松弛或骨骼发育不良

婴儿化脓性关节炎

- 关节穿刺及感染征象可协助诊断

病理

概述

- 一般病理特点
    - 髋关节松弛、对位不良及不稳定可由以下原因引起
        - 母体激素导致韧带松弛
        - 髋臼变浅，髋臼顶变陡
        - 股骨头发育不良或前倾角变大
        - 股骨头和髋骨间的结缔组织或纤维组织增多
- 遗传学
    - 白种人较非洲人种好发
    - 女孩发病率高于男孩
- 胚胎学-解剖学
    - 双侧髋关节的软骨

分期或分级标准

- Graf 的改良分级法
- 1 型：髋关节发育好，髋臼指数＞60°
- 2a 型：发生于 3 个月龄以下，属生理未成熟期，髋臼指数为 50°～59°

- 2b 型：3 个月龄以上髋关节仍未发育好，髋臼指数为 50°～59°
- 2c 型：髋关节半脱位且不稳定，髋臼指数为 43°～49°
- 3 型：股骨头形态异常伴脱位，髋臼指数＜43°
- 4 型：髋关节严重发育不良，髋臼指数＜43°

临床要点

临床表现

- 外展试验和弹出试验阳性

病程转归

- 如不治疗，会引起髋关节永久变形、患肢变短、运动范围缩窄、退行性改变及缺血性坏死等

治疗

- Pavlik 支具，使髋关节处于外展姿势
- 有时可采用手术复位及物理固定
- 常见的手术方法是 Salter 骨盆截骨术、Steele 截骨术、Pemberton 及 Chiari 髋臼成形术、股骨头截骨术等

预后

- 早期诊断、及时治疗，预后很好
- 诊断和治疗延误可导致不可逆性畸形，而需进一步手术治疗
- 部分患者需更换髋关节

参考文献

1. Babcock DS et al: Developmental dysplasia of the hip. American College of Radiology. ACR Appropriateness Criteria. Radiology 215 Suppl:819-27, 2000
2. Grissom LE et al: Developmental Dysplasia of the Pediatric Hip with Emphasis on Sonographic Evaluation. Semin Musculoskelet Radiol 3(4):359-70, 1999
3. Graf R et al: Advantages and disadvantages of various access routes in sonographic diagnosis of dysplasia and luxation in the infant hip. J Pediatr Orthop B 6(4):248-52, 1997

股骨头骨骺滑脱

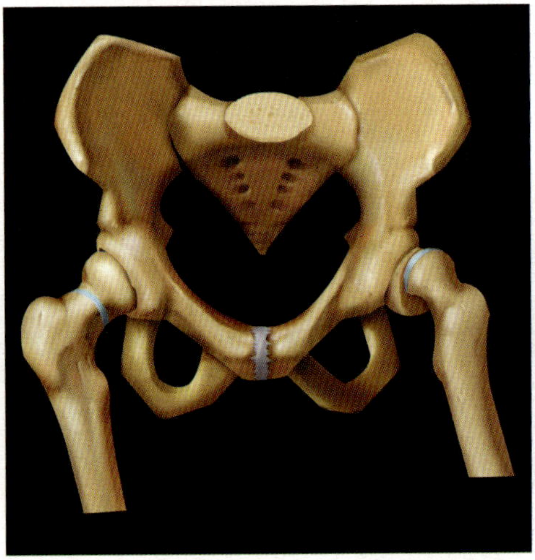

股骨头骨骺滑脱。左侧骨骺相对于干骺端向后、内侧滑脱

要点

- 同义词：SCFE
- 定义：特发性的股骨近端骨骺的 Salter Ⅰ型骨折所引起的股骨头骨骺滑脱
- 典型影像学表现：蛙式侧位片上见到骨骺相对于干骺端端往后移位
- 1/3 患者可累及双侧
  - 双侧一般不同时出现症状
- 好发于 12～15 岁

影像学表现

一般特点

- 最具诊断价值的影像学表现：蛙式侧位片上见到骨骺相对于干骺端往后移位

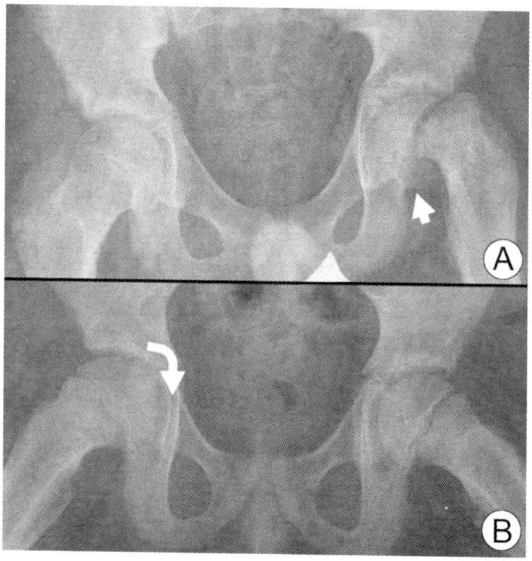

股骨头骨骺滑脱。(A) 前正中位显示一 SCFE 重症病例，骨股头骨骺向内侧滑脱（箭头），伴有慢性改变，骨骺两边硬化形成。(B) 蛙式位片：顺着弧形箭头方向可见骨骺相对于干骺端略向后移位

X 线表现

- 骨骺向后移位，其发生频率和幅度均大于向内移位
  - 蛙式位易显示
- 慢性病例可见硬化或成骨反应
- 近端股骨可有骨质稀疏
- 蛙式侧位片
  - 骨骺相对于干骺端向后移位
  - 犹如冰激凌蛋卷上掉下来的奶汁
  - 蛙式侧位片上于干骺端骨皮质外侧划切位线，此线应平分骨化的骨骺组织
  - 如骨骺位于此线内侧，则说明有滑脱
- 正前后位片
  - 表现可不明显
  - 骺板非对称性增宽
  - 骺板的干骺端一侧模糊不清

推荐的影像学检查方法

- X线片常常是主要诊断方法，其他影像学检查应用很少
- 骨显像表现为病变处放射性分布增加
- CT可用来评价部分疑难病例的滑脱程度

鉴别诊断：儿童为髋部疼痛疾病的好发年龄

化脓性关节炎

- 可发生在任何年龄，但婴儿和10多岁少年最好发

中毒性滑膜炎

- 发病年龄<10岁

骨髓炎

- 常于5岁以下发病

朗汉斯细胞组织细胞增生症

- 可发生在任何年龄，但骨盆受累多见于5岁以下儿童

股骨头骨骺滑脱

- 好发于12～15岁

股骨头骨骺滑脱

- 见于5～8岁

小儿类风湿性关节炎

- 多见于1～3岁

尤因肉瘤

- 好发于10～20岁

骨样骨瘤

- 也好发于10～20岁

病理

概述

- 特发性的股骨近端骨骺的Salter Ⅰ型骨折所引起的股骨头骨骺滑脱
- 骨骺向后、内侧滑脱
- 有家族史

临床要点

临床表现

- 髋关节、腹股沟处疼痛，可放射至同侧膝关节
  - 有同侧膝关节疼痛的约占 25%
- 跛行
- 左侧多发
- 发病年龄：12～15 岁
- 1/3 患者可累及双侧
  - 双侧一般不同时出现症状
- 多见于
  - 男孩（男：女=2.5：1）
  - 非洲人种
  - 肥胖儿童
  - 肾性骨病
  - 内分泌紊乱者

治疗

- 固定患肢，以防进一步滑脱
- 骨骺不能回复到正常位置

预后

- 潜在并发症
  - 股骨头缺血性坏死
  - 髋关节软骨溶解
- 骨骺过早愈合

参考文献

1. Carney BT et al: Long-term follow up of slipped capital femoral epiphysis. J Bone Joint Surg AM 73:667-74, 1991
2. Bloomberg TJ et al: Radiology in early slipped femoral capital epiphysis. Clin Radiol 29:657-67, 1978
3. Kelsey JL: Epidemiology of slipped capital femoral epiphysis: a review of the literature. Pediatrics 51:1042-50, 1973

股骨头骨骺缺血性坏死

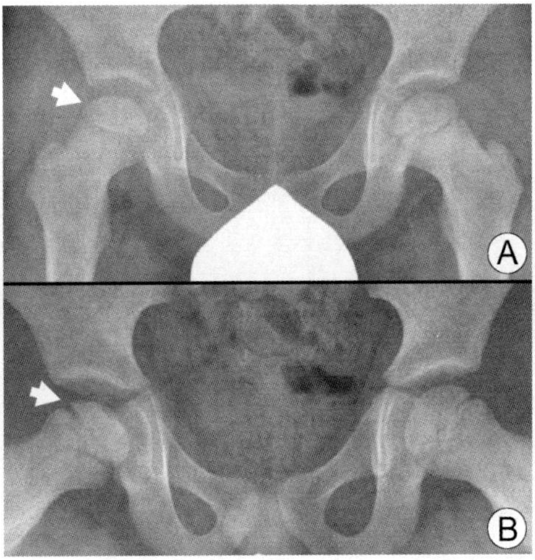

X线片显示右侧髋关节LCP。（A）前后位片显示右侧股骨头（箭头）硬化伴形态不规则。（B）蛙式位片显示软骨下透亮区（箭头）及股骨头硬化变扁

要点

- 同义词：Legg-Calvé-Perthes病（LCP）或Perthes病
- 定义：特发性股骨头骨性骨骺缺血性坏死
- 典型影像学表现：股骨头碎裂
- 好发于5～8岁（此年龄段易受股骨头血供改变影响）
- 男女发病率比约为5∶1
- 约13％的双侧病变表现不对称
- 症状主要为跛行伴腹股沟、大腿或膝盖疼痛

影像学表现

X线表现

- 发病时，甚至更早期即可见阳性表现
- 常伴有骨龄落后
- **早期表现**

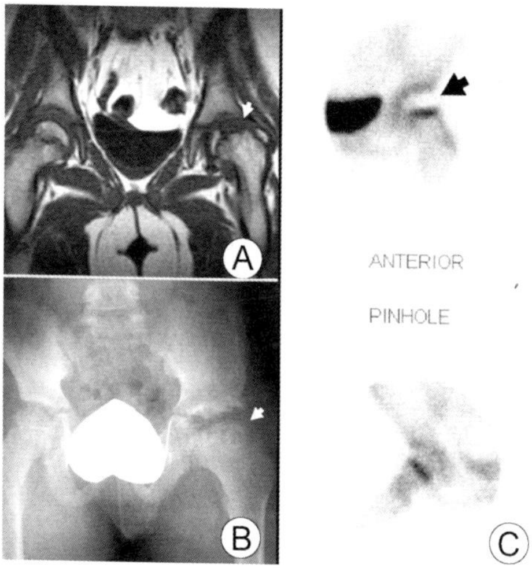

LCP。(A) T1WI 显示左侧股骨头(箭头)低信号。(B) X 线片:左侧增宽、变扁的股骨头(箭头),髋臼形态异常、干骺端存在透亮区。(C) 骨显像显示左侧股骨头(上方图)未见放射性摄取

- 双侧股骨头骨骺不对称,患侧变小,骨化
- 关节间隙增宽
  - 由关节积液和滑膜肥厚引起
- 软骨下线性透亮区
  - 呈新月征
  - 蛙式位易见
  - 为坏死骨的骨线折

- 晚期表现
  - 股骨头骨骺碎裂
  - 骨质硬化,骨骺内出现透亮区
  - 股骨头骨骺变扁
- 慢性病变表现
  - 股骨头过度生长、变宽(大髋臼)
  - 股骨颈变短
  - 骺板生长停止

- 干骺端透亮度增加
- Catterall 对股骨头病变进行分级，Ⅰ－Ⅳ级
- 并发症
    - 当髋臼不能完全覆盖形态异常的股骨头时，临床便出现症状
    - 退行性关节炎

骨显像表现

- 早期表现：由于血供受阻局部放射性摄取降低
- 晚期表现：因病变处的修复及血管再通，放射性摄取增加

MR 表现

- 双侧髋关节同时检查可发现股骨头骨骺不对称
- T1WI 上股骨头骨骺骨髓呈低信号
- T2WI 见高信号骨髓水肿影
- 增强后患侧不强化
- 同时伴有关节积液及向外侧移位的形态不良的骨化中心
- 早期可见骨化中心周围有不规则的低信号或通过其中的线性低信号影
- 脂肪抑制 T2-FSE 序列可用以判断软骨的厚度及其形态的变化
- 髋臼内无股骨头成分，代之以髂腰肌隐窝内增生的滑膜和增厚的骨骺软骨
- 坏死骨骺经治疗后血管再通，在原先的低信号区可见到高信号的骨髓脂肪

推荐的影像学检查方法

- LCP 的早期诊断
    - X 线片表现多呈阳性
    - 如 X 线片不能确定
        - 行 MR 或骨显像检查
- X 线片可用来对 LCP 进行随访，以了解病情进展和并发症

鉴别诊断：儿童为髋部疼痛疾病的好发年龄

- 化脓性关节炎：可发生在任一年龄，婴儿和 10 多岁少年多见
- 中毒性滑膜炎：常累及 10 岁以下儿童

- 骨髓炎：5岁以下多发
- 朗汉斯细胞组织细胞增生症：可发生在任一年龄，但骨盆受累多见于5岁以下
- 股骨头骨骺滑脱：见于12～15岁
- LCP：好发于5～8岁
- 幼年类风湿性关节炎：常发生于1～3岁
- 尤因肉瘤：10～20岁
- 骨样骨瘤：10～20岁

病理

概述

- 病因-发病机理
  - 特发性股骨头骨骺的缺血性坏死
  - 股骨头骨骺血供不足，但原因未明
  - 关节软骨向内侧过度生长
  - 骨骺内小梁骨折而使股骨头变扁，表现为梗死
  - 病情呈进展性改变

临床要点

临床表现

- 跛行伴腹股沟、大腿或同侧膝关节疼痛
- 男∶女=5∶1
- 白种人多见
- 高峰年龄为5～8岁
- 13%的病例可见双侧同时受累

治疗

- 影像学表现常与治疗效果不符
- 不经治疗，50%的患儿病情能好转
- 支架治疗或股骨截骨术
- 髋臼重塑术以增加髋臼对股骨头的覆盖度

预后

- 发病年龄愈小，预后愈佳。大于8岁发病，预后差

- 以下几点预示预后不佳
  - 女性患儿
  - 骨骺旁有钙化或透亮区
  - 干骺端见透亮区
  - 骨骺突出大于20%
  - 多于一半的股骨头发生病变
- 86%可伴有骨关节炎

参考文献

1. Rush BH et al: Legg-Calvé-Perthes disease: Detection of cartilaginous and synovial changes with MR imaging. Radiology. 167:473, 1988
2. Haston EJ Jr et al: Magnetic resonance imaging and scintigraphy in Legg-Perthes' disease: Diagnosis, treatment and prognosis. Radiology. 165:35, 1987
3. Catterall A et al: A review of the morphology of Perthes disease. J Bone Joint Surg [Br]. 64:269, 1982

静脉畸形

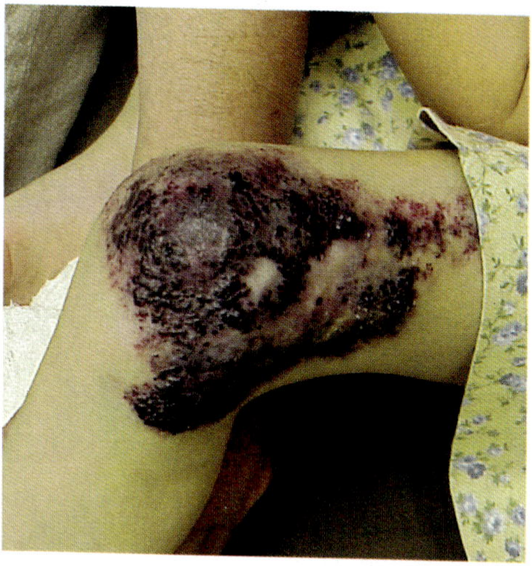

静脉畸形伴皮肤受累。大量静脉形成的通道。如皮肤无病变，病灶可表现为非特异性的软组织肿块

要点

- 同义词：血流慢的静脉聚集而成的静脉畸形，VM
- 定义：小静脉或大静脉发育不良
- 典型影像学表现：脉管迂曲排列
- 命名尚不统一
- 脉管发育异常分血管瘤和脉管畸形两大类
- 脉管畸形分为静脉畸形、淋巴管样畸形、动脉畸形及混合性畸形
- 儿童软组织肿块多由静脉畸形引起

影像学表现

一般特点

- 最具诊断价值的影像学表现：由血流慢的静脉混乱排列而成的病灶
- 可含有非脉管性的结缔组织成分

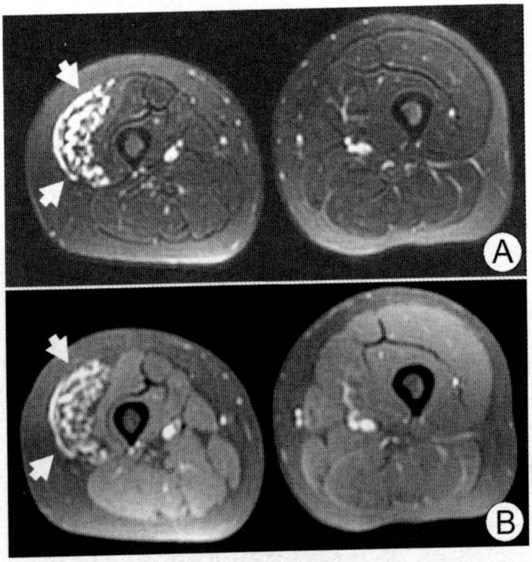

大腿外侧的静脉畸形。（A）T2WI 见股外侧肌内的迂曲的高信号影（箭头），伴肌肉萎缩；（B）增强后静脉有强化

- 病变常不影响筋膜层，但可累及肌层、皮下等多种组织
- 病变部位的肌肉可有萎缩
- 骨骼一般不受累

X 线表现

- 可见钙化的静脉石

MR 表现

- T2WI 高信号的迂曲脉管影，血流慢
- T1WI 病灶呈中等信号
- 梯度回波：无高速血流的动脉影，即在静脉内无高信号
- 增强后可见到强化的脉管，但非脉管成分，无弥漫性强化

超声表现

- 混乱排列的管状组织
- 多普勒检查未见动脉血流

荧光表现

- 注射造影剂后可见与静脉相通的多个静脉样的通道和静脉湖

推荐的影像学检查方法

- MR 是诊断此病和了解病变范围的首选检查方法
- MR 检查序列应包括
  - T1WI
  - 脂肪抑制 T2WI
  - 增强 T1WI
  - 梯度回波（了解病灶内有无动脉血流）
    - 重要，因为有快速血流者需做动脉内栓塞术，如无，仅行经皮硬化治疗即可

鉴别诊断

血管瘤（临床上）

- 有细胞增殖现象
- 出生时病灶小或无
- 婴儿期病灶迅速变大
- 儿童期可有退化

血管瘤（MR）

- T2WI 弥漫性高信号及广泛强化的分叶状肿块
- 可见流空的引流静脉影，呈低信号

血管畸形（临床上）

- 由发育不良的血管构成
- 出生时即有，随年龄增长逐渐变大
- 不会退化

慢血流的血管畸形（MR）

- T2WI 高信号的迂曲排列的脉管，可有强化，但非弥漫性
- 梯度回波中无高信号影
- 可有静脉石

快血流的血管畸形（MR）

- 血管混乱排列
- 梯度回波见高信号影

淋巴管样畸形（MR）

- T2WI 见大小不等的多囊性高信号影，可有周边强化，但无弥

漫性强化

软组织肉瘤（MR）

- 如果临床和 MR 表现均不符合以上任一病种，需考虑肉瘤这一诊断，建议活检

病理

概述

- 静脉畸形是由小静脉或大静脉发育不良而形成的
- 病灶内不含动脉
- 出生时即有且随年龄增长逐渐变大
- 病变可合并有静脉和淋巴管成分
  - 这种现象并不少见

临床要点

临床表现

- 常有疼痛主诉
- 活动受限，局部畸形
- 如皮肤受累，体检时即可发现病灶
- 可表现为软组织肿块，有时呈蓝色
- 年龄越大症状越明显

治疗

- 穿有弹性的衣裤
- 经皮硬化术
  - 在荧光或超声的引导下直接注射无水酒精或其他硬化剂
- 手术切除

预后

- 与病灶是局灶性或弥漫性有关
- 病程长，病变难以完全消除，治疗主要是为了减轻症状

参考文献

1. Donnelly LF et al: Centennial dissertation. Vascular malformations and hemangiomas: a practical approach in a multidisciplinary clinic. AJR 174:597-608, 2000
2. Meyer JS et al: Biological classification of soft-tissue vascular anomalies: MR correlation. AJR 157:559-64, 1991
3. Mulliken JB et al: Hemangiomas and vascular malformations in infants and children: a classification based on endothelial characteristics. Plast Reconstr Surg 69:412-22, 1982

淋巴管畸形

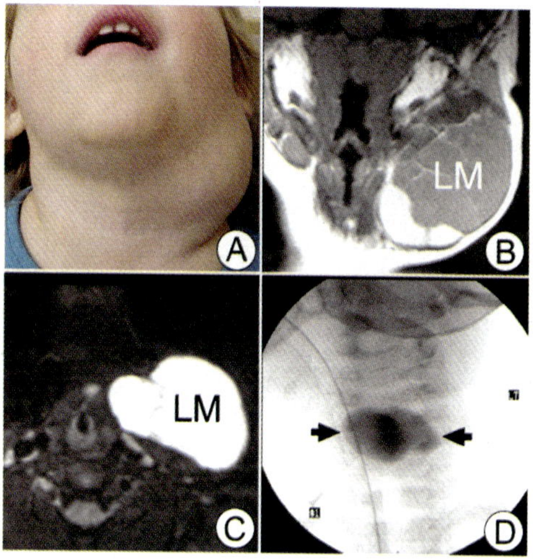

淋巴管畸形。（A）照片：左颈部的软组织肿块。（B）T1WI 冠状位：肿块（LM）内可见等信号和出血引起的高信号。（C）T2WI 横轴位：有隔膜的囊肿（LM），呈高信号。（D）硬化时注入对比剂可见含对比剂的囊肿（箭头）

要点

- 同义词：囊性水瘤，淋巴管瘤
- 定义：衬有内皮细胞、内含淋巴液的囊性结构
- 典型影像学表现：最常见于颈部或腋下的多囊性肿块
- 脉管发育异常分血管瘤和脉管畸形两大类
- 脉管畸形分为静脉畸形、淋巴管样畸形、动脉畸形及混合性畸形
- 儿童颈部和腋下软组织肿块的常见病因是淋巴管畸形

影像学表现

一般特点

- 最具诊断价值的影像学表现：最常发生于颈部和腋下的多囊

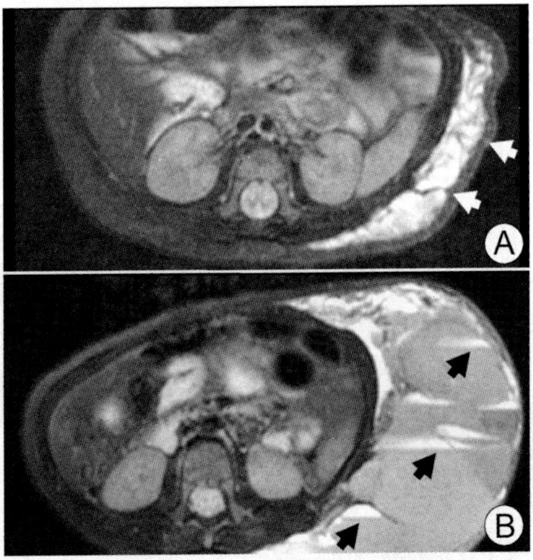

累及左胸壁的淋巴管畸形。(A) T2WI 横轴位：局限于皮下组织的多房性高信号影。(B) T2WI 横轴位：数月后肿块迅速增大，可见液-液面（箭头），由肿块内出血引起

性肿块
- 病变常不影响筋膜层，但可累及肌层、皮下等多种组织
- 病变部位的肌肉可有萎缩
- 骨骼很少受累
- 肿块随年龄逐渐增大，但如伴出血或炎症，肿块可快速变大

MR 表现

- T2WI：囊肿呈高信号
- T1WI：信号各异，与囊内是否出血及囊液蛋白含量有关
- 可见液-液面
- 梯度回波：无高流速动脉信号影
- 增强后可见囊肿间隔强化，但病灶无弥漫性强化

CT 表现

- 可见周边强化的囊性结构

超声表现

- 多囊结构

- 可用于经皮硬化术，对病灶进行定位

推荐的影像学检查方法

- MR 是诊断此病和了解病变范围的首选检查方法
- MR 检查序列应包括
  - T1WI
  - 脂肪抑制 T2WI
  - 增强 T1WI
  - 梯度回波（了解病灶内有无动脉血流）
    - 重要，因为有快速血流者需做动脉内栓塞术，如无，仅行经皮硬化治疗即可

鉴别诊断

血管瘤（临床上）

- 有细胞增殖现象
- 出生时病灶小或无
- 婴儿期病灶迅速变大
- 儿童期可有退化

血管瘤（MR）

- T2WI 弥漫性高信号及广泛强化的分叶状肿块
- 可见流空的引流静脉影，呈低信号

血管畸形（临床上）

- 由发育不良的血管构成
- 出生时即有，随年龄增长逐渐变大
- 不会退化

慢血流的血管畸形（MR）

- T2WI 高信号的迂曲排列的脉管，可有强化，但非弥漫性
- 梯度回波中无高信号影
- 可有静脉石

快血流的血管畸形（MR）

- 血管混乱排列
- 梯度回波见高信号影

淋巴管样畸形（MR）

- T2WI 大小不等的多囊性高信号影，可有周边强化，但无弥漫

性强化

软组织肉瘤（MR）

- 如果临床和 MR 表现均不符合以上任一病种，需考虑肉瘤这一诊断，建议活检

病理

概述

- 衬有内皮细胞、内含淋巴液的囊性结构
- 可表现为大囊，也可表现为小囊
- 小囊可有更多的实质性成分
- 与颈面部淋巴管的异常发育有关
- 病灶内可同时含有淋巴管样成分和静脉成分

临床要点

临床表现

- 质软而柔韧的软组织肿块
- 多在年幼时发病
- 65%在出生时即有
- 90%在 2 岁前被发现
- 最好发的部位是
    - 颈部（70%）和腋窝（25%）

治疗

- 首选方法是手术切除
- 如病变累及血管神经束，可采用经皮硬化术以缩小囊肿
- 有时可结合以上两种方法

预后

- 可有复发
- 小的局灶性病变预后很好
- 大的具侵袭性的病变预后不佳

参考文献

1. Donnelly LF et al: Centennial dissertation. Vascular malformations and hemangiomas: a practical approach in a multidisciplinary clinic. AJR 174:597-608, 2000
2. Meyer JS et al: Biological classification of soft-tissue vascular anomalies: MR correlation. AJR 157:559-64, 1991
3. Mulliken JB et al: Hemangiomas and vascular malformations in infants and children: a classification based on endothelial characteristics. Plast Reconstr Surg 69:412-22, 1982

血　管　瘤

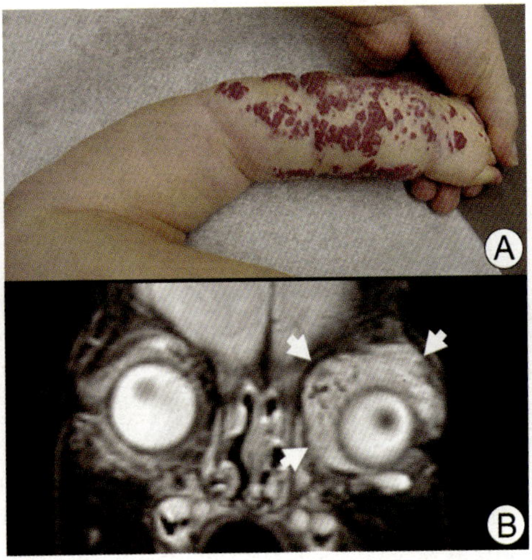

血管瘤。（A）照片：皮肤表面血管瘤的典型表现。（B）T2WI管状位显示围绕左眼球的边界清晰的分叶状肿块（箭头），可见明显的引流静脉

要点

- 同义词：毛细血管瘤，婴儿型血管瘤
- 定义：内皮细胞呈瘤样增殖
- 典型影像学表现：有弥漫性强化及引流静脉的分叶状肿块
- 脉管发育异常分血管瘤和脉管畸形两大类
- 脉管畸形分为静脉畸形、淋巴管样畸形、动脉畸形及混合性畸形
- 儿童中最常见的肿瘤
- 见于12％的婴儿
- 大多数血管瘤没有症状
- 大多数血管瘤的诊断并不需要影像资料，根据病灶形态及其生长特点即可明确
- 当诊断有疑问或病灶范围不确定时常需借助影像学检查

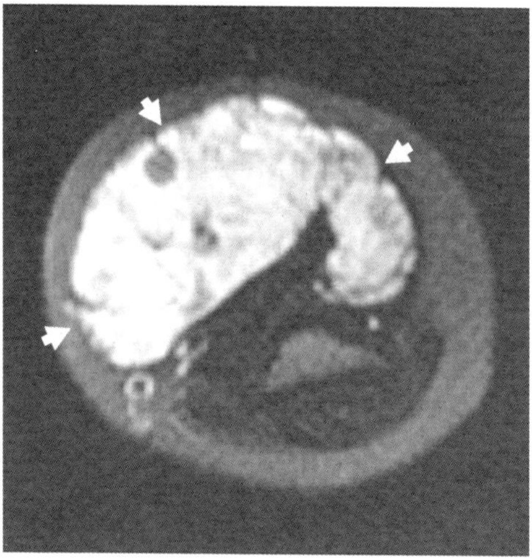

血管瘤。T2WI显示远侧前臂的边界清晰的分叶状肿块（箭头），高信号，内见流空的引流静脉

影像学表现

一般特点

- 最具诊断价值的影像学表现：呈弥漫性强化的分叶状肿块

MR表现

- 分叶状肿块
- T2WI高信号
- T1WI呈类似肌肉的中等信号
- 肿块中央及周边可见明显的引流静脉
- 增强后见弥漫性强化
- 退化性的血管瘤可含有脂肪信号

超声表现

- 彩色多普勒超声中有高速血流的分叶状肿块

CT表现

- 并不常规用于诊断血管瘤，但可用于检查纵隔的非特异性肿块
- 含明显引流静脉的分叶状肿块
- 弥漫性强化

推荐的影像学检查方法

- 大多数血管瘤的诊断并不需要影像学资料，仅根据病灶形态及其生长特点即明确
- 当诊断有疑问或病灶范围不确定时常需借助影像学检查
- MR 是进行诊断和确定病变范围的影像学首选工具
- MR 检查序列应包括
  - T1WI
  - 脂肪抑制 T2WI
  - 增强 T1WI
  - 梯度回波（了解病灶内有无动脉血流）
    - 重要，因为有快速血流者需做动脉内栓塞术，如无，仅行经皮硬化治疗即可

鉴别诊断

血管瘤（临床上）

- 有细胞增殖现象
- 出生时病灶小或无
- 婴儿期病灶迅速变大
- 儿童期可有退化

血管畸形（临床上）

- 由发育不良的血管构成
- 出生时即有，随年龄增长逐渐变大
- 不会退化

慢血流的血管畸形（MR）

- T2WI 高信号的迂曲排列的脉管，可有强化，但非弥漫性
- 梯度回波中无高信号影
- 可有静脉石

快血流的血管畸形（MR）

- 血管混乱排列
- 梯度回波见高信号影

淋巴管样畸形（MR）

- T2WI 大小不等的多囊性高信号影，可有周边强化，但无弥漫

性强化

软组织肉瘤（MR）

- 如果临床和 MR 表现均不符合以上任一病种，需考虑肉瘤，建议活检

病理

概述

- 内皮细胞呈瘤样增殖
- 具有典型的生长和退化两个步骤
- 出生时病变往往较小、不明显
- 60%病变不在出生时出现
- 而出生后不久，就出现持续数月的快速增殖
- 退化一般发生在 10 个月龄时
- 50%的病例可在 5 岁前完全退化

临床要点

临床表现

- 儿童中最常见的肿瘤
- 见于 12%的婴儿
- 大多数血管瘤没有症状
- 深部肌肉或内脏的血管瘤在体检时可表现为非特异性的肿块，并无典型的皮肤病变
    - 表皮可见浅蓝色色斑
- 并发症
    - 血管瘤血小板减少综合征（Kasabach-Merritt syndrome），为消耗性凝血功能障碍
    - 压迫主要器官，如气管、眼眶
    - 生成裂缝、溃疡，甚至出血
    - 如病变位于脸部，尤其是鼻子时，会造成心理压力

治疗

- 大多数血管瘤不需治疗
- 初始疗法是全身使用激素

- 其他治疗包括：局部激素注射、干扰素、外科手术切除、栓塞，皮肤病变可行激光治疗

参考文献

1. Donnelly LF et al: Centennial dissertation. Vascular malformations and hemangiomas: a practical approach in a multidisciplinary clinic. AJR 174:597-608, 2000
2. Meyer JS et al: Biological classification of soft-tissue vascular anomalies: MR correlation. AJR 157:559-64, 1991
3. Mulliken JB et al: Hemangiomas and vascular malformations in infants and children: a classification based on endothelial characteristics. Plast Reconstr Surg 69:412-22, 1982

神经系统

生发基层出血

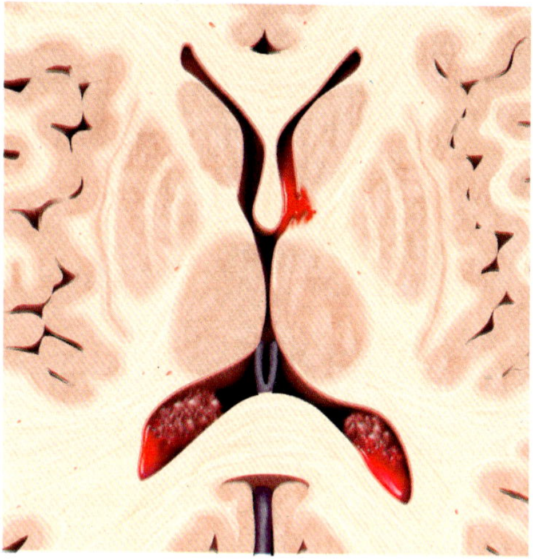

尾状核和丘脑之间及侧脑室枕角富含血管的生发基层出血。生发基层由薄壁血管和增生的脑组织组成，约在孕 34 周达到成熟和稳定

要点

- 同义词：GMH，早产儿丘脑尾状核出血
- 定义：出血发生在早产儿脑的某一特殊的、富含血管但对压力敏感的区域
- 典型影像学表现：在丘脑尾状核沟的回声区域并能延伸至侧脑室或大脑实质
- 大多发生于孕周小于 32 周或体重＜1 500g 的早产儿
- 男性＞女性
- 伴有呼吸窘迫/肺泡表面活性物质缺乏，血压不稳定，高碳酸血症，低氧血症
- 生发基层出血分级
    - Ⅰ级——出血局限在丘脑尾状核沟
    - Ⅱ级——出血延伸至脑室但脑室不大
    - Ⅲ级——出血破入同侧侧脑室，同时脑室扩大

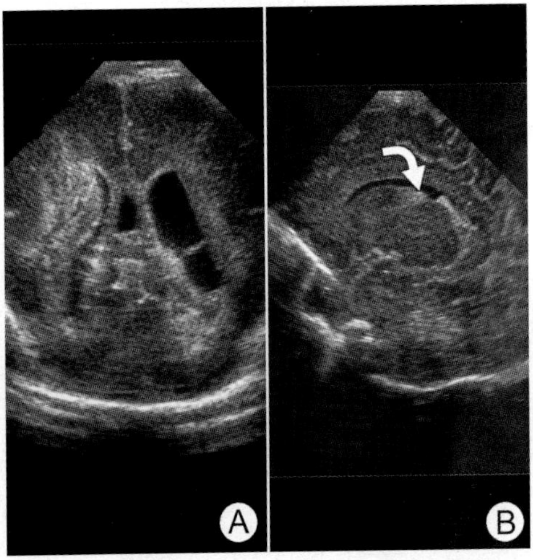

（A）双侧Ⅲ级原始基质出血，右侧较左侧严重。右侧侧脑室周围白质回声增强提示继发性缺血。（B）Ⅰ级原始基质出血，矢状面图像可见尾状核和丘脑间局灶性回声增强（箭头）

- Ⅳ级——生发基层外脑实质出血
- 第Ⅳ级出血究竟是由于室管膜下出血破入邻近的脑实质还是由于静脉梗塞所致尚不清楚

影像学表现

一般特点

- 最具诊断价值的影像学表现：急性期在丘脑尾状核沟见有回声的血，可能延伸至脑室

超声表现

- 运用前囟作为透声窗的影像学检查方法
- 应仔细进行新生儿大脑冠状位和矢状位检查，观察是否有异常增高的生发基层回声
- 亚急性出血表现为稍低回声，在脑室内能见到血凝块和血块逐渐溶解产生的液-屑面
- 原发部位出血逐步变成囊性；继发性脑积水常见

- 如果出血延伸至脑室，则2～3天内可见到化学性脑室炎，并且可以导致室管膜内衬增厚和回声增高
- 必须检查大脑其余部位，了解是否存在先天性畸形，脑外液体聚集，以及脑室大小和对称性

CT表现

- 如果怀疑有产伤，应选择CT。CT对于观察硬膜下、蛛网膜下腔、硬膜外出血比超声更有帮助

其他影像学表现

- 对伴有复杂先天性异常并且病情稳定的儿童可行MR检查

推荐的影像学检查方法

- 超声由于其高度特异性和可进行床边检查，成为首选的检查方法

鉴别诊断

缺血或梗死

- 缺血或梗死部位也是有回声的，但常发生在大脑而不是生发基层

脑室周围钙化

- 较少发生在丘脑尾状核沟，与TORCH病毒感染有关

病理

概述

- 一般病理特点
    - 生发基层仅暂时表现为具有薄壁血管、移行神经元成分和血管前体的区域
    - 至34孕周成熟或退化，34周以后这种出血可能性很小
    - 多数生发基层出血都发生在出生第一周
- 遗传学
    - 无遗传性
- 病因-发病机理
    - 与围生期应激反应有关——低氧血症，血压不稳定等
    - 低氧/缺血导致大脑深部血管分水岭损伤

  - 可能由于缺乏大脑灌注自动调节所致
- 流行病学
  - 高危，低体重的早产儿

分期或分级标准

- 见上述“要点”

临床要点

临床表现

- 各种各样的表现——张力减退，反射亢进，低血细胞比容，惊厥，轻瘫，生长不良，哺喂困难，酸中毒等

病程转归

- 生发基层出血可以呈进行性加重，或出现再出血，从而加重其级别
- Ⅱ级出血后数天发生继发性脑积水不应认为是Ⅲ级出血
- 一般情况下，出血退缩，溶解，显示为低回声并且产生一个囊腔或脑穿通畸形

治疗

- 急性期支持疗法
- 级别较高可能需要脑脊液分流

预后

- Ⅰ级和Ⅱ级生发基层出血一般预后较好
- Ⅲ级和Ⅳ级可有各种各样的长期缺陷存在
  - 包括痉挛性瘫，惊厥，发育延迟
  - 许多病人因交通性脑积水需进行分流

参考文献

1. Blankenberg et al: Sonography, CT, and MR imaging: a prospective comparison of neonates with suspected intracranial ischemia and hemorrhage. AJNR 21:213-8, 2000
2. Levy ML et al: Outcome for preterm infants with germinal matrix hemorrhage and progressive hydrocephalus. Neurosurgery 41(5):1111-7; discussion 1117-8, 1997
3. Krishnamoorthy KS et al: Neurologic sequelae in the survivors of neonatal intraventricular hemorrhage. Pediatrics 64:233-7, 1979

脑室周围白质软化

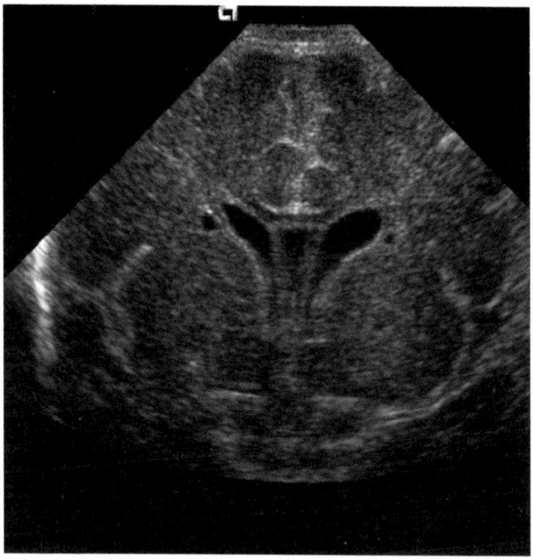

婴儿大脑额面冠状位图像，显示侧脑室前角旁双侧囊性脑软化。这种侧脑室旁囊性脑白质软化最可能是由于围生期低氧/缺血引起深部白质损伤所导致的

要点

- 同义词：PVL，脑白质病，囊性脑软化，缺血缺氧性脑病（HIE）
- 定义：深部白质分水岭区局灶性坏死，可以是囊性或萎缩性，出血或不出血
- 典型影像学表现：三角区、额叶、枕叶脑室周围脑白质增强回声或囊性改变
- 可以发生在宫内或围生期
- 临床表现为脑瘫或痉挛性瘫
- 早产儿正在发育中的脑白质是很脆弱的
- 通常是双侧但为非对称性

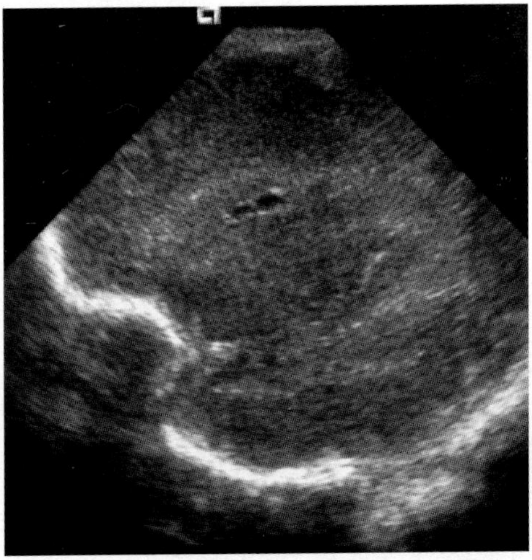

同前页婴儿的矢状面图像：显示侧脑室前角侧面微小囊性病灶，为脑室周围白质软化

影像学表现

一般特点

- 最具诊断价值的影像学表现：最初显示为有回声区域，以后可以逐步收缩，遗留囊性改变或邻近脑室增大

超声表现

- 最初脑室周围增高的回声与脉络丛的回声相似
- 随着神经元的丧失可导致脑室增大或产生囊性病灶

CT 表现

- 除非伴有出血，否则缺血区的白质密度降低，出血时则可见高密度
- CT 在诊断脑室周围白质软化的出血成分时较超声更敏感

MR 表现

- T2WI 序列见三角区周围高信号影，不规则的脑室轮廓，局部或不对称性的脑室增大
- 胼胝体后部常变薄或萎缩

推荐的影像学检查方法

- 超声由于方便和敏感度相对较高通常为首选检查方法

- CT 在诊断出血成分时更佳
- 总的来说 MR 是最敏感的，但在病情严重的患儿很难进行此项检查

鉴别诊断

遗传性脑白质病

- 家族史和疾病进行性加重有利于作出正确诊断

血管炎

- 可能需要血管造影进行诊断

宫内梗死

- 孕期母体有疾病史或用毒品史（可卡因），倾向于非对称性，病灶更大，神经系统破坏更严重

病理

概述

- 一般病理特点
  - 有限的大脑血流自动调节功能，不足以补偿暂时性的低氧血症，高碳酸血症，低血压
  - 可导致神经胶质增生，坏死以及髓鞘形成异常
- 胚胎学-解剖学
  - 发生在深部和浅表血管间的分水岭区
  - 脑室周围血管未完全发育或不成熟的自动调节——导致应对需求时血管不能完全扩张
- 流行病学
  - 更常见于早产儿，低体重儿及需要延长通气支持的婴儿

临床要点

临床表现

- 最初可能隐匿或显示脑瘫体征

病程转归

- 丧失运动神经的刺激-痉挛性瘫，四肢轻瘫
- 发育延迟，脑瘫

- 听力和视力缺陷
- 抽搐

治疗

- 预防和支持

预后

- 囊性脑室周围白质软化提示预后不佳，常伴有神经系统功能缺陷，发育延迟和抽搐的发生率高

参考文献

1. Rijn AM et al: Parenchymal brain injury in the preterm infant: comparison of cranial ultrasound, MRI and neurodevelopmental outcome. Neuropediatrics 32(2):80-9, 2001
2. Rorke LB et al: Prematurity, postmaturity, and destructive lesions in utero. AJNR 13:517-36, 1992
3. Truwit CL et al: Cerebral palsy: MR findings in 40 patients. AJNR 13:67-78, 1992

脊髓栓系——脊柱超声

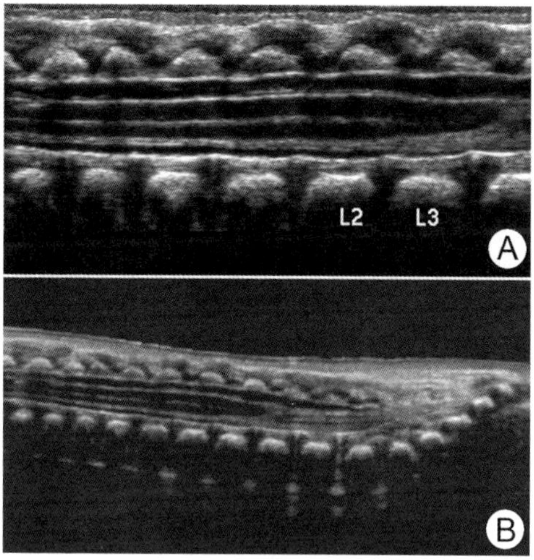

（A）脊髓纵切图像显示脊髓圆锥低位，位于 L4 椎体水平。（B）更大的视野图像显示终丝增粗，硬膜囊内脊髓位于非正常位置提示栓系

要点

- 同义词：终丝紧张，圆锥低位，脊髓栓系和终丝增粗
- 定义：脊髓圆锥低位和终丝增粗，可伴有各种综合征，脊柱裂，脊膜突出，终丝脂肪瘤，脊髓纵裂，骶部小凹等
- 典型影像学表现：圆锥末端位于 L3 水平以下，硬膜囊内终丝增粗，紧张
- 发病率：男性＝女性
- 婴儿期诊断：伴有皮肤标记（凹，毛发）或外突肿块
- 儿童后期诊断：伴有肠或膀胱失禁，脊柱侧弯，背痛，步态异常
- 成人期诊断：反射异常，神经根病，肌无力，肛门/会阴疼痛

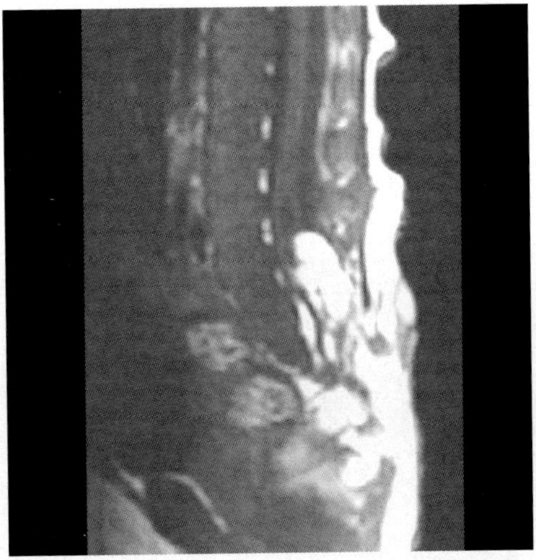

婴儿脊柱矢状位 T1WI 显示远端脊髓呈球状轮廓且低位，并有高信号的脂肪瘤相连。注意近尾部的脊柱后部骨成分中断

影像学表现

一般特点

- 最具诊断价值的影像学表现：圆锥低位，终丝增粗，脂肪瘤或脊柱裂

超声表现

- 出生后 4 周内脊柱后方软骨成分提供了很好的透声窗——只有当骨化时才需要其他的影像学检查方法
- 寻找低回声的脊髓，其中央线样回声，脊髓终止于 L3 椎体下终板以上，呈轻度球形的圆锥水平
- 终丝和马尾应在硬膜囊内自由地随呼吸轻微摆动——实时扫描时神经根出现搏动则可能是栓系
- 检查脊柱的后部成分，了解是否存在缺损，通往皮肤表面的通道，及有回声的脂肪瘤样肿块

MR 表现

- 当婴儿太大（骨化程度高）不适合超声检查时 MR 为首选的检查方法

- 出生后 3 个月时，在 L1～L2 水平寻找圆锥的位置
- 终丝增粗＞2mm 或呈脂肪信号强度
- 传出神经根从脊髓发出时呈水平或向上走行
- 伴有后部的神经管闭合不全缺陷，尾部退化，脊膜膨出

CT 表现

- 当骨结构复杂时常被作为 MR 的补充检查

其他影像学表现

- 平片可以显示脊柱裂时椎弓根距离的增宽或显示骶骨发育不全

推荐的影像学检查方法

- 在出生 4 周以内的非复杂新生儿可首选超声检查
- MR 可用在
  - 复杂或有肿块的病例
  - 出生 4 周后，由于声窗减弱

鉴别诊断

早产儿正常位置的圆锥

- 出生时圆锥位置可以低至 L3 下终板水平，需检查孕周

骶尾部肿瘤

- 混杂的组织成分包绕尾骨，但脊髓束和终丝不受影响

病理

概述

- 一般病理特点
  - 圆锥由于诱导/畸形导致正常上升失败
  - 骨骼方面和神经系统异常——常伴有泌尿生殖系统和胃肠道的异常
- 胚胎学-解剖学
  - 远端胚胎神经管正常管道形成或退行性分化的失败
- 流行病学
  - 发病率：男性等于女性

大体病理及手术学特点

- 远端脊柱末端有脂肪、纤维和异常的神经成分

临床要点

临床表现

- 随年龄不同而不同——参见上面的“要点”
- 随着迅猛生长/身高快速增长可以出现症状

治疗

- 去除脂肪瘤样成分或囊性脊膜膨出，并在不破坏神经根的前提下，游离脊髓
- 关闭任何伴随的硬膜或皮肤的缺损

预后

- 与栓系的严重程度和伴随畸形有关

参考文献

1. Rypens F et al: Atypical and equivocal sonographic features of the spinal cord in neonates. Pediatr Radiol 25(6):429-32, 1995
2. Korsvik HE et al: Sonography of occult dysraphism in neonates and infants with MR imaging correlation. Radiographics 12:297-306, 1992
3. Uchino A et al: Thickened fatty filum terminale: MR imaging. Neuroradiol 33:331-3, 1991

常见神经皮肤综合征

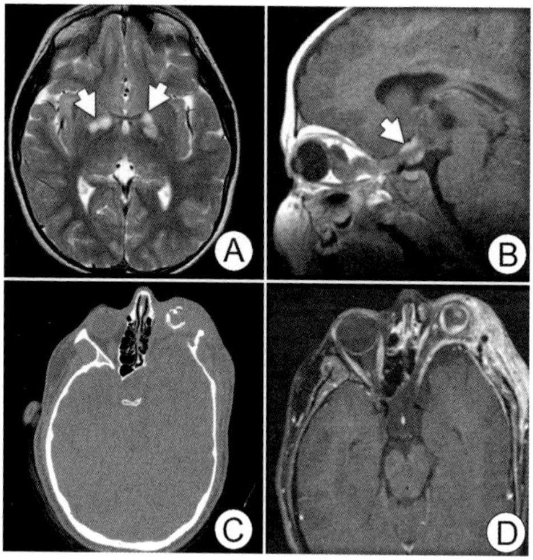

神经纤维瘤 1 型：（A）T2WI 序列，苍白球显示典型局灶性异常信号（箭头）。（B）斜位 T1WI 增强图像：扭曲的伴有交叉前增强的视神经胶质瘤。（C）另一儿童 CT：蝶骨翼发育不良局部呈球形。（D）增强脂肪抑制 T1WI 图像：眼眶周围/颞窝及蝶骨翼的丛状神经纤维瘤

要点

- 神经皮肤综合征超过 30 种；其中 3 个常见综合征
  - 神经纤维瘤病 1 型（NF1）（Von Recklinghausen 病 ）
  - 结节性硬化（TS）（Von Bourneville 病 ）
  - Sturge-Weber 综合征（SWS）-脑三叉神经血管瘤病

影像学表现

一般特点

- NF1：深部灰质或白质局灶性异常信号，视神经胶质瘤，丛状神经纤维瘤
- TS：室管膜下结节，室管膜下巨细胞星形细胞瘤，皮层/皮层

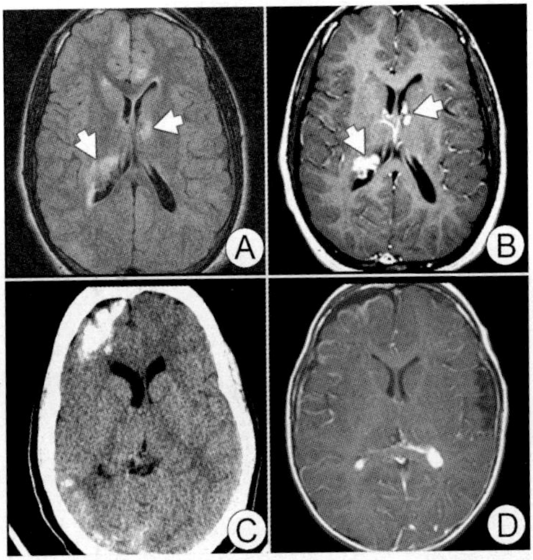

TS：(A) FLAIR 显示皮层或皮层下多发性高信号错构瘤（箭头）。(B) 右侧三角区和 Monro 孔的室管膜下结节有强化（箭头）。(C) SWS：成年病例脑沟钙化和萎缩。(D) 婴儿 T1WI：右侧额叶和左侧枕叶萎缩，软脑膜血管瘤有强化，左侧脉络膜丛扩大

下结节，条状白质病变
- SWS：进行性皮层萎缩，钙化

CT 表现
- NF1：蝶骨翼发育不良，人字缝缺损，大孔洞或裂（如果存在视神经胶质瘤，丛状神经纤维瘤）
- TS：室管膜下结节（通常沿丘脑尾状核沟；50%有钙化）
  - 如果室管膜下结节有强化则要怀疑室管膜下巨细胞星形细胞瘤（占结节性硬化病例的 15%）
- SWS
  - 脑回/皮层下白质钙化
  - 蜿蜒迂曲的柔脑膜强化（软脑膜血管瘤病）
  - 同侧的脉络膜丛增大（单侧 80%，双侧 20%）

MR 表现
- NF1：局灶性异常信号（T2 或 FLAIR 信号增高）60%（2～

10 岁增大，到 20 岁变小）
  - 视神经胶质瘤：视神经增粗或扭曲，多种信号和增强方式
  - 丛状神经纤维瘤：胶原质点→靶征
- TS：室管膜下结节（可有强化）；室管膜下巨细胞星形细胞瘤；皮层或皮层下结节：锥形脑回增大（FLAIR 信号增高）
  - SWS：髓鞘成熟“加速”，神经胶质增生（T2 信号增高）；软脑膜血管瘤（早期有强化，随萎缩加剧以后逐渐减弱，皮层或皮层下钙化越来越显著）

其他影像学表现

- NF1：脊柱侧弯，椎体花边样改变；飘带样肋；假关节形成
- TS：骨岛；囊肿；波浪状骨膜新骨
- SWS：DSA：软脑膜充血，皮层静脉减少，皮层下白质及室管膜下静脉增多

推荐的影像学检查方法

- NF1：大脑或眼眶基线 MR 检查阳性，脊柱检查阴性；如有视神经胶质瘤或局灶性异常信号，需随访
- TS：增强 MR，随访有无室管膜下巨细胞星形细胞瘤或脑积水
- SWS：增强 MR（弥漫性；单侧或双侧脑膜强化；眼眶受累）

鉴别诊断

NF1

- 大脑胶质瘤病（如果局灶性异常信号扩大）
- 其他类型神经纤维瘤病

TS

- X 连锁室管膜下灰质异位（无强化，钙化）

SWS

- 其他血管性斑痣性错构瘤病（例如 Klippel-Trenaunay-Weber 综合征）

病理

概述

- 一般病理特点

  - NF1：伴有嗜铬细胞瘤，神经纤维肉瘤
  - TS：肾血管平滑肌脂肪瘤或囊肿，心脏横纹肌瘤，肺淋巴血管肌病，腺瘤，平滑肌瘤，牙凹
  - SWS：有或无内脏受累
- 遗传学
  - NF1，TS：均为常染色体显性遗传；50%为基因突变
    - NF 基因位点 17q11.2
    - TS：2 个不同位点 TSC1（9q34.3）/ TSC2（16q13.3）
  - SWS：通常呈散发性（先天性但不遗传！）
- 胚胎学-解剖学
  - NF1，TS：组织发生异常
  - SWS：胚胎皮层静脉不融合，原始血管持续存在
- 病因-发病机理
  - NF1：非活性神经纤维使肿瘤生长成为可能
  - TS：生发基层细胞的异常分化或增生；发育不全的神经元移行受阻
  - SWS：持续存在的胎儿血管结构→深静脉闭塞→静脉血流停滞→皮质缺氧
- 流行病学
  - NF1：常见，占出生婴儿 1∶2 500
  - TS：1∶10 000～20 000
  - SWS：少，1∶50 000

大体病理及手术学特点

- NF1：视路胶质瘤 15%～20%；星形细胞瘤 1%～3%
- TS：“结节”为坚硬的皮层肿块；室管膜下结节为“烛-沟”样不规则的脑室壁；室管膜下巨细胞星形细胞瘤
- SWS：脑膜血管瘤病，邻近皮层或皮层下萎缩或钙化

镜下特点

- NF1：局灶性异常信号由于局部髓鞘空泡形成所致
- TS：“气球样”巨细胞，囊性变性
- SWS：在大的脑沟里有多发薄壁血管伴脑萎缩，脑回钙化

分期或分级标准

- NF1：局灶性异常信号增多或脑干受累→胶质瘤病样改变的危

险性增高

- TS：室管膜下巨细胞星形细胞瘤为WHO Ⅰ级
- SWS：估计双侧或单侧，脑叶受累程度

临床要点

临床表现

- NF1：学习能力差30%～60%，智力障碍8%
- TS：面部血管瘤90%，智力障碍50%～80%，抽搐80%～90%，三者均有为30%
- SWS：“葡萄酒样色素斑”98%；惊厥90%，偏瘫30%～66%，卒中样发作/神经功能不全65%，脉络膜血管瘤70%→青光眼

病程转归

- NF1：星形细胞瘤1%～3%；皮肤标记明显进展
- TS：室管膜下巨细胞星形细胞瘤10%～15%
- SWS：进行性惊厥，神经功能不全，脑萎缩

预后

- NF1：患其他肿瘤的危险性↑，丛状神经纤维瘤退化为神经纤维肉瘤≤12%
- TS：伴有或不伴中枢神经系统肿瘤（室管膜下巨细胞星形细胞瘤，毛发细胞或纤维样星形细胞瘤）
- SWS：进行性发展和萎缩→癫痫样发作增多和发育延迟

参考文献

1. Ruggieri M: The different forms of neurofibromatosis. Childs Nerv Sys 15: 295-308,1999
2. Maria BL et al: CNS structure and function in Sturge-Weber syndrome: Evidence of neurologic and radiologic progression. J Child Neurol 13(12):606-18, 1998
3. Braffman B et al: The Phakomatoses: I-II. Neuroimaging Clin NA 4(2): 299-348, 1994

儿童后颅窝肿瘤

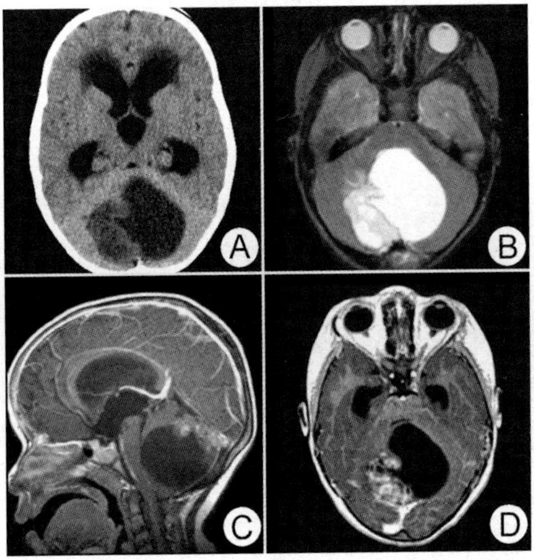

青少年小脑毛细胞星形细胞瘤：3 岁女孩伴有恶心/呕吐和共济失调。CT 横断面平扫（A）显示囊性中线病灶伴有一侧低密度壁结节。T2WI（B）结节表现为高信号。矢状面和横断面增强 T1WI 显示结节有强化（C，D）

要点

- 最常见的小儿脑肿瘤
  - 青少年小脑毛细胞星形细胞瘤（juvenile pilocytic astrocytoma of cerebellum，CBLL JPA）
  - 幕下髓母细胞瘤（infratentorial medulloblastoma，PNET-MB）
- 两者均表现为共济失调或呕吐；阻塞性脑积水
  - CBLL JPA：生长缓慢，外科能治愈
  - PNET-MB：生长迅速，恶性，侵袭性，脑脊液播散
- 典型影像学表现
  - CBLL JPA：囊性肿块，增强的壁结节
  - PNET-MB：致密中线肿块

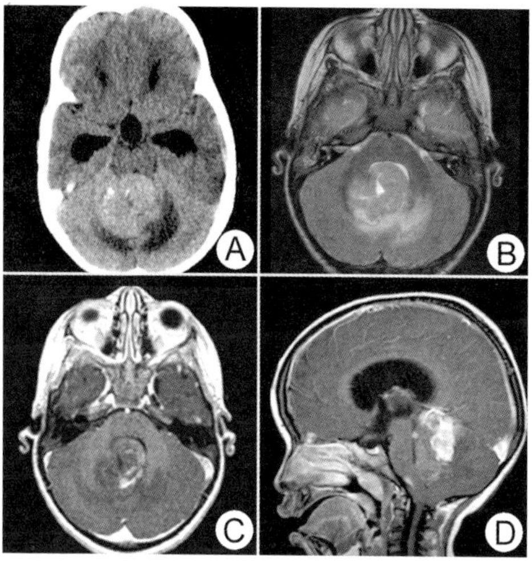

PNET-MB：3 岁女孩伴有头痛，恶心/呕吐和共济失调。平扫 CT（A）显示致密中线肿块伴有小片钙化。T2WI 图像（B）：肿块信号轻度增高。横断面和矢状面 T1WI 图像增强，表现为不均匀增强（C，D）

影像学表现

一般特点

- 最具诊断价值的影像学表现
  - CBLL JPA：伴有增强的壁结节的小脑囊性肿块
  - PNET-MB：第四脑室内圆形，致密的中线肿块

CT 表现

- 平扫 CT：两者钙化＞20%
  - CBLL JPA：囊性＞60%
    - 低密度至等密度
    - 位于蚓部并延伸至大脑半球 85%；小脑半球 15%
  - PNET-MB：通常为实质性；肿瘤内小的囊肿或坏死 40%
    - 等密度至高密度（细胞增多，细胞浆少）
    - 儿童后颅窝肿瘤大多发生在中线，10 岁以上可见于中线旁
- 增强 CT

- CBLL JPA：实质成分明显增强，囊壁不强化
- PNET-MB：均匀增强

MR 表现

- CBLL JPA：T2 信号增高
- PNET-MB：T2 信号降低

推荐的影像学检查方法

- PNET-MB 需进行全部脊柱或整个脑脊柱扫描
  - 5%～50%有脑脊液播散，手术前应进行影像学检查以避免假阳性

鉴别诊断

CBLL JPA

- 背侧外突性脑干胶质瘤：使第四脑室向后移位
- 血管母细胞瘤：20%发生在儿童，但发生率低，所以少见！

PNET-MB

- 室管膜瘤：常见钙化；密度不如 PNET-MB 均匀
  - 通过第四脑室两侧孔或枕骨大孔→斜颈
- 脉络膜丛癌：三角区多于第四脑室
  - 均匀"灯泡"样增强；常见脑脊液播散

病理

概述

- 一般病理特点
  - CBLL JPA：很少脑脊液播散
  - PNET-MB：早期 CSF 播散；骨转移较晚
- 遗传学
  - CBLL JPA：在 NF1 中发生率升高
  - PNET-MB：最常见的细胞发生异常位于等臂染色体 17q
    - 很多伴有家族性的癌综合征：Gorlins 基细胞痣，Li-Fraumeni，Turcot，Garner，Cowden 综合征
    - 也伴有 Taybi 和 Coffin-Sirus 综合征
- 胚胎学-解剖学

  - CBLL JPA：85%发生于蚓部，扩展至小脑半球
  - PNET-MB：下髓帆 70%～90%，突入第四脑室
- 病因-发病机理
  - CBLL JPA：星形细胞样前体细胞
  - PNET-MB：沿着低分化原始细胞移行通路生长：第四脑室顶部至小脑半球外部颗粒层
- 流行病学
  - CBLL JPA：男性＝女性；占所有儿童脑部肿瘤的 10%～20%
  - PNET-MB：男性＞女性，2∶1；占所有儿童脑部肿瘤的 17%

大体病理及手术学特点

- CBLL JPA：边界相对清楚，软，有或无灰肿块，局部坏死或出血
  - 囊壁由受压迫的小脑组织形成
- PNET-MB：形态各异：与软组织固定或分离或边界不清
  - 偏侧面更倾向于促结缔组织增生性婴儿神经节瘤

镜下特点

- CBLL JPA：典型“二相性”形态
  - 致密的双极细胞伴有 Rosenthal 纤维
  - 伴有微囊的疏松质地的多极细胞，EG 小体
  - 具有肾小球样特点的丰富血管
  - MIB-1＝0～3.9%（平均 1.1%）；如果 MIB-1＝0%，则危险进展可以忽略
- PNET-MB
  - 致密排列细胞，细胞质少，原始神经上皮细胞，Homer-Wright 典型神经母细胞玫瑰花样；有丝分裂频繁

分期或分级标准

- CBLL JPA：WHO Ⅰ
- PNET-MB：WHO Ⅳ

临床要点

临床表现

- 两者均有：头痛，恶心/呕吐，第Ⅵ对脑神经麻痹，共济失调
- 两者均有：因为有恶心和呕吐，可先做胃肠道检查，然后再做神经系统影像学检查
- PNET-MB：大多在 3 岁时诊断（平均 6 岁），JPA 可以稍大

病程转归

- CBLL JPA：生长缓慢
- PNET-MB：生长迅速，恶性，侵袭性，如果不治疗可有脑脊液播散

治疗

- CBLL JPA：外科切除
- PNET-MB：外科切除；辅助化疗
    - 如果＞3 岁进行颅脊柱照射，仍可以发生并发症
        - 2°新生物，内分泌病，听力丧失，脑白质病
        - 获得性毛细血管扩张，矿化性微血管病

预后

- CBLL JPA：预后好；如果发生于小脑，而无脑干受累，则生存率 95％
- PNET-MB：5 年生存率（如果为大体全部切除）为 50％～80％
    - 高危：＜3 岁，发病时即有脑脊液播散或部分切除

参考文献

1. Meyers SP et al: Postoperative evaluation for disseminated medulloblastoma involving the spine. Am J Neuroradiol 21:1757-65,2000
2. Gjerris F et al: Epidemiology and prognosis in children treated for intracranial tumors in Denmark 1960-1984. Childs Nerv Syst 14(7):302-11,1998
3. Vezina LG et al: Infratentorial brain tumors of childhood. Neuroimaging Clin North Am 4(2):423-36,1994

儿童脑干胶质瘤

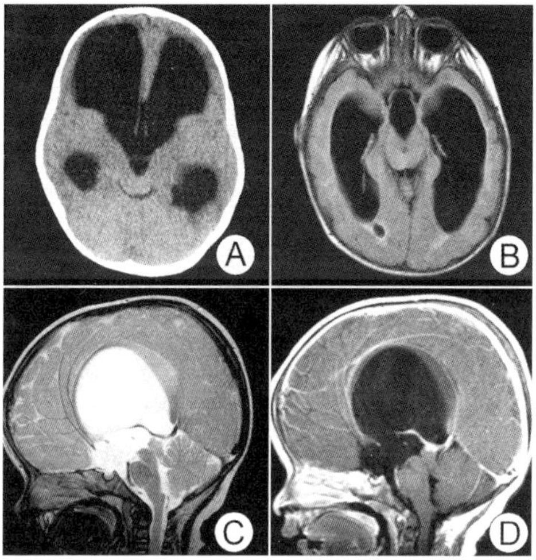

顶盖胶质瘤，8个月大伴有头围增大和运动发育差的病例。平扫CT（A）：脑积水明显和略高密度的顶盖。横断面FLAIR（B）和矢状位T2WI（C）：球状顶盖信号增高。T1增强矢状位（D）：病灶没有强化

要点

- 同义词：脑干胶质瘤（brainstem glioma，BSG）
- 定义：一组累及中脑、脑桥或延髓的，局灶性或弥漫性的胶质瘤
- 所有脑干胶质瘤都不一样！
- 根据肿瘤类型和部位不同而有不同的典型影像学表现
  - 顶盖胶质瘤：毛细胞性，局灶性，各种各样的强化方式或钙化
  - 弥漫性脑桥胶质瘤（Diffuse Pontine Glioma，DPG）：纤维性；弥漫性；无强化
- 根据部位来预测
  - 顶盖胶质瘤：病程缓慢，大多仅需要做脑脊液分流

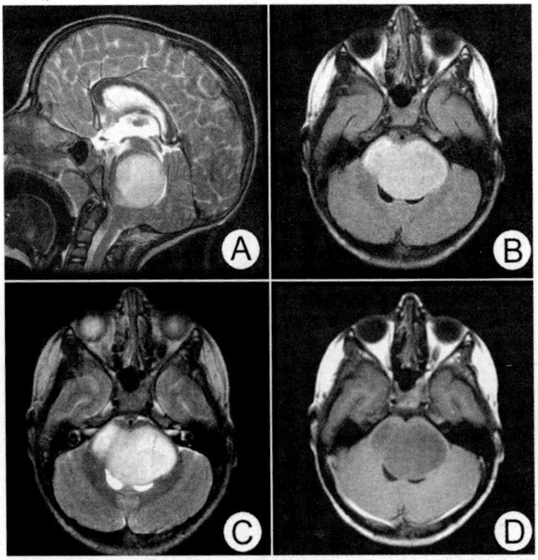

弥漫性脑桥胶质瘤（DPG）：6岁伴有头痛，呕吐，多发性颅内神经麻痹的病例。矢状位T2WI图像（A）：脑桥明显膨胀。横断面FLAIR（B），横断面T2WI（C），横断面T1WI增强（D）：无强化边界不清的肿块，使脑桥膨胀并包绕基底动脉

  - DPG：大多是浸润性的，虽进行化疗和放疗，预后仍较差
    - 局灶性脑干胶质瘤不常见，预后较好
- 根据边界或边缘预测
  - 局灶性：较长的临床前驱症状；预后好
  - 浸润性：症状<6个月；预后差

影像学表现

一般特点

- 顶盖胶质瘤：信号各异的肿块使顶盖板膨胀
- DPG：无强化肿块使脑桥膨胀；包绕基底动脉

CT表现

- 顶盖胶质瘤：表现为脑积水，通常明显
  - 各种各样的强化形式或钙化
    - 随着密度和钙化逐渐增多，增强程度减弱

- DPG：发病时仅有10%表现为脑积水
  - CT密度降低；钙化少
  - 各种各样的强化形式：外突部分比脑桥内强化明显
- 随着病程发展可出现增强或坏死：如初诊时有强化，则预后差

MR表现

- 顶盖胶质瘤：T2WI或FLAIR信号增高；T1WI等信号或轻度增高信号（钙化）
  - 顶盖膨胀；早期阻塞导水管
  - 其余局灶性病灶：顶盖或被盖；大脑脚
- DPG：T2WI或FLAIR信号增高
  - 脑桥膨胀；最后导致第四脑室阻塞但不侵犯第四脑室
  - 包绕基底动脉；突出部分强化

其他影像学表现

- 磁共振频谱（MRS）：伴有NF1的DPG，N-乙酰门冬氨酸（NAA）水平比不伴有NF1的DPG高
  - 在儿童，NF1伴有脑干肿瘤，少有恶性过程

推荐的影像学检查方法

- MR：两者均需矢状位T2WI

鉴别诊断

顶盖胶质瘤

- 导水管狭窄：矢状位上导水管呈“漏斗样”

DPG

- 脑干脑炎：发热；能恢复
- 急性弥漫性脑脊髓膜炎：其他中枢神经系统脱髓鞘病灶；有上呼吸道感染史
- 肉芽肿（TB）：可以类似于局灶性脑干胶质瘤

病理

概述

- 一般病理特点

  - 两者都不转移至中枢神经系统以外组织
- 遗传学
  - 纤维性（非毛细胞性）
    - 突变 *p53*（肿瘤抑制基因）出现于 30%～70% DPG
    - 非活化 *p53* 提示预后差
  - 两者均伴有 NF1
    - 顶盖胶质瘤：伴有 NF1 预后好
    - 儿童 DPG：伴有 NF1 者预后好于不伴 NF1 者
    - 成人 DPG：伴有 NF1 者预后差于不伴 NF1 者
- 病因-发病机理
  - 伴有以下各项，可进展至更高级别胶质瘤
    - 肿瘤抑制基因失活（p53）
    - 染色体 10，17p 丧失杂合性
- 流行病学
  - 男性＝女性；占儿童脑部肿瘤 10%～20%
  - 平均年龄 7 岁

大体病理及手术学特点

- 顶盖胶质瘤和 DPG 通常用影像学进行鉴别诊断
- 顶盖胶质瘤：灰色的边缘不清的肿块，与胶质性的白质一致
  - 中脑导水管阻塞
- DPG："肥大"，肿胀的脑桥
  - 弥漫性肿瘤浸润腹侧脑桥
  - 肿瘤沿纤维束头部或尾部扩展

镜下特点

- 毛细胞性：海绵状的和紧密排列细胞区互相交错
  - 海绵状区域：星形细胞围成的微囊
  - 紧密区：伴有 Rosenthal 纤维的双极细胞
- 纤维性的：细胞数增多或有丝分裂活动增加；多形性或核不典型；坏死；上皮样增生

分期及分级标准

- 毛细胞性：WHO 1 级
- 纤维性：WHO 2～4 级

临床要点

临床表现

- 顶盖胶质瘤：巨颅；头痛或共济失调
- DPG：多发性颅内神经麻痹；恶心/呕吐；头痛；神经束或球麻痹；共济失调

病程转归

- 顶盖胶质瘤：脑积水（除非是相当良性的临床过程）
- DPG：脑脊液播散；肿瘤向头侧或尾侧延伸

治疗

- 顶盖胶质瘤：仅需脑脊液分流，除非证实有肿瘤生长（少）
- DPG：试验性的化疗；放疗

预后

- 顶盖胶质瘤：好；5 年生存率达 80%
- DPG（如为非 NF）
  - 儿童：差，尽管有放疗，平均生存率仍<1 年
  - 成人：好，平均生存率 7 年

参考文献

1. Fisher PG et al: A clinicopathologic reappraisal of brainstem tumor classification: Identification of pilocytic astrocytoma and fibrillary astrocytoma as distinct entities. Cancer 89(7):1569-76 2000
2. Oka K et al: Neuroendoscopic approach to tectal tumors: A series. J Neurosurg 91(6):964-70;1999
3. Rubin G et al: Pediatric brain stem gliomas: An update. Child's Nerv Syst 14:167-73, 1998

非意外性创伤

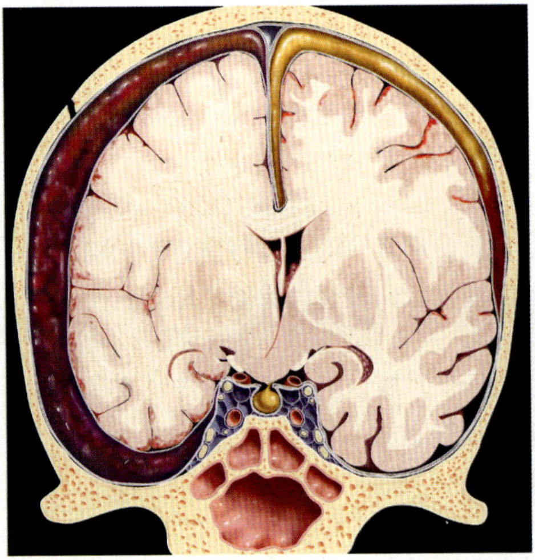

右侧急性硬膜下血肿，左侧黄色为慢性硬膜下血肿伴血成分的分层表现，以及急性软脑膜下和蛛网膜下腔出血，右侧大脑半球肿胀，失去灰白质界面，都支持非意外性创伤性诊断

要点

- 非意外性创伤（non-accidental trauma，N. A. T）是婴儿时期创伤性死亡最常见的原因
- 致死的原因通常是脑肿胀（不是出血）
- 婴儿有相对大的头，颈部肌肉无力
- 晃动或冲击导致桥静脉撕裂，视网膜脱离
- 上颈髓拉紧导致呼吸暂停，引起缺血性大脑损伤

影像学表现

一般特点

- 最佳诊断征象：婴儿或幼儿，年龄可不同，伴有多发性出血

CT 表现

- 沿着天幕，半球间裂的急性硬膜下出血

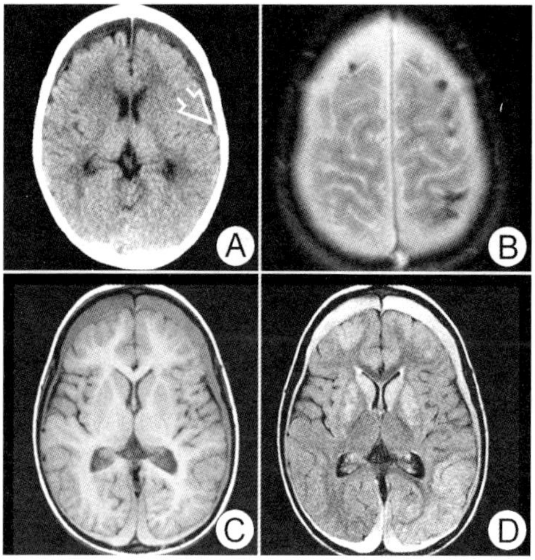

横断面 CT（A）为正在学走路的幼儿病例，昏迷，双侧硬膜下腔增宽。左侧可见细小局灶性急性出血（箭头）。横断面梯度回波序列（B）证实出血跨过凸面。横断面 T1WI（C）和 FLAIR（D）显示不同时期的出血结果。额部，枕部可见缺血和豆纹动脉的撕裂

- 大脑凸面见血“污”的暂时性蛛网膜下腔出血
- 局灶或弥漫性水肿
- 硬膜下水囊瘤/慢性蛛网膜下腔出血，30%～45%有萎缩

MR 表现

- 混合信号的硬膜下出血（慢性加上急性出血）
- 皮层下白质轻度撕裂
- 后遗症：广泛性脑萎缩，延迟髓鞘化

其他影像学表现

- 颅骨平片：骨折类型，尤其对非意外性创伤诊断
    - 线性（少见）
    - 复合性（中等）
    - 骨折穿越中线或颅缝（最多）
- 骨骼研究
    - 骨骼为承受创伤的最常见部位

- 不同年龄骨折的愈合不同！
- 干骺角的骨折
- 后肋骨折；肩胛骨骨折，胸骨骨折
- 胸椎-腰椎的压缩性骨折：棘突撕脱性骨折

- 腹部 CT：实质性内脏损伤（常＞1 岁）
- DWI
  - 急性期
    - 未髓鞘化的大脑畸形异常显著
    - 显示弥散受限（高信号）
  - 慢性期
    - DWI 和 FLAIR 序列“不匹配”（DWI 不受限制，FLAIR 高信号区）可以证实发生多次大脑损伤
- MRS：显示 NAA 降低，胆固醇/肌酐升高，乳酸/脂质峰升高

推荐的影像学检查方法

- 平扫 CT 或 MR 来证实出血时间，后遗症
- 骨骼检查或核素扫描（如果＞2 岁或骨骼检查不确定，而临床高度怀疑时）
- 如果临床有多发损伤或昏迷则需腹部 CT

鉴别诊断

意外受伤

- 有与损伤程度相一致的病史

以下少见

- 大脑：凝血性疾病（血友病，白血病）
- 骨骼异常：成骨不全，佝偻病，梅毒
- 代谢性：戊二酸尿症 I 型，Menkes 综合征

病理

概述

- 一般病理特点（尸解）
  - 85％头部冲击的体征（颅骨骨折/腱膜下挫伤）
  - 50％明显颅外损伤

- 病因-发病机理-病理生理学
  - 机制：晃动/直接冲击，旋转/成角的减速，加速/减速
  - 由于婴儿脆弱：头/身体比例大，加上颈部肌肉无力，大脑正在发育
  - **轻微摔伤不会产生非意外性创伤的脑创伤图像所需要的旋转力!!**
- 流行病学
  - 危险因素
    - ＜1岁，早产儿，双胎
    - 男性，第二胎
    - 身体残缺
    - 社会经济地位低
    - 年轻父母

大体病理表现

- 弥漫性大脑肿胀（80％的死亡由此引起）
- 急性硬膜下出血占72％（较大儿童的体积大的硬膜下出血）
- 证实有先前的脑损伤占20％（慢性硬膜下血肿等）
- 暂时性蛛网膜下腔出血占50％〔常伴有骨折和（或）硬膜下出血〕
- 视网膜出血占70％～80％（通常双侧性，常伴有硬膜下出血）
- 颅骨骨折占36％（常为顶枕部）
- 不同年龄骨折的愈合
- 非意外性外伤硬膜外出血少

镜下特点

- 严重的HIE占78％
- 皮层挫伤，撕裂＜10％
- 典型弥漫性轴索损伤仅6％

临床要点

临床表现

- 诉说的病史和影像学表现不一致（小或无外伤的病史）
- 喂养困难，呕吐，激惹，惊厥，嗜睡，昏迷，呼吸困难

病程转归及预后

- 高死亡率15%～38%（如果最初表现是昏迷则死亡率达60%）
- 几乎50%生存者有神经系统缺陷
- 预后差的因素
    - 临床：葡萄糖补充少，需要插管，长时间昏迷，视力/瞳孔反应差，年龄<6个月
    - 影像学：水肿/缺血，异常MRS

治疗

- 通知美国/加拿大/澳大利亚/一些欧洲国家的当地儿童保护委托代理处
- 多个惩处虐待和忽视儿童的团队的干预（以防止进一步对儿童/同胞的伤害）

参考文献

1. Geddes et al: Neuropathology of inflicted head injury in children: 1. Patterns of brain damage. 2. Microscopic brain injury in infants. Brain 124(Pt 7): 1290-306, 2001
2. Ewing-Cobbs et al: Acute neuroradiologic findings in young children with inflicted or noninflicted traumatic brain injury. Child's Nerv System 16; 25-34, 2000
3. Duhaime A-C et al: Nonaccidental head injury in infants- the "Shaken-baby syndrome". NEJM 338:1822-9, 1998

颅 缝 早 闭

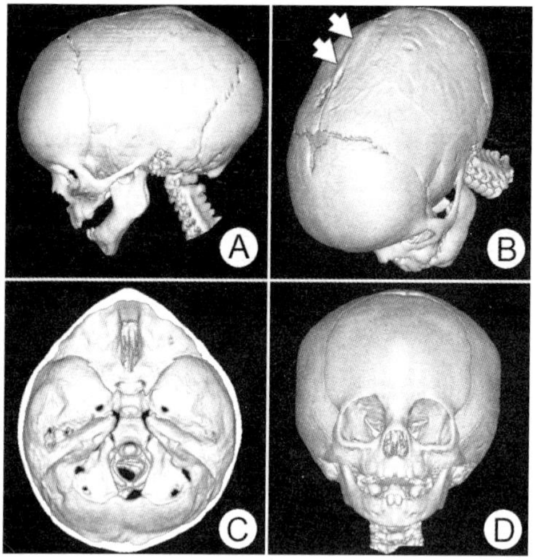

矢状缝早闭：3D矢状位和斜位观察（A，B）显示舟状头，冠状缝和人字缝未闭，沿着融合的后矢状缝形成的骨嵴（箭头）。额缝早闭三维重建：颅骨底部（C）和前后位（D）显示三角头，眼眶距离近和“怪异”眼眶

要点

- 同义词：狭颅症，骨缝早闭，颅骨发育不全
- 定义：颅缝早期融合（骨闭合）的一组疾病
  - 无综合征的颅缝早闭（较常见）
  - 有综合征的颅缝早闭（>150种症状）
- 典型影像学表现：颅盖和面部变形
- 常见影像学指征
  - 颅缝是否开放或融合
  - 手术准备和常规随访
    - 并发症：硬膜静脉血栓形成，脑积水，感染

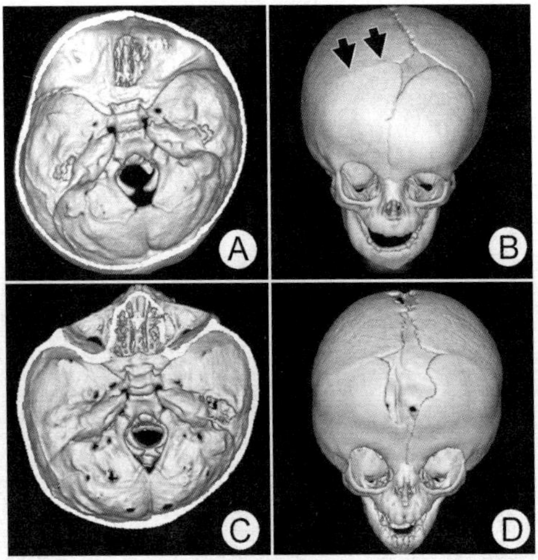

一侧冠状缝早闭：颅骨底（A）和眉低位（B）片显示前后径缩短，同侧颅缝融合（箭头），矢状缝/额缝成角。Aperts 病：颅骨底（C）和眉低位（D）片显示前囟增宽，冠状缝消失，前后径眼眶变浅

影像学表现

一般特点

- 最具诊断价值的影像学表现
  - 逐渐融合的骨缝（垂直少见/平行多见）

CT 表现

- 舟状头：横径减小，前后径增大→矢状缝早闭
- 三角头：横断面上呈“横头”；“梨状头”→额缝早闭
- 斜头：不对称→一侧性或非对称多发早闭
- 短头：横径增大，前后径缩小→双侧冠状缝或双侧人字缝早闭
- 尖头畸形：“塔头”→双侧冠状缝和双侧人字缝早闭
- 蛙状头：颞部膨出，眶浅→双侧冠状缝和双侧人字缝早闭
- 颅面部骨发育不全：“塔头”眶浅

MR 表现

- 非综合征，单纯颅缝早闭：大脑正常

- 伴有综合征：寻找异位的大脑扁桃体，脑积水；胼胝体发育不良（Apert 颅骨面部发育不全）

其他影像学表现

- 平片（颅骨）：颅缝致密，切线位见“骨桥”；指状压迹；内板呈花边状
- 平片（严重）
  - Apert 病：手/足并指/趾
  - Crouzon 病：手/足正常
- 核素骨扫描：比平片或 CT 准确率低
  - 特别在小婴儿
- 脑核素扫描：闭合颅缝下局部脑血流量下降

推荐的影像学检查方法

- 头围测量法（颅骨平片）：可选择
- 低剂量三维 CT 用来为术前准备和随访

鉴别诊断

体位性平颅

- 低张婴儿→特别是单侧人字缝（“黏胶状”骨缝）
  - 姿势（颅骨平行线面图），同侧前面耳移位
  - 人字缝早闭：斜方颅，同侧后面耳移位
- 早产儿→特别是矢状缝

继发性颅缝早闭

- 大脑发育停滞→特别是额缝和全部颅缝的早闭

病理

概述

- 一般病理特点
  - 伴有综合征的颅缝早闭常伴有肢体异常
  - 其他颅缝早闭的病因：骨代谢疾病：甲状腺增生，“PO_4 减少性-抗维生素 D 佝偻病”，黏多糖病/黏液样脂沉积症
- 遗传学
  - 杂合基因突变（FGFR：1～3，TWIST 和 MSX2）

  - 有综合征的颅缝早闭通常为常染色体显性遗传
- 胚胎学-解剖学
  - 13 周：从骨化中央开始进行钙化
  - 18 周：钙化骨向前汇合诱导产生颅缝
  - 颅缝处骨对合生长导致颅骨扩大
  - 颅板被充填于颅缝内的骨源性干细胞所分隔
  - 融合发生前颅缝处细胞增生过度，导致胶原性的细胞外基质增多从而导致骨化
  - 一处颅缝早闭引起其余未融合的颅缝过度生长
    - 融合颅缝的垂直生长减慢
    - 融合颅缝的平行生长加快
- 病因-发病机理
  - 调节因子调控融合颅缝：转化生长因子（transforming growth factor，TGF）和成纤维细胞生长因子（fibroblast growth factor，FGF）/受体（FGFR）
  - 完整无损的膜调节过度的颅缝活动
    - 表现为骨内膜成骨性作用或直接作用
- 流行病学
  - 1∶2 500
  - 矢状缝早闭 60%，冠状缝早闭 20%～30%，斜头 5%～10%，额缝早闭 1%～2%

大体病理及手术学特点

- 纤维连接或骨“桥”
- 局部的早闭或沿着颅缝的弥漫性骨“钩”样

镜下特点

- 骨母细胞分化增加（成骨细胞成熟增多）

分期或分级标准

- 伴有综合征和不伴综合征

临床要点

临床表现

- 非对称的脸/颅骨或头部生长减慢

病程转归

- 异常的颅骨生长导致颅内压增高，脑血流量减少，气道梗阻
  - 严重的颅面部畸形可产生社会问题

治疗

- 轻度畸形或位置异常
  - 积极生理治疗和头部复位
  - 矫正性头带或头盔
- 中度至重度：外科颅盖重塑性

预后

- 单一颅缝→继发性下额骨/上额骨变形
- 多个颅缝→上部的及颅内压增高，脑血流量减少；气道/听力/视力损害
  - 伴有综合征：伴有或不伴中线脑异常，伴有或不伴发育延迟

参考文献

1. Greenwald JA et al: Regional differentiation of cranial suture-associated dura mater in vivo and in vitro: Implications for suture fusion and patency. J Bone Miner Res 15(12):2413-30, 2000
2. Alden TD et al: Mechanisms of premature closure of cranial sutures. Childs Nerv Syst 15:670-5, 1999
3. Wilkie AO: Craniosynostosis: Genes and mechanisms. Hum Mol Genet 6(10):1647-56,1997

缺血缺氧性脑病

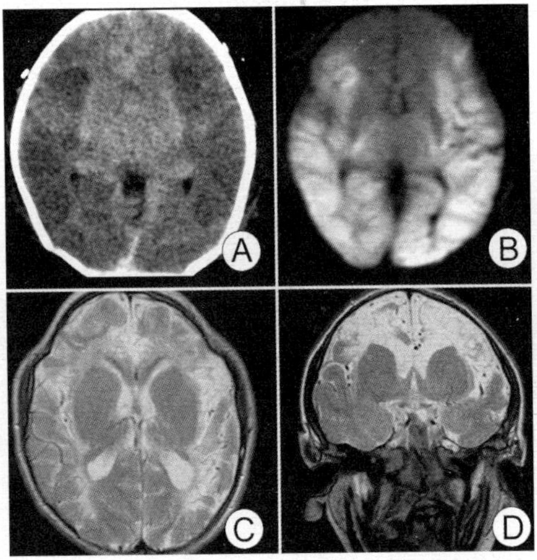

部分性缺血（常见）：横断面 CT（A）为 3 岁小儿伴有局部缺血，显示皮质密度和皮质下白质密度下降，基底节相对正常。DWI（B）显示广泛限制性弥散。部分缺血后的幸存者的随访 T2WI 图像（C，D）显示在边缘区有广泛的囊性脑软化

要点

- 部分性（常见）或深度（少见）低氧血症
  - 表现的区别在于
    - 孕周，脑血管的成熟度
    - 慢性缺血（颈髓）与急性缺血（子宫破裂/分离）
  - 部分性/慢性
    - 有时间发生“潜水反应”，使从皮质流到深部结构的血流重新分配
  - 深度/急性
    - 没有时间重新分配血流，导致那些代谢旺盛的区域脑部受损

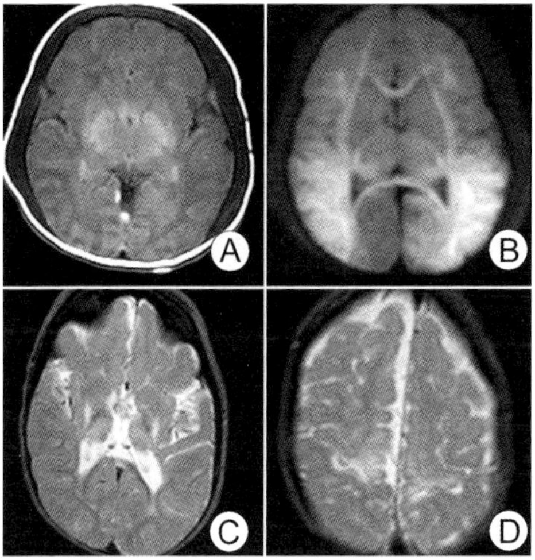

深度缺血：横断面 T1WI 图像（A）显示丘脑和基底节信号增高；内囊后肢信号降低。DWI（B）：丘脑外侧和壳后部有弥散受限。长期缺血的幸存者的随访 T2WI 图像显示壳核后部和丘脑外侧中央沟皮层萎缩（C），胶质增生（D）

影像学表现

一般特点

- 部分性缺血（轻度/中度脑血流量减少）
  - 主要影响皮质和皮质下（矢旁区“边缘带”）
  - 基底节，脑干/小脑相对正常
- 深度缺血（脑血流量严重减少或无脑血流量）
  - 影响代谢旺盛的区域
  - 基底节（苍白球，壳核后部，外侧丘脑）
  - 形成髓鞘或正在形成髓鞘的白质
  - 中央旁沟皮质（脑沟深部）

CT 表现

- 部分缺血
  - 急性：皮质丧失，“带状”岛叶；皮质/皮质下白质水肿
  - 慢性：瘢痕性脑回（边缘区容积丧失），弥漫性萎缩

- 深度缺血
  - 急性
    - 基底节低密度，灰/白质界面消失
    - 有或无瘀点样出血
  - 慢性
    - 基底节，丘脑萎缩；有或无模糊的钙化
    - 有或无裂隙样腔隙

MR 表现

- 部分缺血
  - T2WI 及 FLAIR 图像显示皮质或皮质下白质高信号
- 深度缺血
  - T1WI 信号比 T2WI 高（丘脑腹外侧，苍白球，皮质中央旁沟等）
  - ＞37 周，T1 信号丧失（内囊后肢髓鞘化）

其他影像学表现

- 超声：在早产儿有用，但在足月儿中用处相对少
- DWI
  - 新生儿脑大多为“髓鞘”未形成（湿脑）
  - 急性缺血（1～7 天）显示水分子活动受限
- MRS
  - 对于＜37 孕周的发育中的脑，出现乳酸属正常现象
  - α-谷氨酸盐/谷酰胺峰值与脑中度至重度损伤有关
  - N-乙酰天门冬氨酸（NAA）相对于年龄而言太低提示预后差

推荐的影像学检查方法

- DWI 是早期急性缺血的最敏感的影像学检查方法
- 标准的 MR 需要到 72h 才能反映最大程度的损害
- CT 要到第 4 天（推荐到 2 周随访）

鉴别诊断

核黄疸

- 可以由于败血症，低氧血症而加剧

- 急性 T1WI 图像可产生类似于深度缺血损伤的改变，但缺少异常的丘脑信号，提示临床或实验室的高胆红素血症

代谢异常

- 遗传性的：线粒体脑病，尿素循环异常
- 获得性的
    - 新生儿低血糖症，影响顶叶或枕叶
    - 锰中毒引起的类似 HIE 的 T1WI 基底节改变

病理

概述

- 一般病理特点
    - 缺血经常是多器官的（例如：心脏的，肾脏的）
- 胚胎学
    - 血管分水岭（边缘区）从早产儿脑室周围移至足月儿矢旁区
    - 早产儿：脑室周围白质的灌注减少（少突胶质细胞增生形成髓鞘的部位）引起 PVL
- 病因-发病机理-病理生理学
    - 部分缺血：脑血流有时间流至基底节或脑干或小脑
    - 深度缺血：脑血流没有时间流至上述部位
    - 影响高代谢需求的区域和髓鞘形成活跃的区域
    - 不同孕龄能见到不同形式的窒息
    - 谷氨酸盐释放至突触间隙，NMDA 受体
    - 突触后神经元的放大作用导致细胞死亡
    - 突触后受体的分布随着发育而改变，在不同孕龄产生不同的损伤方式
- 流行病学：大约与出生婴儿比为 2∶1 000（0.2%）

大体病理及手术学特点

- 慢性部分性：矢旁瘢痕性脑回
- 深度缺血：海马，基底节萎缩

镜下特点

- ＜30 孕周：液化，实质的吸收

- ＞30 孕周：星形神经胶质细胞，巨噬细胞产生反应

临床要点

临床表现

- HIE 脑病的 Sarnat 分期
  - Ⅰ（轻度）：高度清醒/易激惹，瞳孔扩大，EEG 正常
  - Ⅱ（中度）：嗜睡，低张，心率减慢，惊厥
  - Ⅲ（重度）：木僵，弛缓，缺少反射；惊厥

病程转归

- 从正常预后（Sarnat Ⅰ）到痉挛性四肢瘫，发育延迟，小脑畸形，惊厥等
- 深度窒息的幸存者 1 年后常发生舞蹈病

治疗及预后

- 纠正低氧血症，代谢紊乱（低血糖，酸中毒）

参考文献

1. Bydder GM et al: Diffusion-weighted imaging in neonates. Childs Nerv Syst 17: 190-4, 2001
2. Barkovich AJ et al: Prediction of neuromotor outcome in perinatal asphyxia: Evaluation of MR scoring systems. AJNR 19: 143-9, 1998
3. Azzarelli B et al: Hypoxic-ischemic encephalopathy in areas of primary myelination: A neuroimaging and PET study. Pediatr Neurol 14: 108-16, 1996

常见中线畸形

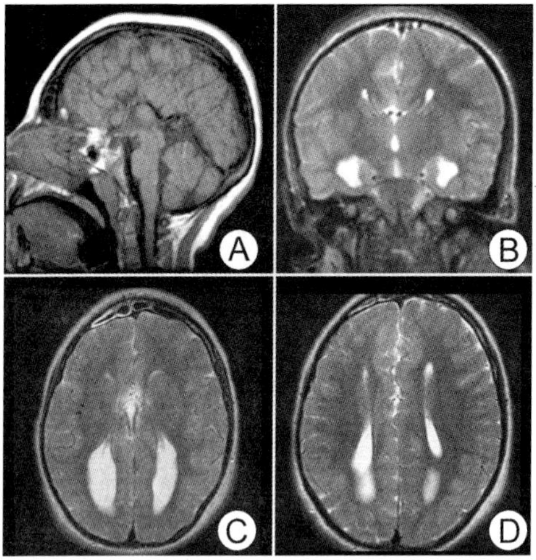

胼胝体发育不全。(A) 矢状面 T1WI 图像显示全部胼胝体发育不全。(B) 放射状走行的脑回伸向第三脑室。冠状面 T2WI 图像可见垂直的海马和 Probst 束。(C, D) 横断面 T2WI 图像显示双侧侧脑室平行，阴道式脑

要点

- 胼胝体发育不全（agenesis of corpus callosum，ACC）
  - 最常见：同时伴有其他神经系统异常的畸形
  - 一部分或整个胼胝体缺如（如果是部分性的，体部仍存在）
- 前脑无裂畸形（holoprosencephaly，HPE）
  - 不常见；根据额叶融合的程度定义的一类畸形
- 典型影像学表现
  - ACC：侧脑室平行；胼胝体缺如，半球不连接
  - HPE：侧脑室，丘脑和额叶融合
- 其他要点
  - ACC：伴有其他神经系统畸形＞50％
    - 脂肪瘤，中线囊肿，Dandy Walker 综合征，皮质异常

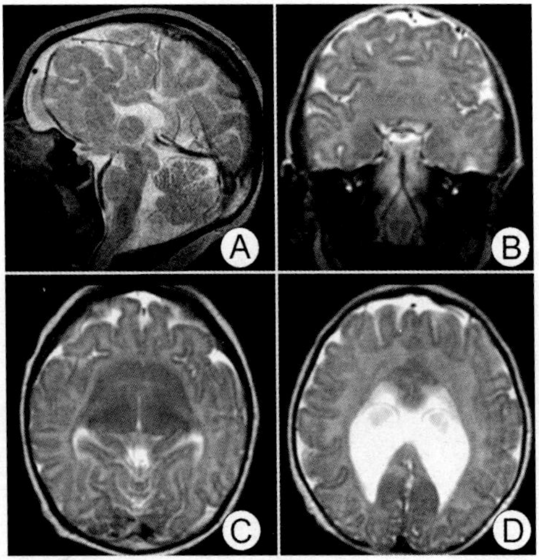

HPE。(A～D)多平面 T2WI 图像：2 个月病例，半个脑叶 HPE，显示大脑前动脉，融合的基底节穿越胼胝体膝部，融合的额角，半球间的前镰，裂，透明隔缺如。外侧裂向前移。无背侧的囊肿

- HPE：单独存在或特别是伴有 13 三体
  - 面部可以预测大脑（80%）：严重中线畸形可导致严重 HPE

影像学表现

一般特点

- 最具诊断价值的影像学表现
  - ACC：侧脑室平行
  - HPE：融合的丘脑，缺少中线前大脑镰或大脑间裂
    - 通过外侧裂划切线为外侧角
    - 外侧角向前移位则外侧角增大
    - 外侧角增大可导致严重的额叶发育不良

CT 表现

- ACC：平行的侧脑室/阴道脑（扩张的后角）
- HPE：融合的丘脑/脑室；中线大脑镰或半脑间裂缺如

ACC 的 MR 表现

- 矢状面
  - 扣带回/胼胝体缺如或部分发育不全
  - 高位的第三脑室（放射状的脑回“指向”第三脑室）
- 横断面
  - 分离，平行的侧脑室，阴道样脑，尖的额角
- 冠状面
  - Probst 束（纵行向上走行的白质束）
  - “三叉形”或“海盗头盔样”前角
  - 垂直的海马为“钥匙孔”颞角

HPE 的 MR 表现

- 矢状面：胼胝体被融合的前脑代替
- 横断面：以下改变可有可无
  - 背侧的囊肿（松果体上隐窝）；融合的丘脑-基底节和脑室
  - 外侧裂向前移位（额叶发育不良）
- 冠状面：缺如/发育不良的嗅神经

其他影像学表现：MRA/MRV

- 两者都有：有或无单支大脑前动脉：ACC 也是蜿蜒的

推荐的影像学检查方法

- 两者都有：多平面 MR 图像，注意中线处的所有结构
  - 胼胝体；透明隔；嗅神经；垂体轴；小脑

鉴别诊断

ACC

- 破坏或变薄的胼胝体（HIE，梗死，外伤，手术）

HPE

- 视隔发育不良，中线切牙综合征（仍有关）

病理

概述

- 一般病理特点
  - ACC：眼/脊柱/面部的异常；额鼻部的发育不良

    - HPE：中线面部裂；染色体异常常见：特别是 13 三体；还有 18q-，18p-，3p，7-综合征，ETOH
- 遗传学
    - ACC：Aicardi：染色体异常；胎内代谢紊乱
    - 典型 HPE：Sonic hedgehog SSH（7q36），SIX3（2p21），TGIF（18p11.3）等，染色体基因突变使得腹侧向背侧分化停止，从而导致中线裂缺陷，前脑皮质结构紊乱，背侧囊腔形成
    - 中线大脑间裂变异：ZIC2（13q32）基因染色体变异影响腹侧向背侧分化
- 胚胎学-解剖学
    - ACC：8～20 孕周在中线处形成正常的胼胝体
        - 轴形成从而形成中线，胼胝体长入终末板，导致胼胝体生长障碍，最终导致胼胝体发育不全
    - HPE：前脑正常裂在 4～6 孕周形成
- 病因-发病机理
    - ACC：以下因素导致轴形成的中断
        - 毒素（ETOH）；感染（CMV）；染色体异常；先天性代谢异常
    - HPE：腹背侧轴形成中断
- 流行病学
    - ACC：占神经系统异常的 4%；男∶女=3∶2
    - HPE：发生率为 1/13 000；男=女

大体病理及手术学特点

- ACC：第三脑室的顶可以向上突出形成囊形
- HPE：新皮质的极度发育不良

分期或分级标准

- ACC：完全或部分性的缺如；如果是部分性缺如，体部通常存在
- HPE：外侧角增大使额叶发育不良导致严重后果
    - 有脑叶型：侧脑室形成；背部囊肿少或无；有或无丘脑/基底节部分性融合；小的或没有嗅神经

  - 半脑叶型：部分性枕/颞角；中等大小的背囊；部分融合的丘脑/基底节；没有或小的嗅神经
  - 无脑叶型："烙饼脑"，单脑室；背囊大；融合的丘脑/基底节；无嗅神经

临床要点

临床表现

- 两者均有：惊厥，智力落后，垂体/下丘脑畸形
- ACC：眼距增宽；如果有中线囊肿则有巨脑畸形
- HPE：最严重表现为独眼畸形，喙状嘴，中线面部裂，小脑畸形

病程转归

- ACC：如无先天性代谢异常则病情较稳定
- HPE：程度不同的发育迟缓，痉挛性四肢瘫，惊厥，内分泌病

治疗

- 两者均有：治疗惊厥，垂体/下丘脑轴功能异常

预后

- ACC：分离→正常（特别是部分性胼胝体）
  - 完全性 ACC+伴有畸形，预后最差
- HPE：无脑叶型 HPE，预后最差

参考文献

1. Barkovich AJ et al: Analysis of the cerebral cortex in holoprosencephaly with attention to the Sylvian fissures. AJNR 23:143-50,2002
2. Sarnat HB et al: Neuropathologic research strategies in holoprosencephaly. J Child Neurol 16(12):918-31, 2001
3. Kier EL et al: The normal and abnormal genu of the corpus callosum: An evolutionary, embryologic, anatomic, and MR analysis. AJNR 17:1631-41,1996

索　引